临床诊疗指南

妇产科学分册

（2024修订版）

中华医学会妇产科学分会　编著

U0300873

人民卫生出版社
·北京·

图书在版编目（CIP）数据

临床诊疗指南．妇产科学分册：2024 修订版 / 中华医学会妇产科学分会编著 .—北京：人民卫生出版社，2024.1（2024.11 重印）

ISBN 978-7-117-35915-3

Ⅰ．①临… Ⅱ．①中… Ⅲ．①临床医学 – 指南②妇产科病 – 诊疗 – 指南 Ⅳ．①R4-62 ② R71-62

中国国家版本馆 CIP 数据核字（2024）第 022389 号

人卫智网	www.ipmph.com	医学教育、学术、考试、健康，购书智慧智能综合服务平台
人卫官网	www.pmph.com	人卫官方资讯发布平台

临床诊疗指南
妇产科学分册（2024 修订版）
Linchuang Zhenliao Zhinan
Fuchankexue Fence (2024 Xiudingban)

编　　著：中华医学会妇产科学分会
出版发行：人民卫生出版社（中继线 010-59780011）
地　　址：北京市朝阳区潘家园南里 19 号
邮　　编：100021
E - mail：pmph @ pmph.com
购书热线：010-59787592　010-59787584　010-65264830
印　　刷：天津画中画印刷有限公司
经　　销：新华书店
开　　本：787×1092　1/16　　印张：18
字　　数：438 千字
版　　次：2024 年 1 月第 1 版
印　　次：2024 年 11 月第 2 次印刷
标准书号：ISBN 978-7-117-35915-3
定　　价：139.00 元

打击盗版举报电话：**010-59787491**　**E-mail: WQ @ pmph.com**
质量问题联系电话：**010-59787234**　**E-mail: zhiliang @ pmph.com**
数字融合服务电话：**4001118166**　　**E-mail: zengzhi @ pmph.com**

临床诊疗指南 妇产科学分册

（2024修订版）

编 者 名 单

主 编 朱 兰 郎景和

编 者（以姓氏笔画为序）

王 阳	王 巍	王亚平	邓成艳	石玉华	田秦杰
仝佳丽	成宁海	刘俊涛	刘海元	孙正怡	杨 孜
张 颖	张国楠	陈 飞	陈 娟	陈敦金	郁 琦
罗 敏	周 莹	周应芳	孟元光	赵 峻	段 华
俞 梅	高劲松	曹 阳	梁 硕	楼伟珍	甄璟然
戴 毅	戴毓欣				

编写秘书

周 莹 钟逸锋

序

这是关于妇产科学临床工作指南和规范的专著。古已有之，"没有规矩，不成方圆"；哲学家维特根斯坦说，"规则之后无一物"。都是讲规则之重要，规则就是行为和工作的指南和规矩，是成事之本。

近十余年来，妇产科学的临床共识、指南和规范推出了不少。据不完全统计，在《中华妇产科杂志》及其他杂志，及至网上出台的指南和规范之类就有 200 余种，表明了对规范的重视，表明了临床工作的进展，是可喜可贺之事！

作为学术成品，有论文、总结、报告与专著等；作为教学成品，除教科书之外，便是指南或规范了。它们的作用可能会有所不同，但作为学生的教科书，年轻医生的临床工作指导以及医生们的参考，都至关重要。规范或指南是建立在优良而深厚的基础研究，大样本而较长时间临床循证，且合乎具体情况而求得共识的前提下，由专家切磋讨论拟定，又经广泛采纳同行批评建议后完成的。指南或规范，保证医疗质量，维系合理医疗消费和提高医疗价值。俾可强化组织监督和服务功能，是临床之必备的诊治决策。亦使恰当优良的实施方法及可操作的监督完善地结合起来，达到优化诊疗、安全诊疗和经济诊疗之目的。

本书就是按这一宗旨尽力完成的，希望对妇产科同道有所帮助。在这里还想强调几点：一，即使再好的指南，也要在临床上有所遵循和实践。既要编好指南，又要用好指南。亦应"君子不器"，君子用器而非器也。器是工具，指南也是工具。二，指南也需要不断地完善，定期修改，希望得到批评、建议或补充，使之日臻圆满。三，还要根据具体问题具体分析。国内外的情况不同，各地各医院的层级不同，个人的经验和认识有所不同，是应达到所谓规范化与个体化相结合。

规范也许让我们忘掉经验，经验也许会让我们忽略规范。俱应诚之。

权作为序。

郎景和

2024 年元月

前　言

伴随着医学科学技术飞跃式发展，临床诊疗日新月异。广大人民群众对医疗卫生服务的需求不断提高，给医疗卫生工作提出了更高的要求。因此，提高整体医疗卫生队伍素质，规范各级医疗机构和医务人员的执业行为已经成为一件刻不容缓的工作。

"临床诊疗指南"丛书是中华人民共和国成立以来我国第一部指导和规范全国临床医务人员诊断治疗行为的系列学术著作。编写和出版旨在对临床医务人员的医疗、护理工作提出具体要求，使临床诊断、治疗、护理做到科学化、规范化、标准化；使医务人员在具体临床医疗工作中有章可循、有据可依，达到同质化诊疗，真正意义地提高全国层面的整体医疗质量。

《临床诊疗指南——妇产科学分册》(2024 修订版)是在第 1 版的基础上完成，全面涵盖了妇产科临床各亚专业，以科学性、权威性、指导性、可操作性为主旨，供全国妇产科各级医疗机构的医务人员在医疗实践中遵循。本书由中华医学会妇产科学分会组织编写，在两院院士和老一辈医学专家指导下完成撰写。编者包括妇产科领域的权威专家及北京协和医院妇产科的中青年业务骨干，在编写中反复论证、反复征求意见、反复修改，力求使本书既能反映现代妇产科医疗发展的水平，又符合中国诊疗特色。借此机会，向各位撰写专家付出的辛勤劳动表示衷心感谢！

编写工作难免存在不足，本书出版之际，恳切希望广大读者在阅读过程中将发现的问题及时反馈，欢迎发送邮件至邮箱 renweifuer@pmph.com，或扫描下方二维码，关注"人卫妇产科学"，对我们的工作予以批评指正，以期再版修订时修正，促进本书的至臻完善，使本书成为指导妇产科临床诊疗的规范标准用书。

朱　兰

中华医学会妇产科学分会候任主任委员

2024 年 1 月于北京

目　录

第一篇　妇科篇

第二篇　产科篇

第一篇 妇科篇

第一章 外阴上皮内非瘤变及外阴瘙痒

外阴上皮内非瘤变是指确切病因尚未明了的女性外阴皮肤、黏膜组织发生色素改变和变性的一组慢性疾病，包括硬化性苔藓和鳞状上皮增生，两者可同时存在，称为硬化性苔藓伴鳞状上皮增生。由于硬化性苔藓及鳞状上皮增生患者的外阴皮肤黏膜多呈白色，故也称为外阴白色病变。外阴白色病变的癌变发生率为2%～3%，鳞状上皮增生、硬化性苔藓伴鳞状上皮增生可继发外阴上皮内瘤变（vulvar intraepithelial neoplasia, VIN）。硬化性苔藓很少继发VIN，恶变者罕见。外阴瘙痒是妇科常见症状之一，可由局部或全身因素引起。

第一节 外阴鳞状上皮增生

【概述】

外阴鳞状上皮增生（squamous hyperplasia），即慢性单纯性苔藓，是以外阴瘙痒为主要症状但病因不明的疾病。

【临床表现】

1. 多发生于30～60岁的女性，最主要的症状是外阴奇痒，程度明显比硬化性苔藓严重，难以忍受。

2. 病变范围不一，病灶可呈孤立、局灶性或多发、对称性，主要累及大阴唇、阴唇间沟、阴蒂包皮、阴唇后联合等处。病变部位皮肤增厚似皮革，隆起有皱襞或鳞屑、湿疹样变。病变早期，表皮层过度角化较轻时，皮肤颜色暗红或粉红；病变晚期，过度角化显著时，皮肤增厚，色素增加，皮肤纹理明显，出现苔藓样变，呈白色。一般无萎缩或粘连。本病可与外阴浸润癌并存。

【诊断要点】

1. **外阴瘙痒** 为此病的主要症状，患者多难以忍受。

2. **外阴色素减退** 起病时病变部位稍隆起，呈暗红色或粉红色，间有白色区。可进一步发展为界限清晰的白色斑块。

3. **妇科检查** 见外阴色素减退，常对称性累及大、小阴唇、阴蒂包皮、阴唇后联合及肛门周围。鳞状上皮增生病损区皮肤增厚似皮革、湿疹样改变；硬化性苔藓皮肤、黏膜变白、变薄，失去弹性，易破裂，阴道口狭窄，肛周皮肤变白。

4. **病理检查** 为主要的确诊依据。为明确有无VIN或癌变，活检应选择在皲裂、溃疡、隆起、结节及粗糙部位进行。并应选择不同部位多点活检。也可先用1%甲苯胺蓝涂抹病变皮肤，待自干后用1%醋酸擦洗脱色，于不脱色区活检。

5. **阴道分泌物检查** 外阴皮肤增厚、发红或发白，伴有瘙痒且阴道分泌物增多者，应行阴道分泌物检查以排除念珠菌、滴虫感染。

6. **尿糖、血糖检查**　外阴皮肤对称发红、增厚,伴有严重瘙痒但无分泌物者,应考虑为糖尿病所致的外阴炎,检查尿糖、血糖可以明确诊断。

【治疗原则及方案】

消除外阴的刺激,治疗原发疾病及治疗合并的感染,以期治愈鳞状上皮增生。

1. **一般处置**　选用宽松透气的内衣,以棉织物为佳。饮食宜清淡,忌烟酒及辛辣刺激食品。保持外阴清洁,局部忌用肥皂及搔抓,止痒可用冷水或冰水坐浴,每日 3 次,或按需施治。

2. **全身用药**　精神紧张、瘙痒症状明显以致失眠者,可用镇静安眠和脱敏药。

3. **局部用药**　用于控制局部瘙痒。

(1) 皮质激素霜或软膏局部外用,根据鳞状上皮增生的严重程度选择用药方法,原则上应选择能控制病情的最低有效效能和剂量;对于瘙痒症状严重或肥厚性病变患者需选用中、高效糖皮质激素;对于症状或病变较轻者可选用低效糖皮质激素。可选用 0.025% 氟轻松软膏,或 0.1% 曲安奈德软膏,3～4 次 /d。症状缓解后可改作用轻微的 1%～2% 氢化可的松软膏,1～2 次 /d 维持治疗。

(2) 0.05% 维生素 A 软膏外用,3 次 /d。

(3) 局部封闭:对于瘙痒极重者,可用醋酸氢化可的松 5mg 加 1.0% 利多卡因 5～10 ml,局部封闭,2 次 / 周。酌情用 3～5 次。或以曲安奈德混悬液局部皮下注射。

(4) SOD 复合酶外用。

(5) 清热、解毒、燥湿类中药煎剂外阴浸洗,以蛇床子、防风、苦参、百部、野菊花、蒲公英为主,随证加减,煎后熏洗,1 次 /d。

4. **激光治疗**　可止痒,并改善局部血运。

5. **手术治疗**　外阴鳞状上皮增生的恶变率低,且手术治疗仍有远期复发可能,故一般不采用手术治疗。手术治疗仅用于症状明显,经反复药物、物理治疗无效,特别是出现局部溃疡、结节,可疑癌变者。

6. **预后及随访**

(1) 预后:鳞状上皮增生、硬化性苔藓伴鳞状上皮增生,5%～10% 出现 VIN。

(2) 随访

1) 注意外阴卫生,避免任何外阴部的慢性刺激。

2) VIN 治疗后必须定期随访,如有复发,则进一步处理。

第二节　外阴硬化性苔藓

【概述】

外阴硬化性苔藓(lichen sclerosus, LS)是一种良性、慢性、进行性皮肤病,以显著的炎症、上皮变薄和独特的真皮改变伴瘙痒和疼痛症状为特征。常发生在肛门生殖器区域(占 85%～98% 的病例),但任何部位的皮肤表面都可发生。

【临床表现】

1. **年龄**　发生于任何年龄,以绝经后妇女和青春期少女多见。

2. **症状** 主要症状为病变部位瘙痒,程度轻重不一,可无瘙痒。部分患者可表现为疼痛,小部分女性无症状。严重者因阴道口萎缩性狭窄、裂隙或形成阴唇融合造成性交困难。肛门不适,肛周皮肤受累时常表现为肛门瘙痒、排便疼痛、肛裂和直肠出血。

3. **病灶特点** 主要症状为病变部位瘙痒,但有些患者可无瘙痒症状。病灶多位于大阴唇、小阴唇、阴蒂、阴唇后联合及肛门周围等部位,且多呈对称性分布。早期病灶多呈粉红色、白色小丘疹样,丘疹融合成片可呈紫癜状和瘀斑。随病变进一步发展,局部皮肤、黏膜变白、变薄,失去弹性,干燥,易皲裂,出现溃疡或糜烂性病变。严重者外阴萎缩、粘连、融合、瘢痕形成。搔抓可导致皮肤黏膜破损和继发性轻度苔藓样变(表皮增厚伴正常皮纹加深)。

【诊断要点】

诊断基于特征性临床表现,最好应通过组织学确诊。

1. 外阴瘙痒。

2. 病损特点局部皮肤、黏膜变白、变薄,失去弹性,干燥,易皲裂。严重者外阴萎缩、粘连、融合、瘢痕形成。

3. 病理检查典型病理特征为表皮层角化和毛囊角质栓塞,表皮棘层变薄伴基底细胞液化变性,黑素细胞减少,上皮脚变钝或消失,真皮浅层出现均质化,真皮中有淋巴细胞和浆细胞浸润。

4. 由于免疫系统疾病在硬化性苔藓患者中较常见,当自身免疫性疾病的临床体征或症状明显时,如甲状腺疾病、糖尿病、恶性贫血,应选择额外的诊断性检查。还需除外合并细菌、真菌感染的可能性。

【治疗原则及方案】

治疗目标为缓解疾病(瘙痒和疼痛)的症状和体征,包括角化过度、裂隙和瘀斑;减缓病变进展、改善患者生命质量,强调初始治疗的重要性。

1. **一般治疗** 与本章第一节"外阴鳞状上皮增生"的治疗相同。

2. **局部药物治疗**

(1)外用和皮损内注射超强效皮质类固醇是外阴硬化性苔藓的一线治疗,如 0.05% 丙酸氯倍他索软膏或 0.05% 氯倍他索丙酯酸开始;用法和疗程:2 次 /d,一次 1 个指尖单位(即从一根 5 mm 开口的药膏管中挤出一段软膏,从示指尖覆盖到第一指间关节,约 0.5 g),持续1 个月,继而 1 次 /d,共用 2 个月,之后剂量逐渐减低至最低有效剂量(如 1~2 次 / 周)以维持疗效,共 3 个月,总计疗程半年;或者 1 次 /d,持续 6~12 周,之后 1~3 次 / 周,维持疗效。对于经常复发患者,维持治疗阶段根据患者耐受情况,减量为 2~3 次 / 周,12 周后重新评估患者,确保维持方案能够充分控制病情。除糖皮质激素逐渐减量方案,也可选用降级方案,即高效糖皮质激素初始治疗后改用中效糖皮质激素,或高效糖皮质激素与低效糖皮质激素或润肤剂交替使用,可明显减少药物的副作用。

对于增厚肥大型斑块或者瘙痒顽固、表面用药无效者,可用曲安奈德混悬液皮下注射,1 次 / 月,持续 3 个月。

(2)当外用皮质类固醇治疗无效或者难以耐受时,优选外用钙调磷酸酶抑制剂,如0.1% 他克莫司软膏。但这些药物对患者发生外阴鳞状上皮癌的风险影响尚不明确。

(3)其他用药,如口服维 A 酸,有维持上皮和黏膜正常功能和结构的作用,缓解皮肤瘙痒症状,用法:口服 20～30 mg/d,副作用如唇炎、腹痛、脱发、转氨酶升高,临床使用需谨慎。过去常使用外用的黄体酮和睾酮已不再推荐使用。

（4）对于幼女硬化性苔藓,超强效外用皮质类固醇是优选的一线治疗。大多数对该治疗反应良好。

3. 物理治疗 适用于病情严重或药物治疗无效者。如聚焦超声治疗(HIFU)、激光治疗、光动力疗法。

4. 手术治疗 对病情严重或药物治疗无效者,可行表浅外阴切除,但手术切除复发率高。外科干预一般是处理并发症,即严重的粘连和瘢痕形成导致功能性限制和毁形。理想的情况下,应先通过药物控制病情后再外科处理,以免出现手术诱导的组织刺激和症状加重。阴道口狭窄、后部裂隙和阴唇系带瘢痕形成可通过外阴会阴成形术来治疗。无并发症的外阴硬化性苔藓不需要进行外科手术。

【预后】

此病很少恶变,幼女硬化性苔藓至青春期有自愈可能。

第三节 硬化性苔藓伴鳞状上皮增生

同一患者的不同部位同时出现上述两种改变。除瘙痒之外,表现为在菲薄的外阴发白区邻近部位,或其范围内伴有局灶性皮肤增厚或隆起。多是在原有硬化性苔藓基础上出现鳞状上皮增生。可发生于任何年龄的女性。

治疗主要选用氟轻松软膏局部涂擦,3～4 次/d,连用 6 周,然后改用 2% 丙酸睾酮软膏,3～4 次/d,连续 6～8 周,瘙痒症状消失后改为 2～3 次/周。必要时长期使用。

第四节 外阴瘙痒症

【概述】

外阴瘙痒是妇科疾病的常见症状之一。可由局部或全身疾病引起。全身原因可有忧郁、焦虑、紧张等精神因素,以及更年期、糖尿病、内分泌因素等;局部原因可有外阴阴道真菌病、滴虫性阴道炎、外阴白色病变、白带刺激、药物过敏、卫生巾及化纤内裤过敏等。

【临床表现】

外阴瘙痒,发作性或持续性,夜间尤甚。瘙痒多位于阴蒂、小阴唇,也可波及大阴唇、会阴甚至肛门。外阴除原发病的表现以外,搔抓可引起抓痕、血痂,长期搔抓可引起肥厚和苔藓样变。原因不明的瘙痒一般仅发生于生育年龄或绝经后,多波及整个外阴,虽瘙痒十分严重,但局部皮肤、黏膜外观正常,或仅有抓痕和血痂。

【诊断要点】

1. 外阴瘙痒。

2. 原发病症状和体征。

3. 妇科检查 外阴局部无原发性皮肤、黏膜损害。因长期瘙痒,局部皮肤、黏膜可产生继发性肥厚、浸润及苔藓样变。病变常累及大阴唇外侧,亦可累及小阴唇、阴蒂包皮、阴道口,甚至肛门周围。

4. **辅助检查**

（1）常规做白带涂片，检查滴虫及真菌等。必要时做真菌培养。

（2）症状反复发作或临床可疑糖尿病者应做尿糖检查，如阴性，测空腹血糖及餐后 2 小时血糖。

【治疗原则及方案】

1. **一般处理**　选用宽松内裤，以棉织物为佳，忌烟酒及辛辣食物。保持外阴清洁，忌用肥皂，局部忌搔抓。

2. **病因治疗**

（1）真菌及滴虫性阴道炎、外阴白色病变等的治疗见相关章节。

（2）围绝经期低雌激素引起的外阴瘙痒，局部用己烯雌酚 2 mg 加鱼肝油 30 ml，外用，3 次 /d。普罗雌烯乳膏外用在需要的部位，根据患者情况选择用量，1～2 次 /d 可行全身雌激素替代疗法。

（3）局部过敏，去除变应原，如更换卫生巾品种等。

（4）糖尿病、黄疸等全身性疾病的治疗。

3. **局部治疗**

（1）5% 苯佐卡因软膏，外用，3 次 /d。

（2）醋酸氢化可的松霜或醋酸曲安奈德软膏，外用，3 次 /d。

（3）严重瘙痒可做局部封闭治疗，药物为醋酸氢化可的松 5 mg 加 1% 利多卡因 5～10 ml，2 次 / 周，酌情 3～5 次。

4. **内服药治疗**　症状严重者可口服镇静药，如氯苯那敏 4 mg、异丙嗪 25 mg 或苯海拉明 25 mg，2 次 /d。有忧郁、焦虑、紧张等精神因素者，应仔细询问致病的心理社会因素，做相应的心理治疗。选用抗忧郁抗焦虑药物。

（1）多塞平：25 mg，每晚 1 次，或 12.5～25 mg，3 次 /d。

（2）阿普唑仑：0.4～0.8 mg，每晚 1 次，或 0.4 mg，3 次 /d。

第二章 下生殖道炎症

第一节 外阴及阴道炎症

一、非特异性外阴炎

【概述】

因外阴不洁或异物刺激而引起的外阴炎症通常称为非特异性外阴炎。外阴与外界接触较多,解剖上毗邻尿道、肛门,局部潮湿,易受多种物理、化学因素,以及经血、阴道分泌物、尿液、粪便等的刺激,若不注意易引起外阴炎。在糖尿病、尿瘘、粪瘘患者中,糖尿以及尿液、粪便的长期浸渍,均会加重对外阴皮肤黏膜的刺激,易发外阴炎。此外,穿着紧身、质地不佳内裤导致局部通透性差、局部潮湿,经期使用卫生巾的刺激等等,均可引起非特异性外阴炎。炎症局部可继发包括葡萄球菌、乙型溶血性链球菌、大肠埃希菌以及变形杆菌等多种病原菌在内的混合感染。

【临床表现】

主要表现为外阴皮肤瘙痒、疼痛或灼热感,伴有外阴局部充血、肿胀、糜烂,常有抓痕,慢性炎症时可表现为皮肤增厚、粗糙、皲裂,甚至苔藓样变。

【诊断要点】

1. **病史** 存在不良诱发因素,或既往糖尿病、尿瘘、粪瘘病史。

2. **妇科检查** 外阴局部充血、肿胀、糜烂,常有抓痕,有时呈片状湿疹,严重时可见脓疱形成或浅小溃疡,也可触及腹股沟淋巴结肿大。慢性炎症可表现为皮肤增厚、粗糙、皲裂,甚至苔藓样变。

3. **辅助检查**

(1)阴道分泌物检查滴虫、念珠菌,排除阴道炎、特异性外阴炎。

(2)必要时宫颈分泌物检查衣原体、淋病奈瑟菌,排除衣原体感染及淋病。

(3)外阴部溃疡或苔藓样变不能明确诊断时,必要可行活组织病理检查。

(4)糖尿病高危患者筛查尿糖及血糖。

【治疗原则及方案】

治疗原则:局部保持清洁、干燥,必要应用抗生素软膏;去除病因。

1. **局部治疗** 可用0.1%碘伏液或1:5 000高锰酸钾溶液或其他具有清洁作用的溶液坐浴,2次/d,每次15~30分钟。此外,可选用中药水煎熏洗外阴部,1~2次/d。急性期还可选用微波或红外线局部物理治疗。坐浴后外涂抗生素软膏或紫草油等。

2. **病因治疗** 积极寻找病因,减少及去除不良刺激诱发因素,若发现糖尿病,应及时治疗,若合并尿瘘、粪瘘,应及时手术修补。

二、前庭大腺炎及前庭大腺囊肿

【概述】

前庭大腺因病原体感染发生炎症，称为前庭大腺炎。当前庭大腺腺管开口阻塞，分泌物积聚于腺腔而形成囊肿，称为前庭大腺囊肿。前庭大腺位于双侧大阴唇后 1/3 深部，腺管开口于处女膜与小阴唇之间，在性交、分娩或其他情况污染外阴部时，易受病原体侵入而引起前庭大腺炎，故此病好发于育龄期女性。本病常为混合感染，主要病原体为葡萄球菌、大肠埃希菌、链球菌、肠球菌，以及淋病奈瑟菌、沙眼衣原体等性传播疾病的病原体。病原体侵犯前庭大腺腺管引发急性化脓性炎症，使腺管开口肿胀、阻塞，脓液积存而形成脓肿，称为前庭大腺脓肿。前庭大腺脓肿消退后，腺管阻塞，脓液吸收由黏液性分泌物所取代，即形成前庭大腺囊肿。其他如，先天性腺管狭窄、腺腔内黏液浓稠以及腺管因分娩或手术发生损伤时，也可使分泌物排出不畅，从而导致前庭大腺囊肿形成。前庭大腺囊肿可继发感染，形成脓肿，反复发作。

（一）急性前庭大腺炎及前庭大腺脓肿

【临床表现】

外阴局部发红、肿胀，伴疼痛，局部形成脓肿时疼痛加剧，可发生脓肿破溃，部分患者出现发热等全身症状或腹股沟淋巴结肿大。

【诊断要点】

1. 妇科检查　单侧大阴唇下 1/3 处局部可及硬结，表面红肿、发热，压痛明显。当脓肿形成时有波动感，当脓肿内压力增大时表皮可自行破溃。

2. 辅助检查　可取前庭大腺开口处分泌物或破溃处脓液做涂片及细菌培养，确定病原体。

【治疗原则及方案】

治疗原则：保持局部清洁，抗生素治疗，脓肿形成则切开引流。

1. 局部治疗　保持局部清洁，可局部应用具清热解毒中药热敷或坐浴缓解症状，必要时需卧床休息。

2. 合理应用抗生素　根据病原体选择口服或肌内注射抗生素，无病原学检查可选用广谱抗生素。

3. 手术治疗　前庭大腺脓肿形成时可切开引流并造口术，保持脓液引流通畅，促进炎症消退。

（二）前庭大腺囊肿

【临床表现】可无自觉症状，囊肿较大时可有外阴坠胀感或性交不适。

【诊断要点】

1. 病史　有急性前庭大腺炎或淋病病史。

2. 妇科检查　单侧大阴唇下 1/3 处可及囊性包块，常向大阴唇外侧突出，表面无明显红肿热痛。

【治疗原则及方案】

囊肿较小且无症状者无需处理；囊肿较大或反复急性发作者，宜行前庭大腺囊肿造口术。

三、滴虫性阴道炎

【概述】

滴虫性阴道炎是由阴道毛滴虫感染引起的下生殖道炎症。主要经性接触直接传播，也可经公共浴池、盆具、游泳池、衣物及污染的器械等间接传播。因阴道毛滴虫嗜血、耐碱，常于月经前后阴道 pH 值发生变化时发作。滴虫可吞噬乳杆菌，阻碍乳酸生成，使阴道 pH 值上升。滴虫性阴道炎患者的阴道 pH 值 5.0～6.5。滴虫不仅寄生于阴道，还常侵入尿道或尿道旁腺，甚至膀胱、肾盂或男性包皮皱褶、尿道或前列腺中，故滴虫性阴道炎常合并其他部位的滴虫感染。

【临床表现】

主要为阴道分泌物增多，并伴有外阴瘙痒、灼热感、性交痛等症状。部分可有尿频、尿痛等，少数表现轻微或无症状。

【诊断要点】

1. 妇科检查　外阴及阴道黏膜充血，严重者可有散在出血斑点，使宫颈呈现"草莓样"外观，分泌物常呈灰白稀薄泡沫状或黄绿色脓性。

2. 辅助检查　阴道分泌物生理盐水悬滴法找滴虫。对临床可疑，悬滴法未能发现滴虫者，有条件的单位可行分泌物滴虫培养。

【治疗原则及方案】

治疗原则：首选全身用药，性伴侣同时治疗。主要治疗药物为硝基咪唑类药物。滴虫性阴道炎常合并其他部位感染，故不推荐局部用药。

1. 全身用药　①初次治疗：甲硝唑 2 g，单次口服；替硝唑 2 g，单次口服。②替代方案：甲硝唑 400 mg，口服，2 次/d，共 7 日。服用甲硝唑 24 小时内或替硝唑 72 小时内应禁酒。

2. 局部用药　不能耐受口服药物或不适宜全身用药者，可选择阴道局部用药，但疗效低于口服用药。可用甲硝唑阴道泡腾片 200 mg，每晚 1 次，共 7 日；或 0.75% 甲硝唑凝胶，每次 5 g，2 次/d，共 7 日。

3. 性伴侣治疗　对性伴侣应进行治疗，治愈前避免无保护性交。

4. 妊娠期治疗　临床中应权衡利弊，知情选择。可选甲硝唑 400 mg，口服，2 次/d，共 7 日。

5. 哺乳期治疗　服用甲硝唑 12～24 小时内避免哺乳，服用替硝唑 3 日内避免哺乳。

6. 随访　治疗后无临床症状者无需随访。对症状持续存在者，治疗后 7 日复诊。

四、念珠菌性外阴阴道炎

【概述】

念珠菌性外阴阴道炎（vulvovaginal candidiasis，VVC）是常见的外阴阴道炎症，80%～90%的病原体为白念珠菌，10%～20% 为光滑念珠菌、近平滑念珠菌、热带念珠菌等。酸性环境适宜念珠菌的生长，故念珠菌感染的阴道 pH 值多在 4.0～4.7，通常 < 4.5。白念珠菌为条件致病菌，10%～20% 的非孕女性及 30% 的孕妇阴道中有此菌寄生，呈酵母相，芽生孢子并不引起症状。常见的发病诱因有妊娠、糖尿病、大量应用免疫抑制剂及广谱抗生素、胃肠道念珠菌、穿紧身化纤内裤及肥胖导致的会阴局部温度及湿度增加等。念珠菌性外阴阴道炎主要为内源性感染，部分患者可通过性交直接传染或通过接触感染的衣物间接传染。

VVC 通常分为单纯性和复杂性。

（1）单纯性 VVC：指正常非孕患者、散发、白念珠菌引起的轻度 VVC。

（2）复杂性 VVC：包括复发性、重度、妊娠期、非白念珠菌所致，以及未控制的糖尿病或免疫功能低下者伴发的 VVC。其中，重度 VVC 是指临床症状严重，外阴皮肤或阴道黏膜有破损，按评分标准，评分 ≥ 7 分者。复发性 VVC 是指 VVC 经过治疗，症状和体征消失、病原学检查阴性后又出现症状且病原学检查阳性，或者 1 年内发作 4 次或以上者（表 2-1）。

表 2-1　VVC 评分标准

症状和体征	0分	1分	2分	3分
瘙痒	无	偶有发作	明显	持续发作，坐立不安
疼痛	无	轻	中	重
充血、水肿	无	< 1/3 阴道壁充血	1/3～2/3 阴道壁充血	> 2/3 阴道壁充血，抓痕、皲裂、糜烂
分泌物	无	较正常稍多	量多，无溢出	量多，有溢出

【临床表现】

外阴瘙痒，外阴、阴道灼痛，还可伴有尿频、尿痛及性交痛。阴道分泌物增多，呈白色豆渣样或凝乳样。

【诊断要点】

1. **妇科检查**　外阴潮红、水肿，可见抓痕或皲裂，小阴唇内侧及阴道黏膜表面可附有白色块状物或被凝乳状物覆盖，擦除后露出红肿的阴道黏膜面，少部分可见糜烂或浅表溃疡。

2. **辅助检查**

（1）悬滴法：阴道分泌物用 10% 氢氧化钾悬滴镜检，假菌丝阳性率 70%～80%。

（2）涂片法：阴道分泌物涂片行革兰氏染色后镜检，假菌丝阳性率 70%～80%。

（3）若有症状而多次悬滴法检查为阴性，或为 RVVC 病例，有条件的单位可采用培养法及药敏试验，以了解菌株类型，并根据药敏结果选择药物。

（4）对反复发作的顽固病例，可做血糖检测，除外糖尿病。

【治疗原则及方案】

治疗原则：去除诱因，规范化应用抗真菌药物，强调个体化治疗。

1. **去除诱因**　若有糖尿病应给予积极治疗，及时停用广谱抗生素、雌激素及糖皮质激素等。内裤、盆及毛巾均应用开水烫洗。对于复发病例尤应重视诱因检查及去除，并应检查是否合并其他感染性疾病，如艾滋病、滴虫性阴道炎、细菌性阴道病等。

2. **抗真菌药物**　单纯性 VVC 首选阴道局部用药，下述方案任选一种。

（1）阴道用药：①咪康唑栓 400 mg，每晚 1 次，共 3 日；或咪康唑栓 200 mg，每晚 1 次，共 7 日。②克霉唑栓 500 mg，单次用药；或克霉唑栓 100 mg，每晚 1 次，共 7 日。③制霉菌素泡腾片 10 万 U，每晚 1 次，共 14 日；或制霉菌素片 50 万 U，每晚 1 次，共 14 日。

（2）口服用药：①氟康唑 150 mg，顿服，共 1 次；②伊曲康唑 200 mg，每日 2 次，共 1 日。

3. **复杂性 VVC 的治疗**　选择药物基本同单纯性，无论局部或口服用药均应适当延长治疗时间。

（1）重度 VVC：首选口服用药，症状严重者，局部应用低浓度糖皮质激素软膏或唑类霜剂。口服用药：①氟康唑 150 mg，顿服，3 日后重复 1 次；②伊曲康唑 200 mg，每日 2 次，共 2 日。阴道用药则在单纯性 VVC 方案基础上，延长疗程。

（2）妊娠期 VVC：孕早期权衡利弊，慎用药物。宜选用唑类药物阴道用药，不选用口服抗真菌药物。阴道用药方案同单纯性 VVC。

（3）复发性 VVC：包括强化治疗和巩固治疗。根据病原学检查结果选择药物，在强化治疗达到真菌学治愈后，给予巩固治疗半年。

1）强化治疗：阴道或口服用药方案任选 1 种。①阴道用药：咪康唑栓 400 mg，每晚 1 次，共 6 日；或咪康唑栓 200 mg，每晚 1 次，共 7～14 日。克霉唑栓 500 mg，3 日后重复 1 次；或克霉唑栓 100 mg 每晚 1 次，共 7～14 日。②口服用药：氟康唑 150 mg，3 日后重复 1 次；伊曲康唑 200 mg，每日 2 次，共 2～3 日。

2）巩固治疗：治疗前应做真菌培养确诊，下述方案可供参考：阴道用咪康唑栓 400 mg，每晚 1 次，每月 3～6 日，共 6 个月；克霉唑栓 500 mg，每月 1 次，共 6 个月；口服用药小剂量、长疗程达 6 个月。

4. 性伴侣治疗　性伴侣无需常规治疗，但 VVC 可通过性交传染，急性期间应避免性生活。对于反复发作者或性伴侣有症状时，可检查性伴侣有无念珠菌龟头炎，必要时进行治疗，预防女性重复感染。

5. 随访　VVC 治疗结束后 7～14 日及下次月经后需进行随访。RVVC 巩固治疗期间定期复查监测疗效及药物副作用，一旦发现副作用立即停药。

五、细菌性阴道病

【概述】
细菌性阴道病（bacterial vaginosis，BV）是以阴道乳杆菌减少或消失，相关微生物增多为特征的临床综合征，是多种致病菌共同作用的结果，因临床及病理特征无炎症改变而称阴道病。细菌性阴道病时，阴道内产生过氧化氢的优势乳杆菌减少而其他微生物大量繁殖，主要有加德纳菌、动弯杆菌、普雷沃菌、紫单胞菌、类杆菌、消化链球菌等厌氧菌以及人型支原体，其中以厌氧菌居多，厌氧菌数量可增加 100～1 000 倍。微生物繁殖使阴道内 pH 值升高，胺类物质、有机酸及一些酶类增加，使阴道分泌物增多并且有腥臭味，并可破坏宿主防御机制继发上行性感染。目前微生物群发生改变的机制仍不清楚，可能与多个性伴侣、频繁性交或阴道冲洗使阴道碱化相关。

【临床表现】 约 1/2 的病例无临床症状。有症状主要表现为阴道分泌物增多，有鱼腥臭味，性交后加重。可伴有轻度外阴瘙痒或烧灼感。

【诊断要点】

1. 妇科检查　阴道内见匀质、稀薄分泌物，常黏附于阴道壁且易为拭子擦去，而阴道黏膜无充血的炎症表现。

2. 临床诊断标准　下列 4 项中有 3 项阳性，即可临床诊断为细菌性阴道病。

（1）线索细胞阳性：诊断必备。取分泌物于玻片上，滴入生理盐水混合，高倍显微镜下寻找线索细胞，也即边缘贴附颗粒状物的阴道表层脱落细胞，可见细胞边缘不清。

（2）胺臭味试验阳性：将阴道分泌物与 10% 氢氧化钾溶液放在载玻片上混合，可引出胺臭味。

（3）阴道 pH 值：> 4.5。

（4）阴道分泌物：均质、稀薄、白色。

有条件的单位可参考革兰氏染色 Nugent 诊断标准。

【治疗原则及方案】

治疗指征：有症状，妇科或产科手术前患者，无症状孕妇。

选择抗厌氧菌药物口服或局部用药，两种途径疗效相似，主要药物为甲硝唑、盐酸克林霉素。

1. **口服用药**　首选甲硝唑 400 mg，每日 2 次，共 7 日；也可选用盐酸克林霉素 300 mg，每日 2 次，共 7 日。

2. **局部用药**　甲硝唑阴道栓（片）200 mg，每日 1 次，共 5～7 日；2% 盐酸克林霉素膏 5 g，阴道内用，每日 1 次，共 7 日。也可选用恢复阴道正常菌群的制剂。

3. **妊娠期 BV**　首选口服用药：甲硝唑 400 mg，每日 2 次，共 7 日；盐酸克林霉素 300 mg，每日 2 次，共 7 日。妊娠期使用甲硝唑需执行知情选择原则。无需常规对孕妇筛查 BV。

4. **哺乳期 BV**　选择局部用药，尽量避免全身用药。

5. **性伴侣的治疗**　无需常规治疗性伴侣。

6. **随访**　治疗后若症状消失，无需随访。妊娠期 BV 需随访治疗效果。

六、老年性阴道炎

【概述】

绝经后因阴道局部抵抗力低下，致病菌感染所致的阴道炎症称为老年性阴道炎，也称萎缩性阴道炎，见于绝经后，或卵巢去势后女性。因卵巢功能衰退，使得血清雌激素水平急剧下降，阴道黏膜逐渐萎缩变薄，变薄的阴道上皮更易遭受创伤，同时上皮细胞内糖原含量降低，导致乳杆菌产生的乳酸减少，阴道 pH 值随之增加，可达 5.5～6.8，致使受累女性易被皮肤或肠道中的菌群感染，如链球菌、葡萄球菌、大肠菌群等，而引起炎症。

【临床表现】

阴道分泌物增多，呈淡黄色，有臭味，感染严重时可呈脓性或脓血性分泌物。可伴有外阴瘙痒、灼热感，以及性交痛。

【诊断要点】

1. **病史**　绝经后、卵巢功能衰退相关病史。

2. **妇科检查**　阴道上皮萎缩、菲薄，黏膜充血，可见散在出血点。有时可见浅表溃疡，或溃疡继发阴道粘连、狭窄或闭锁等。

3. **辅助检查**

（1）阴道分泌物涂片见大量白细胞和上皮副基底层细胞，表层细胞减少。

（2）取阴道分泌物检查排除阴道滴虫及念珠菌感染。

（3）必要时行宫颈细胞学检查、盆腔超声检查，除外子宫颈、子宫内膜病变。

【治疗原则及方案】

治疗原则：抑制细菌生长，增加阴道抵抗力。

1. **抑制细菌生长**　应用抗生素，如甲硝唑 200 mg 或诺氟沙星 100 mg 或其他抗生素，于阴道深部，每日 1 次，共 7～10 日。

2. **增加阴道抵抗力** 在无雌激素禁忌证的情况下,低剂量的阴道雌激素是最有效的方法。由于绝经后全身性雌激素治疗风险较高,且阴道雌激素能有效缓解绝经后阴道萎缩症状,阴道雌激素为优选方案。常见的雌激素阴道制剂有雌二醇乳膏、片剂和结合雌激素软膏等,如己烯雌酚 0.125~0.25 mg,每晚放入阴道深部,7 日为 1 疗程;或用 0.5% 己烯雌酚软膏;结合雌二醇软膏(0.625 mg/g)每日 0.5~2 g,阴道内给药,短期使用,尽可能选择能改善症状的最低剂量。存在雌激素依赖性肿瘤或风险较高时,阴道雌激素治疗应慎重。

七、婴幼儿外阴阴道炎

【概述】

女性婴幼儿因外阴发育不全不能遮盖阴道前庭、无阴毛的解剖特点,以及体内的雌激素低水平状态,使阴道内 pH 值为碱性,乳杆菌含量低,以致阴道易受致病菌的侵入而引起阴道炎症。婴幼儿阴道炎常与外阴炎并存,多见于 1~5 岁幼女。常见的病原体包括呼吸道病原体:A 组链球菌、脑膜炎奈瑟菌、金黄色葡萄球菌等;肠道病原菌:大肠埃希菌、志贺菌和耶尔森菌。此外,还有淋病奈瑟菌、滴虫、白念珠菌等。病原体常通过患病母亲或保育员的手、衣物、毛巾、浴盆等间接传播,也可因外阴不洁或直接接触污物而引起,或由阴道异物所致。

【临床表现】

主要为阴道分泌物增多,呈脓性。患儿因外阴痒痛而哭闹不安、搔抓外阴。部分患儿伴有泌尿系统感染,出现尿急、尿频、尿痛。

【诊断要点】

1. **病史** 详细询问病史,有无不良卫生习惯、阴道误放异物、患儿母亲有无阴道炎病史。

2. **妇科检查** 外阴前庭、阴道口黏膜充血、水肿,有脓性分泌物自阴道口流出。病变严重者外阴表面可见溃疡,以致小阴唇粘连,严重者甚至可致阴道闭锁。需行肛门指诊除外阴道异物及生殖道恶性肿瘤。

3. **辅助检查**

(1)用细棉拭子或吸管取分泌物找滴虫、真菌。

(2)分泌物涂片革兰氏染色查找致病菌。

(3)必要时取分泌物做一般细菌、衣原体、淋病奈瑟菌等培养,并做药敏试验。

【治疗原则及方案】

治疗原则:对症处理并加强局部护理,选择相应抗生素。

1. **对症处理** 去除病因,有阴道异物应取出,有蛲虫则驱虫治疗。小阴唇粘连者外涂雌激素软膏后多可松解,严重者应分离粘连,并涂以抗生素软膏。保持外阴清洁干燥,减少摩擦。可用 1:5 000 呋喃西林溶液或 1:5 000 高锰酸钾溶液或其他具有清洁作用的溶液坐浴,每日 1 次。

2. **抗生素治疗** 有症状患儿根据病原学检查选择相应的口服抗生素治疗,或用吸管将抗生素溶液滴入阴道。如金黄色葡萄球菌可选择青霉素类,大肠埃希菌可选择阿奇霉素等。

3. **预防** 穿着宽松衣物,外阴避免使用任何刺激性产品,避免不良卫生习惯,如厕后小心地从前往后擦拭;患上呼吸道感染或支气管炎等疾病时,应在如厕前后洗手,以防止阴道部位感染。

第二节　宫 颈 炎 症

一、急性宫颈炎

【概述】

宫颈炎症包括宫颈管黏膜及宫颈阴道部炎症,主要累及宫颈管内腺体的柱状上皮,也可累及宫颈阴道部鳞状上皮。阴道炎症均可引起宫颈阴道部炎症,临床多见的急性宫颈炎是宫颈管黏膜炎,由于宫颈管黏膜皱襞多,一旦感染,很难将病原体清除,久而导致慢性宫颈炎。急性宫颈炎主要由性传播疾病的病原体淋病奈瑟菌及沙眼衣原体所致,也可由葡萄球菌、链球菌、肠球菌所引起,但较少见,主要见于感染性流产、产褥感染、宫颈损伤等并发的感染。前者所致者也称为黏液脓性宫颈炎,病原菌均感染宫颈管柱状上皮,沿黏膜面扩散引起浅层感染,病变以宫颈管明显。其特征性表现为宫颈脓性或黏液脓性分泌物,以及拭子轻触宫颈易引起宫颈管内出血。淋病奈瑟菌还常侵袭尿道移行上皮、尿道旁腺或前庭大腺。部分黏液脓性宫颈炎病因不明。葡萄球菌、链球菌更易累及宫颈淋巴管,侵入宫颈间质深部。宫颈炎症若得不到及时彻底治疗,可上行引起子宫内膜炎或盆腔炎性疾病。

【临床表现】

部分无症状,有症状主要表现为阴道分泌物增多,呈黏液脓性,可伴有分泌物增多引起的外阴及阴道刺激症状。可伴有腰酸及下腹坠痛,也可出现经间期出血、性交后出血等症状。合并尿道感染可有尿急、尿频、尿痛。

【诊断要点】

1. 妇科检查　见宫颈充血、水肿、黏膜外翻,宫颈管流出脓性分泌物,或宫颈管棉拭子上肉眼见到脓性或黏液脓性分泌物,宫颈触之易出血。若为淋病奈瑟菌感染可见尿道口、阴道口黏膜充血、水肿以及多量脓性分泌物。

2. 辅助检查

(1)宫颈分泌物涂片:擦去宫颈表面分泌物后,用小棉拭子插入宫颈管内取出,肉眼看到白色棉拭子上有黄色黏液脓性分泌物。分泌物涂片行革兰氏染色,平均油镜视野 10 个以上或高倍视野 30 个以上中性粒细胞,可诊断黏液脓性宫颈炎。

(2)检测淋病奈瑟菌及沙眼衣原体:淋病奈瑟菌可分泌物涂片行革兰氏染色查找革兰氏阴性双球菌,淋病奈瑟菌培养是金标准,也可行核酸检测;沙眼衣原体可用酶联免疫吸附试验或核酸检测等。

【治疗原则及方案】

治疗原则:缓解症状和预防上生殖道感染。

1. 经验性治疗　对于宫颈炎女性可给予覆盖淋球菌和衣原体的经验性抗生素治疗。经验性方案应至少覆盖衣原体,若患者感染淋球菌风险较高,则因增加针对淋病的治疗。

2. 针对病原体治疗

(1)淋病奈瑟菌:主张大剂量、单次给药。常用的药物有三代头孢菌素、氟喹诺酮类及大观霉素,一般方案为头孢曲松钠 250 mg 单次肌内注射;头孢克肟 400 mg 顿服;环丙沙星 500 mg 单次顿服;氧氟沙星 400 mg 顿服。由于淋球菌感染常伴有衣原体感染,若未进行衣原体相关检测时,治疗淋球菌同时应合用抗衣原体药物。

（2）衣原体:常用的药物有四环素类(多西环素)、红霉素类(阿奇霉素)及氟喹诺酮类。一般方案为阿奇霉素 1 g 单次口服;或多西环素 100 mg,2 次/d,连用 7 日。

【注意事项】

1. **性伴侣的治疗**　淋病奈瑟菌或衣原体感染导致的急性宫颈炎,性伴侣也应相应治疗。

2. 在治疗完成且症状消退之前应停止性生活。

3. 急性感染时禁做宫颈活检、息肉切除及电烙、激光等治疗。

4. **随访**　宫颈炎的症状通常在治疗 1～2 周即有缓解,通常无需随访,除非症状持续存在或患者妊娠。

二、慢性宫颈炎

【概述】

慢性宫颈炎多由急性宫颈炎未治疗或治疗不彻底、或非特异性化脓性细菌等病原体长期隐藏于宫颈黏膜所致,多见于分娩、流产或手术损伤宫颈后,故其病原体主要为葡萄球菌、链球菌、大肠埃希菌及厌氧菌,其次为性传播疾病,如淋病奈瑟菌或沙眼衣原体急性感染后。部分患者无急性宫颈炎病史,直接表现为慢性宫颈炎。近年来,随着对宫颈炎症性疾病认识的改变,我国妇产科学界逐渐主张不再采用慢性宫颈炎的命名方式,而将其称之为宫颈炎症相关性疾病。但到目前为止,国内外仍没有对宫颈炎较为统一的定义,是以本节继续沿用慢性宫颈炎的名称。

【临床表现】

主要表现为阴道分泌物增多,分泌物可呈乳白色黏液状,有时呈淡黄色脓性,可伴有性交后出血。可伴有腰、骶部疼痛,下腹坠痛、痛经,在月经期、排便或性交后症状可加重。

【诊断要点】

1. **病史**　曾有急性宫颈炎或性传播疾病史。

2. **妇科检查**　宫颈可见不同程度糜烂样改变、肥大、充血,有时可见息肉、宫颈腺囊肿,宫颈管口可有脓性黏液样分泌物。

3. **辅助检查**

（1）对有性传播疾病的高危女性,应做淋病奈瑟菌及衣原体的相关检查。

（2）宫颈细胞病理学检测:用于宫颈上皮内瘤样病变或早期宫颈癌的鉴别,必要时做阴道镜检查及活组织检查以明确诊断。

（3）超声检查:对诊断深部的宫颈腺囊肿有帮助。

【治疗原则及方案】

治疗原则:以局部治疗为主,根据病变特点采用不同的治疗方法。

1. **宫颈柱状上皮外移伴感染**　单纯宫颈柱状上皮外移是女性宫颈的一种生理现象,无需进行药物或物理治疗。对于伴感染或有症状的柱状上皮外移,单纯药物治疗难以达到治疗目的,局部物理治疗是常用有效的治疗方法。常用的物理疗法有激光、冷冻、红外线凝结疗法、微波治疗及电烙等。

物理治疗的注意事项如下。

（1）治疗前,应常规做宫颈细胞学检查或病理活检除外癌变。

（2）有急性生殖器炎症列为禁忌。

（3）物理治疗的时间应选择在月经干净后3～7日内进行。

（4）物理治疗后均有阴道分泌物增多，甚至有大量水样排液，术后1～2周脱痂时可有出血。

（5）创面未愈合期间(4～8周)禁盆浴、性交和阴道冲洗。

（6）治疗后定期复查愈合情况直到痊愈。因物理治疗有引起术后出血、宫颈管狭窄、不孕、感染的可能。复查时观察创面愈合情况，同时应注意有无宫颈管狭窄。

（7）在物理治疗后的脱痂期间，如阴道流血多需抗感染止血，若见宫颈上有活跃性出血点可再用电烙或激光点灼止血。

2. **宫颈息肉**　行息肉摘除术，标本行病理检查。

3. **宫颈管黏膜炎**　该处炎症局部用药疗效差，需行全身治疗。有条件者根据宫颈管分泌物培养及药敏试验结果，采用相应的抗感染药物。

4. **宫颈腺囊肿**　宫颈腺囊肿是宫颈转化区生理改变的结果，一般无需治疗。若囊肿过大出现腰骶部不适症状，可予微波或激光治疗。

5. **宫颈肥大**　无需治疗。

第三章 上生殖道炎症

第一节 子宫内膜炎

一、急性子宫内膜炎

【概述】

急性子宫内膜炎是指病原体侵入宫腔,引起子宫内膜层的急性炎症。常见的病原体为金黄色葡萄球菌、溶血性链球菌、大肠埃希菌、加德纳菌、厌氧菌、淋病奈瑟菌、衣原体等。

【临床表现】

1. **发热** 体温一般不超过38.5℃。有时起病急,恶寒甚至寒战,发热高达40℃,全身乏力、出汗。

2. 下腹痛,腰酸。

3. 异常阴道分泌物,水样混浊或脓性有臭味。宫颈口堵塞者可无阴道排液增多。

4. 严重者出现败血症症状,有时并发感染性休克。

5. **妇科检查** 下腹部压痛,子宫略增大、压痛,宫颈口可见脓性或血性混浊臭味分泌物流出。

【诊断要点】

1. **病史** 多见于产后、有宫腔或宫颈手术史、有下生殖道感染、有不洁性交史者。

2. **症状** 发热、下腹疼痛、脓性或血性阴道分泌物。

3. **体征** 体温升高,子宫压痛,子宫颈口可见脓性或血性分泌物流出,严重者出现败血症。对宫腔积脓者,以探针进入宫腔后见大量脓液流出可确诊。

4. **血液检查** 白细胞计数及中性粒细胞数增高,血沉增快和/或C反应蛋白增高。

5. **宫腔分泌物培养及药敏试验** 无菌操作下吸取宫腔分泌物行病原体培养,以寻找致病原因。

6. **影像学检查** 可见子宫增大、内膜肿胀、增厚、中等回声;宫腔积脓者可见到液性回声。

【治疗原则及方案】

1. 一般治疗

(1)卧床休息,患者应取半卧位以利宫腔分泌物引流,并使炎症局限在盆腔内。

(2)饮食以易消化、高热量、高蛋白、高维生素的流食或半流食为宜,不能进食者应予静脉输液,防止水、电解质紊乱。

(3)高热患者可采用物理降温。

(4)避免不必要的盆腔检查,以防炎症扩散。

2. **药物治疗** 以抗生素治疗为主,抗生素治疗原则:经验性、广谱、及时及个体化。重症者不必等培养结果,先用广谱抗生素静脉滴注,如青霉素、第三代头孢菌素、第三代喹诺酮等,因女性生殖道炎症常伴厌氧菌感染,可加用甲硝唑静脉滴注。由于耐喹诺酮类药物淋病奈瑟菌株的出现,不再推荐首选该类药治疗淋病奈瑟菌感染的子宫内膜炎。如头孢菌素不能应用(如过敏)时,可考虑喹诺酮类药物,但应在开始治疗前进行宫腔分泌物培养及药敏分析。具体用药方案可参见急性盆腔炎的治疗。

3. 手术治疗

(1)宫腔内如有胎膜、胎盘残留或放置宫内节育器者,应在应用抗生素48～72小时后去除残留组织或取出宫内节育器。

(2)宫腔积脓者须扩张宫颈口引流脓液,并应进一步排除肿瘤病变。

4. 中药治疗　主要为清热解毒、活血化瘀的药物,可提高其他疗法的效果。

二、慢性子宫内膜炎

【概述】

慢性子宫内膜炎较少见,往往合并其他部位的炎症。可因子宫内膜失去其自然防御机制、病原体作用时间过长或治疗不彻底等引起。有胎盘长期残留、输卵管炎、阴道宫颈炎症和子宫黏膜下肌瘤、息肉等患者较易发生。

【临床表现】

1. 可无任何症状。

2. 可有少量或多量血浆性、脓性或脓血性分泌物,伴或不伴下腹坠胀;一些患者可出现子宫不规则出血或闭经。

3. 子宫正常或增大,有触痛。宫旁结缔组织可有增厚,或可扪及附件的炎性包块。宫腔积脓者可见恶臭分泌物排出。

【诊断要点】

1. 病史及临床表现　急性子宫内膜炎未正规治疗的患者、胎盘长期残留、输卵管炎、阴道宫颈炎症和子宫黏膜下肌瘤、息肉等患者,出现下腹坠痛、子宫不规则出血或分泌物增多、子宫压痛。

2. 影像学检查　有胎盘残留、输卵管炎、子宫肌瘤、息肉及宫腔积脓者,可见到相应的影像学变化。

3. 诊断性刮宫病理检查　内膜组织中有大量浆细胞及淋巴细胞,可明确诊断。

【治疗原则及方案】

1. 抗生素控制感染。

2. 手术取出节育器、残留胎盘,治疗黏膜下肌瘤、息肉。

3. 老年性子宫内膜炎可扩宫口以利引流,亦可加服少量雌激素。

第二节　宫 腔 积 脓

【概述】

急性或慢性子宫内膜炎伴有宫颈管阻塞,以致宫腔内炎性分泌物不能外流或引流不畅,即可形成宫腔积脓。

【临床表现】

1. 主要症状为下腹坠痛,可伴有全身症状,发热、白细胞升高。

2. 由慢性子宫内膜炎而逐渐形成的宫腔积脓,可以无明显症状。

【诊断要点】

1. **病史**　有宫颈激光治疗史、宫颈手术史或急、慢性子宫内膜炎史。

2. **妇科检查**　子宫增大、柔软、有触痛。宫旁结缔组织可有明显增厚,可有附件的炎性包块。

3. **辅助检查**

(1) 以宫腔探针进入宫腔,如有脓液流出即可明确诊断。

(2) 脓液细菌培养及药敏试验。必要时诊刮取子宫内膜组织做病理检查,以了解有无恶性病变。

【治疗原则及方案】

1. 扩张宫颈使脓液外流。

2. 需加用广谱抗生素。

第三节　输卵管炎

一、急性输卵管炎

【概述】

急性输卵管炎因病原体的传播途径不同而产生不同的病变特点,形成输卵管炎、输卵管积脓、输卵管周围炎和输卵管卵巢脓肿等。

【临床表现】

1. 发热,体温可达39~40℃,脉搏加快,可伴寒战。

2. 下腹部两侧疼痛,可有腹胀、腹泻、便秘、尿频、尿急。

3. 白带脓性或血性。

4. 月经失调,经量多,经期持续时间长,甚至有不规则少量阴道流血。

【诊断要点】

1. **病史**　多发生于月经期前后,分娩及流产后。

2. **临床表现**　发热,脓性或脓血性阴道分泌物,下腹部疼痛、压痛,附件区增厚或扪及包块。

3. **妇科检查**　子宫颈举摆痛,有血性分泌物流出;可在子宫的一侧或两侧触到索条状增粗的输卵管,并有明显压痛,也可有肌紧张、反跳痛。

4. **外周血检查**　血白细胞升高,中性粒细胞数增加,血沉增快。

5. **B超检查**　发现输卵管肿大或形成包块,边界欠清。

6. **后穹窿穿刺**　可抽出渗液或脓液,细菌培养可培养出病原菌。

7. **鉴别诊断**　本病需与输卵管妊娠、卵巢肿瘤蒂扭转、急性阑尾炎、急性肾盂肾炎、急性结肠憩室炎等相鉴别。

【治疗原则及方案】

1. **一般治疗**

(1) 卧床休息,半卧位,使炎性分泌物聚集在盆腔最低部位。

（2）给予高热量、高蛋白、高维生素的易消化半流质饮食。

（3）高热者应酌情补液，纠正水、电解质紊乱。

（4）必要时给镇静剂及止痛剂。

2. **抗感染治疗**　经验性应用足量广谱抗生素控制感染，必要时根据培养及药敏试验结果调整抗生素。用药方案可参见急性盆腔炎的治疗。用药途径以静脉滴注收效快，临床症状改善后，应继续静脉给药至少 24 小时，然后转为口服药物治疗，共持续 14 日。

3. **手术治疗**　适应证主要为抗生素治疗不满意的输卵管卵巢脓肿和形成盆腔脓肿者，疑为脓肿破裂者应在给予大剂量抗生素的同时立即手术治疗。手术可选择经腹或腹腔镜手术，手术范围应根据病变范围、病人年龄、一般状态等全面考虑。原则以切除病灶为主。

二、慢性输卵管炎

【概述】

慢性输卵管炎常为急性输卵管炎未经及时治疗或治疗不彻底，或患者体质较差迁延日久所致；沙眼衣原体感染所致的输卵管炎可无急性输卵管炎病史；结核性输卵管炎一般属于慢性过程。

【临床表现】

1. **下腹疼痛**　疼痛程度不一，多为主诉下腹部不适、腰背及骶部酸痛、发胀、下坠感，于月经前后、性交及劳累后更甚。也可有膀胱或直肠充盈痛或排空时痛，或膀胱直肠刺激症状。

2. **月经紊乱**　表现为月经过多、月经过频，甚至不规则阴道流血、淋漓不净。

3. **痛经**　多在月经前 2～7 日即有腹痛，经期加重，经后消失。

4. **不孕**　多为继发性不孕。

5. **妇科其他症状**　阴道分泌物增多，性交疼痛等。

6. **其他**　可有胃肠道功能障碍、乏力等。

【诊断要点】

1. **病史**　曾有急性输卵管炎或急性盆腔炎的病史。

2. **临床表现**　下腹疼痛，月经紊乱，继发不孕，阴道分泌物增多，性交疼痛；盆腔检查子宫后倾、活动度差，附件区增厚或扪及包块。

3. **妇科检查**　下腹部可有压痛；子宫后位或后倾，活动度稍差或固定；双侧附件增厚或扪及包块，输卵管呈条索状或形成积水或炎性包块，不易推动，可有触痛。

4. **B超检查**　可见子宫及附件边界欠清，可伴或不伴积液。输卵管积水可呈腊肠状图像，内为液性回声区。有时可见盆腔粘连形成的炎性包块回声。

5. **子宫输卵管碘油造影**　常见子宫正常，输卵管通而不畅或不通。

6. **鉴别诊断**　本病需与陈旧性宫外孕、子宫内膜异位症、卵巢囊肿等鉴别。

【治疗原则及方案】

1. **保守治疗**

（1）适当休息，避免劳累，避免性生活。

（2）理疗：促进血液循环，以利炎症吸收。常用的方法有短波、超短波、微波、激光、透热电疗、红外线照射等。

（3）局部药物治疗：可用抗生素加地塞米松注入侧穹窿封闭治疗，每日或隔日 1 次，

7～8 次为一疗程,必要时下次月经后重复注射,一般需注射 3～4 个疗程;也可用抗生素如青霉素、庆大霉素等加透明质酸酶、糜蛋白酶或地塞米松,行宫腔输卵管内注射。

（4）中药治疗:治则为活血行气、消癥散结。

2. **手术治疗**　对反复发作的慢性输卵管炎、巨大输卵管积水及输卵管卵巢囊肿,需考虑切除输卵管。对年轻患者应尽量保留卵巢功能。

第四节　盆　腔　炎

一、急性盆腔炎

【概述】

急性盆腔炎是指子宫内膜、子宫肌层、输卵管、卵巢、子宫旁组织、盆腔腹膜等部位的急性炎症。急性盆腔炎绝大部分由阴道和宫颈的细菌经生殖道黏膜或淋巴系统上行感染而引起,少数是由邻近脏器炎症(如阑尾炎)蔓延及血液传播所致。常见的病原体主要有链球菌、葡萄球菌、大肠埃希菌、厌氧菌、淋病奈瑟菌以及衣原体、支原体等。

【临床表现】

1. **腹痛**　一般为下腹痛,弥漫性腹膜炎为全腹痛。

2. **发热**　严重者出现高热,伴畏寒、寒战、头痛、食欲缺乏。

3. **阴道分泌物增多**　脓性或脓血性分泌物,月经期患者出现经量增多、经期延长。

4. **消化系统症状**　恶心、呕吐、腹胀、腹泻等。

5. **膀胱直肠刺激症状**　排尿困难、尿急、尿频和里急后重、排便困难。

【诊断要点】

1. **病史**　常有产后、流产后和盆腔手术感染史,或有经期卫生不良、放置宫内节育器、慢性盆腔炎及不良性生活史等。

2. **临床表现**　发热,下腹痛,白带增多,膀胱和直肠刺激症状,腹膜刺激征阳性,宫颈举痛,宫颈口可有脓性分泌物流出;子宫稍大,有压痛,附件增厚,压痛明显,可扪及包块。

3. **查体**

（1）全身检查:急性病容,体温高,心率快,腹胀,下腹部肌紧张、压痛、反跳痛,肠鸣音减弱或消失。

（2）妇科检查:阴道可有充血,宫颈举痛,宫颈口可有脓性分泌物流出;子宫稍大,有压痛,一侧或两侧附件增厚,压痛明显,扪及包块;宫骶韧带增粗、触痛;若有脓肿形成且位置较低时,可扪及穹窿有肿块且有波动感。

4. **辅助检查**

（1）白细胞及中性粒细胞升高,血沉增快,C 反应蛋白增高。

（2）血液培养,宫颈管分泌物和后穹窿穿刺液涂片,病原体培养及药敏试验以及核酸扩增试验检测病原体,对明确病原体有帮助。

（3）B 超可发现输卵管卵巢脓肿、盆腔积脓。

（4）腹腔镜可见输卵管表面充血、管壁水肿、伞部或浆膜面有脓性渗出物,取分泌物做病原体培养和药敏最准确。

5. 诊断标准 诊断最低标准为出现宫颈举痛或子宫压痛或附件区压痛。下列附加条件可增加诊断的特异性，包括：口腔温度 > 38.3℃，宫颈或阴道异常黏液脓性分泌物，阴道分泌物生理盐水湿片镜检见到大量白细胞，红细胞沉降率升高、血 C 反应蛋白升高，实验室证实的宫颈淋病奈瑟菌或沙眼衣原体阳性。

6. 鉴别诊断 需与急性阑尾炎、输卵管妊娠流产或破裂、卵巢囊肿蒂扭转或破裂相鉴别。

【治疗原则及方案】

根据患者情况选择治疗方式。若患者一般状况好，症状轻，有随访条件，可在门诊治疗；若患者一般情况差，病情重，诊断不清或门诊疗效不佳，或已有盆腔腹膜炎及输卵管卵巢脓肿，均应住院治疗。

1. 一般治疗

（1）卧床休息，半卧位有利于脓液积聚于直肠子宫陷凹，使炎症局限。

（2）给予高热量、高蛋白、高维生素流食或半流食，补充液体，纠正水、电解质紊乱。

（3）高热采用物理降温，腹胀严重需行胃肠减压。

（4）避免不必要的妇科检查，以免炎症扩散。

（5）重症病例应严密观察，以便及时发现感染性休克。

2. 抗感染治疗 通常需在药敏试验结果出来之前即开始经验性抗感染治疗。由于急性盆腔炎常为需氧菌、厌氧菌及衣原体等的混合感染，故常需联合应用抗菌药，使用广谱抗生素。抗感染治疗 2～3 日后，如疗效肯定，即使与药敏不符亦不必更换抗菌药。如疗效不显或病情加重，应根据药敏改用相应的抗感染药物。

（1）病情较轻，能耐受口服者：①可选用头孢曲松钠 250 mg，单次肌内注射或用头孢西丁钠 2 g，单次肌内注射，单次肌内用药后改为二代或三代头孢菌素类药物口服给药，共 14 日，如选用药物不覆盖厌氧菌，需加用甲硝唑 400 mg，每日 2～3 次，连用 14 日。②也可选择氧氟沙星 400 mg 口服，每日 2 次，或左氧氟沙星 500 mg 口服，每日 1 次，同时加服甲硝唑 400 mg，每日 2～3 次，连用 14 日；多西环素 100 mg 口服，每日 2 次，连用 14 日。③为覆盖沙眼衣原体或支原体，可加用多西环素 0.1 g 口服，每 12 小时 1 次；或米诺环素 0.1 g 口服，每 12 小时 1 次；或阿奇霉素 0.5 g 口服每日 1 次，1～2 日后改为 0.25 g，每日 1 次，口服 5～7 日。

（2）病情较重者：以静脉滴注给药为宜，根据患者情况、药物抗菌谱和配伍禁忌选择用药方案。静脉抗生素应用应在临床症状改善之后至少持续应用 24 小时，再转为口服药物治疗。具体用药方案如下。

1）头霉素或头孢菌素类药物：如头孢西丁钠 2 g 静脉滴注，每 6 小时 1 次；或头孢替坦二钠 2 g 静脉滴注，每 12 小时 1 次；或头孢曲松 1 g 静脉滴注，每 24 小时 1 次。若所选药物不覆盖厌氧菌，加用甲硝唑 0.5 g 静脉滴注，每 12 小时 1 次。

2）喹诺酮类与甲硝唑联合方案：氧氟沙星 0.4 g 静脉注射，每 12 小时 1 次；或左氧氟沙星 0.5 g 静脉注射，每日 1 次，加用甲硝唑 0.5 g 静脉滴注，每 12 小时 1 次。

3）青霉素类与四环素类联合方案：氨苄西林钠舒巴坦 3 g 静脉滴注，每 6 小时 1 次；或阿莫西林克拉维酸钾 1.2 g 静脉滴注，每 6～8 小时 1 次，加用抗沙眼衣原体药物（如多西环素 100 mg 口服，每日 2 次，连用 14 日；或米诺环素 100 mg 口服，每日 2 次，连用 14 日）。

4）克林霉素与氨基糖苷类联合：克林霉素 900 mg 静脉滴注，每 8 小时 1 次；或林可霉素 900 mg 静脉滴注,每 8 小时 1 次,加用庆大霉素,首次负荷剂量 2 mg/kg 静脉滴注或肌内注射,每 8 小时 1 次,维持量 1.5 mg/kg。

5)考虑衣原体、支原体感染:可加用多西环素 100 mg 口服,每日 2 次,连用 14 日,或加服阿奇霉素 500 mg 口服,每日 1 次,口服 1～2 日后改为 250 mg,每日 1 次。

3. 手术治疗　主要针对抗感染控制不满意的盆腔脓肿和输卵管卵巢脓肿,尤其是脓肿破裂者。手术指征为如下。

(1)药物治疗无效:输卵管卵巢脓肿或盆腔脓肿经药物治疗 48～72 小时,患者体温持续不降、中毒症状加重或盆腔包块增大者,应及时手术以免脓肿破裂。

(2)脓肿持续存在:药物治疗后病情好转,经 2～3 周炎症控制,肿块仍未消失但已局限化,应手术切除,以免日后再次急性发作。

(3)脓肿破裂:突发腹痛加剧、寒战、高热、恶心、呕吐、腹胀、腹部拒按或有中毒性休克表现者,应怀疑脓肿破裂。应在给予大剂量抗生素的同时立即剖腹探查。

手术原则以清除病灶为主。手术方式可根据情况选择开腹或腹腔镜手术,若盆腔脓肿位置较低,可考虑经阴道后穹窿切开引流。手术范围可根据患者年龄、一般状况及病变程度综合考虑,年轻患者应尽量保留卵巢功能;年龄大、双侧附件受累或附件脓肿反复发作者,可行全子宫双附件切除术;极度衰弱重症患者的手术范围需按具体情况决定。

4. 中药治疗　可选活血化瘀、清热解毒的药剂,在抗生素的基础上辅以中药,可能会减少慢性盆腔痛后遗症的发生。

二、慢性盆腔炎

【概述】

慢性盆腔炎常为急性盆腔炎治疗不彻底或患者体质较差,病程迁延所致,形成慢性输卵管炎、慢性输卵管卵巢炎性包块、输卵管积水、输卵管卵巢囊肿、慢性盆腔结缔组织炎。但也可无急性盆腔炎病史,如沙眼衣原体感染所致的输卵管炎。部分慢性盆腔炎为急性盆腔炎遗留的病理改变,并无病原体。慢性盆腔炎病情顽固,常易反复,当机体抵抗力下降时可急性发作。

【临床表现】

1. 慢性盆腔疼痛　下腹坠胀痛、腰骶部痛、性交痛等,常在劳累、性交后及月经前后加重。

2. 不孕及异位妊娠　输卵管粘连堵塞所致。

3. 月经失调　表现为周期不规则,经量增多,经期延长或伴痛经。

4. 阴道分泌物　增多。

5. 全身症状　多不明显,可有低热、乏力、精神不振、全身不适、失眠等。

6. 急性发作　当身体抵抗力降低时,易急性或亚急性发作。

【诊断要点】

1. 病史　曾有急性盆腔炎史、盆腔炎反复发作史、不孕史等。

2. 临床表现　慢性下腹及腰骶部坠痛,不孕、月经异常等表现。妇科检查子宫可增大,呈后倾后屈,压痛、活动受限,附件区触及条索状物、囊性肿物或片状增厚,主韧带、宫骶韧带增粗、压痛。

3. 妇科检查　子宫内膜炎患者子宫可增大、压痛;输卵管炎患者可在一侧或双侧附件区触及条索状物,有压痛;附件周围炎以粘连为主,附件炎可形成输卵管卵巢炎性肿块,亦可形成输卵管积水或输卵管卵巢囊肿,可在附件区触及囊性肿物,大者可超过脐上。盆腔结缔组织炎者可有主韧带、宫骶韧带组织增厚、压痛,子宫一侧或两侧片状增厚、粘连、压痛,子宫常呈后位,活动受限,甚至粘连固定形成冰冻骨盆。

4. **B超**　附件区可见不规则、实性、囊性或囊实性包块。

5. **腹腔镜**　可见内生殖器周围粘连,组织增厚,包块形成。

6. **鉴别诊断**　需与子宫内膜异位症、卵巢囊肿、卵巢癌、盆腔结核、盆腔静脉淤血综合征、陈旧性宫外孕等相鉴别。

【治疗原则及方案】

慢性盆腔炎宜根据病变部位和患者主诉采取综合治疗。

1. **一般治疗**　解除患者的思想顾虑,增强对治疗的信心。适当锻炼,增加营养,劳逸结合。

2. **药物治疗**　以对症处理及中药治疗为主。有慢性盆腔炎急性发作者可给予抗生素治疗。

3. **理疗**　促进血液循环,以利炎症吸收。常用的方法有短波、超短波、微波、激光、透热电疗、红外线照射等。例如下腹短波或超短波透热理疗,每日1次,10次为1疗程。

4. **手术治疗**

(1)手术原则:彻底清除病灶,避免再次复发。

(2)适应证:输卵管卵巢炎性包块保守治疗无效,症状明显或反复急性发作;伴有严重的盆腔疼痛综合征治疗无效;较大输卵管积水或输卵管卵巢囊肿;不能排除卵巢恶性肿瘤时,可进行腹腔镜检查或剖腹探查,以明确诊断。

(3)手术范围:根据患者年龄、病变轻重及有无生育要求决定,要求生育者可选择输卵管卵巢周围粘连分解术、输卵管整形术、输卵管造口术或开窗术;无生育要求者可行单侧病灶附件切除或全子宫双侧附件切除术。对年轻患者应尽量保留卵巢功能。

第五节　生殖器结核

【概述】

由结核分枝杆菌引起的女性生殖器炎症称为生殖器结核,又称结核性盆腔炎。通常继发于身体其他部位的结核,如肺结核、消化系统结核、腹膜结核等。血行传播为主要传播途径,结核先侵犯双侧输卵管,然后依次扩散到子宫内膜,较晚可累及卵巢,侵犯宫颈、阴道、外阴者较少,其他传播方式还包括直接蔓延、淋巴传播及性交传播。

【临床表现】

1. **不孕**　一般为原发不孕。

2. **月经失调**　早期病例有时表现为月经失调,经量增多。但多数病例因结核累及子宫内膜常引起月经减少,甚至闭经。

3. **下腹坠痛**　可有不同程度的下腹痛等症状,常在月经前或月经期加剧。

4. **全身症状**　重症、活动期可有发热、盗汗、乏力、食欲缺乏、体重减轻等结核慢性消耗中毒症状;轻者不明显或仅有经期发热。

【诊断要点】

1. **病史**　曾有结核病史或有结核病接触史。

2. **临床表现** 原发不孕,月经异常,下腹坠痛,结核中毒症状,腹部揉面感、压痛、腹块及腹水征,子宫发育较差、活动受限,附件增厚或触及包块。

3. **体格检查** 轻症者盆腔检查无特殊体征。活动期可有附件区压痛。子宫发育较差,活动受限。输卵管明显增粗,腔内有干酪化等病变时有可能触及增粗的输卵管。与卵巢、肠曲周围组织相粘连可形成结核性包块。以上阳性体征与非特异性附件炎不易区分。合并结核性腹膜炎时可有腹部揉面感、压痛,腹部包块及腹水征。

4. **子宫内膜病理检查** 是诊断子宫内膜结核最可靠的依据。应在经前1周或月经来潮6小时内诊刮,注意刮取子宫角部内膜。在病理切片上找到典型的结核结节即可诊断,但阴性结果不能排除结核。术前3日及术后4日应用抗结核药物,以预防刮宫引起结核病灶扩散。

5. **X线检查** 做胸部、消化及泌尿系统X线检查以发现原发灶,盆腔X线片以发现结核钙化点。

6. **子宫输卵管造影** 对生殖器结核的诊断帮助较大,可见下列征象。

(1)宫腔狭窄或变形,边缘呈锯齿状。

(2)输卵管僵直呈铁丝状、串珠状、瘘管等。

(3)盆腔可见钙化灶。

(4)碘油进入子宫一侧或两侧静脉丛时,应考虑子宫内膜结核的可能。

注:造影可能将输卵管管腔中的干酪样物质带入腹腔,故造影前后应使用抗结核药物。

7. **腹腔镜检查** 可直接观察生殖器浆膜面有无粟粒结节,并可取病变活检和结核菌培养。

8. **结核分枝杆菌检查** 有条件者可将经血、子宫内膜或活检组织做结核分枝杆菌检测,常用方法有:①涂片抗酸染色查找结核分枝杆菌。②结核分枝杆菌培养,此法准确性高,但结核分枝杆菌生长缓慢,需要较长时间得到结果。③分子生物学方法,如PCR技术,方法快速、简便,但有假阳性。

9. **结核菌素试验** 强阳性说明体内目前仍有活动病灶,但不能指明病灶部位。

10. **其他** 血白细胞计数不高,但分类中淋巴细胞增多;活动期红细胞沉降率增快,但这些检查非特异性,只能作为诊断参考。

结核性盆腔炎应与非特异性慢性盆腔炎、子宫内膜异位症、卵巢肿瘤等相鉴别,诊断困难时,可做腹腔镜检查或剖腹探查确诊。

【**治疗原则及方案**】

治疗原则:以药物治疗为主,休息营养为辅的治疗原则。

1. **抗结核药物治疗** 应用原则为早期、联合、规律、适量、全程。近年来多采用异烟肼(H)、利福平(R)、乙胺丁醇(E)及吡嗪酰胺(Z)等药物联合治疗6~9个月。目前推行的两阶段短疗程药物治疗方案,前2~3个月是强化期,后4~6个月是巩固期或继续期。常用的治疗方案如下。

(1)2HRZE/4HR方案:多用于初治患者,强化期2个月,每日异烟肼、利福平、吡嗪酰胺及乙胺丁醇四种药物联合应用,巩固期4个月,每日连续应用异烟肼和利福平。也可在巩固期每周3次间歇应用异烟肼和利福平,即2HRZE/4H₃R₃方案。

(2)2HRZE/4HRE方案:多用于治疗失败或复发的患者。强化期每日联合应用异烟肼、利福平、吡嗪酰胺、乙胺丁醇共2个月,巩固期每日应用异烟肼、利福平、乙胺丁醇共4

个月；或巩固期每周 3 次应用异烟肼、利福平、乙胺丁醇，连续 4 个月，即 $2HRZE/4H_3R_3E_3$ 方案。

2. 支持疗法　急性期患者至少应休息 3 个月，慢性期患者可从事部分工作学习，但要劳逸结合，加强营养，适度锻炼，增强体质。

3. 手术治疗

（1）手术指征

1）药物治疗无效或治疗后反复发作者，或难以与盆腹腔恶性肿瘤鉴别者。

2）盆腔包块经药物治疗后缩小，但不能完全消退者。

3）形成较大肿块或包裹性积液者。

4）子宫内膜结核严重，内膜破坏广泛，经药物治疗无效者。

（2）手术范围：全子宫及双侧附件切除。年轻患者应尽量保留卵巢功能；病变局限于输卵管而又迫切希望生育者，可行双侧输卵管切除术，保留子宫及卵巢。

（3）注意事项：术前应口服肠道消毒药物并做清洁灌肠，术前、术后应给予抗结核药物治疗。术中应注意解剖关系，避免损伤。确诊输卵管结核者不宜做输卵管通液术。

第四章　性传播疾病

第一节　梅　毒

【概述】

1. 近年来我国梅毒患病率明显上升,而某些城市妊娠合并梅毒的患病率达 1‰~6‰。

2. 病原体为梅毒螺旋体,通过破损的皮肤或黏膜侵入人体,潜伏期为 6~8 周。

3. 90% 的梅毒通过性交传染,其他途径有血液传播与围产期传播。

4. 梅毒可促进获得性免疫缺陷综合征(acquired immunodeficiency syndrome,AIDS)的感染和传播。联合感染的患者,其梅毒的临床表现、血清学、对治疗的反应及并发症的发生均随之发生变化。因而,对所有的梅毒患者均应告知其有关的危险性,并鼓励其进一步做人类免疫缺陷病毒(human immunodeficiency virus,HIV)抗体检测。

【临床表现】

1. **一期梅毒**　①硬下疳;②腹股沟或病灶附近淋巴结肿大。

2. **二期梅毒**　可有一期梅毒史(常在硬下疳发生后 4~6 周出现),病程 2 年之内。①皮肤、黏膜损害;②全身浅表淋巴结肿大;③可出现梅毒性骨关节、眼、内脏及神经系统损害等。

3. **三期梅毒**　可有一期或二期梅毒史,病程 2 年以上。

1)晚期梅毒:①皮肤、黏膜损害:结节性梅毒疹、树胶肿、鼻中隔穿孔、马鞍鼻等;②骨梅毒、眼梅毒、其他内脏梅毒,多系统受累。

2)心血管梅毒:可发生单纯性大动脉炎、主动脉瓣闭锁不全、主动脉瘤等。

4. **神经梅毒**　①无症状性梅毒;②脑膜神经梅毒;③脑膜血管梅毒:闭塞性脑血管综合征的表现;④脑实质梅毒:精神症状、神经系统症状等;⑤脊髓损伤。

5. **隐性梅毒(潜伏梅毒)**　无临床症状及体征。①早期隐性梅毒:病程 < 2 年;②晚期隐性梅毒:病程 > 2 年。

6. **胎传梅毒**　生母为梅毒患者。

1)早期胎传梅毒:一般 < 2 岁发病,类似获得性二期梅毒。

2)晚期胎传梅毒:一般 > 2 岁发病,类似于获得性三期梅毒。

3)隐性胎传梅毒:即胎传梅毒未经治疗,无临床症状,梅毒血清学试验阳性,脑脊液检查正常,年龄 <2 岁为早期隐性胎传梅毒,>2 岁者为晚期隐性胎传梅毒。

【实验室检查】

1. **一期梅毒**　①显微镜检查法:取硬下疳损害渗出液或淋巴结穿刺液,可查到梅毒螺旋体,但检出率较低;②非梅毒螺旋体血清学试验阳性。如感染不足 2~3 周,该试验可为阴性,应于感染 4 周后复查;③梅毒螺旋体血清学试验阳性,极早期可阴性。

2. **二期梅毒**　①显微镜检查法:取二期皮损尤其扁平湿疣、湿丘疹,可查到梅毒螺旋体。口腔黏膜斑不采用此法检查；②非梅毒螺旋体血清学试验阳性；③梅毒螺旋体血清学试验阳性。

3. 三期梅毒 ①非梅毒螺旋体血清学试验阳性（极少数晚期梅毒可呈阴性）；②梅毒螺旋体血清学试验阳性。

4. 神经梅毒 ①非梅毒螺旋体血清学试验阳性，极少数晚期患者可阴性；②梅毒螺旋体血清学试验阳性；③脑脊液检查：白细胞计数 $\geq 5 \times 10^6$/L，蛋白量 > 500 mg/L，且无其他原因。脑脊液荧光螺旋体抗体吸收试验（FTA—ABS）和/或性病研究实验室（VDRL）试验阳性。④在没有条件的情况下，可用梅毒螺旋体明胶凝集试验（TPPA）和快速血浆反应素环状卡片试验（RPR）/甲苯胺红不加热血清学试验（TRUST）替代。

5. 隐性梅毒 ①非梅毒螺旋体血清学试验阳性（少数晚期隐性梅毒可呈阴性）；②梅毒螺旋体血清学试验阳性；③脑脊液检查无明显异常。

6. 胎传梅毒 ①显微镜检查：采用暗视野显微镜或镀银染色显微镜检查法，取早期胎传梅毒患儿的皮肤黏膜损害或胎盘标本，可查见梅毒螺旋体；②非梅毒螺旋体血清学试验阳性，其抗体滴度 $\geq$ 母亲2个稀释度（4倍），或随访3个月滴度呈上升趋势有确诊意义；③梅毒螺旋体血清学试验阳性，其IgM抗体检测阳性有确诊意义，阴性不能排除胎传梅毒。

【诊断分类】

1. 一期梅毒

（1）疑似病例：应同时符合临床表现和实验室检查中第②项，可有或无流行病学史；或同时符合临床表现和实验室检查中第③项，可有或无流行病学史。

（2）确诊病例：应同时符合疑似病例的要求和实验室检查中第①项，或同时符合疑似病例的要求和两类梅毒血清学试验均为阳性。

2. 二期梅毒

（1）疑似病例：应同时符合临床表现和实验室检查中第②项，可有或无流行病学史。

（2）确诊病例：应同时符合疑似病例的要求和实验室检查中第①项，或同时符合疑似病例的要求和两类梅毒血清学试验均为阳性。

3. 三期梅毒

（1）疑似病例：应同时符合临床表现和实验室检查中第①项，可有或无流行病学史。

（2）确诊病例：应同时符合疑似病例的要求和两类梅毒血清学试验均为阳性。

4. 神经梅毒

（1）疑似病例：应同时符合临床表现、实验室检查第①、②、③项中的脑脊液常规检查异常（排除引起异常的其他原因），可有或无流行病学史。

（2）确诊病例：应同时符合疑似病例的要求和实验室检查第③项中的脑脊液梅毒血清学试验阳性。

5. 隐性梅毒

（1）疑似病例：应同时符合实验室检查中第①项，既往无梅毒诊断与治疗史，无临床表现者。

（2）确诊病例：同时符合疑似病例的要求和两类梅毒血清学试验均为阳性。如有条件可行脑脊液检查以排除无症状神经梅毒。

6. 胎传梅毒

（1）疑似病例：所有未经过有效治疗的患梅毒母亲所生的婴儿，或所发生的死胎、死产、流产病例，证据尚不足以确认为胎传梅毒者。

（2）确诊病例：符合下列任何一项实验室检查和随访结果：①暗视野显微镜检查，或镀银染色在早期先天性梅毒皮肤/黏膜损害即组织标本中查到梅毒螺旋体，或梅毒螺旋体核酸检测阳性；②婴儿血清梅毒螺旋体 IgM 抗体检测阳性；③婴儿出生时非梅毒螺旋体血清学试验滴度≥母亲滴度的 4 倍，且梅毒螺旋体血清学试验阳性；④婴儿出生时非梅毒螺旋体血清学试验阴性或滴度虽未达到母亲滴度的 4 倍，但在其后随访中发现由阴转阳，或滴度上升有临床症状，且梅毒螺旋体血清学试验阳性；⑤患梅毒的母亲所生婴儿随访至 18 个月时梅毒螺旋体抗原血清学试验仍持续阳性。

【鉴别诊断】

应与软下疳、性病淋巴肉芽肿、腹股沟肉芽肿等性病相鉴别，外阴癌、宫颈癌、白塞病亦应与本病鉴别。

【治疗原则及方案】

治疗原则：①及早发现，及时正规治疗，越早治疗效果越好；②剂量足够，疗程规范。不规则治疗可增多复发及促使晚期损害提前发生；③治疗后要经过足够时间的追踪观察；④对所有性伴侣同时进行检查和治疗。

1. 早期梅毒　包括一期、二期及病程＜2 年的隐性梅毒。

（1）推荐方案：普鲁卡因青霉素 G 80 万 U/d，肌内注射，连续 15 日；或苄星青霉素 240 万 U，分为双侧臀部肌内注射，每周 1 次，共 2 次。

（2）替代方案：头孢曲松 0.5～1 g，每日 1 次，肌内注射或静脉给药，连续 10 日。对青霉素过敏用以下药物：多西环素 100 mg，每日 2 次，连服 15 日；或盐酸四环素 500 mg，每日 4 次，连服 15 日（肝、肾功能不全者禁用）。

2. 晚期梅毒（三期皮肤、黏膜、骨梅毒，晚期隐性梅毒或不能确定病期的隐性梅毒）及二期复发梅毒

（1）推荐方案：普鲁卡因青霉素 G 80 万 U/d，肌内注射，连续 20 日为 1 个疗程，也可考虑给第 2 个疗程，疗程间停药 2 周；或苄星青霉素 240 万 U，分为双侧臀部肌内注射，每周 1 次，共 3 次。

（2）青霉素过敏者：多西环素 100 mg，每日 2 次，连服 30 日；或盐酸四环素 500 mg，每日 4 次，连服 30 日（肝、肾功能不全者禁用）。

3. 心血管梅毒

（1）推荐方案：如有心力衰竭，首先治疗心力衰竭，待心功能可代偿时，注射青霉素，需从小剂量开始以避免发生吉－海反应，造成病情加剧或死亡。水剂青霉素 G，第 1 日 10 万 U，1 次肌内注射；第 2 日 10 万 U，每日 2 次肌内注射；第 3 日 20 万 U，每日 2 次肌内注射；自第 4 日起按下列方案治疗：普鲁卡因青霉素 G，80 万 U/d，肌内注射，连续 20 日为 1 个疗程，共 2 个疗程（或更多），疗程间停药 2 周；或苄星青霉素 240 万 U，分为双侧臀部肌内注射，每周 1 次，共 3 次。

（2）青霉素过敏者：多西环素 100 mg，每日 2 次，连服 30 日；或盐酸四环素 500 mg，每日 4 次，连服 30 日（肝、肾功能不全者禁用）。

4. 神经梅毒、眼梅毒

（1）推荐方案：水剂青霉素 G 1800 万～2400 万 U 静脉滴注（300 万～400 万 U，每 4 小时 1 次），连续 10～14 日。必要时，继以苄星青霉素 G 240 万 U，每周 1 次，肌内注射，共 3 次。或普鲁卡因青霉素 G，240 万 U/d，1 次肌内注射，同时口服丙磺舒，每次 0.5 g，每日 4 次，共 10～14 日。必要时，继以苄星青霉素 G 240 万 U，每周 1 次肌内注射，共 3 次。

（2）替代方案：头孢曲松 2 g，每日 1 次静脉给药，连续 10～14 日。

（3）青霉素过敏者：多西环素 100 mg，每日 2 次，连服 30 日；或盐酸四环素 500 mg，每日 4 次，连服 30 日（肝、肾功能不全者禁用）。

5. 早期胎传梅毒（＜2 岁）

（1）推荐方案：脑脊液异常者：水剂青霉素 G，10 万～15 万 U/(kg·d)，出生后 7 日以内的新生儿，以每次 5 万 U/kg，静脉滴注每 12 小时 1 次，以后每 8 小时 1 次，直至总疗程 10～14 日。或普鲁卡因青霉素 G，5 万 U/(kg·d)，肌内注射，每日 1 次，10～14 日。

（2）脑脊液正常者：苄星青霉素 G，5 万 U/kg，1 次分两侧臀部肌内注射。如无条件查脑脊液者，可按脑脊液异常者治疗。

（3）青霉素过敏者：可试用红霉素治疗。

6. 晚期胎传梅毒（＞2 岁）

（1）推荐方案：水剂青霉素 G，15 万 U/(kg·d)，分次静脉滴注，连续 10～14 日，或普鲁卡因青霉素 G，5 万 U/(kg·d)，肌内注射，连续 10 日为 1 个疗程（对较大儿童的青霉素用量，不应超过成人同期患者的治疗量）。脑脊液正常者：苄星青霉素 G，5 万 U/kg，1 次分两侧臀部肌内注射。

（2）替代方案：青霉素过敏且既往用过头孢类而无过敏者在严密观察下可选择：头孢曲松 250 mg，每日 1 次，肌内注射，连续 10～14 日。

注意：＜8 岁儿童禁用四环素。

7. 妊娠期梅毒　在妊娠期新确诊患梅毒的孕妇应按相应梅毒分期治疗。治疗原则与非妊娠患者相同，但禁用四环素、多西环素，治疗后每月作 1 次定量非梅毒螺旋体血清学试验，观察有无复发及再感染。

推荐对妊娠期梅毒患者在妊娠早期 3 个月和妊娠末期 3 个月各进行 1 个疗程的抗梅毒治疗。

对青霉素和头孢类药物过敏者，由于妊娠期和哺乳期不能应用四环素类药物，可试用大环内酯类药物替代：红霉素 500 mg，每日 4 次，早期梅毒连服 15 日；晚期梅毒和不明病期梅毒连服 30 日。红霉素治疗梅毒的疗效差，在治疗后应加强临床和血清学随访。在停止哺乳后，要用多西环素复治。

8. 梅毒患者合并 HIV 感染的处理　①所有 HIV 感染者应作梅毒血清学筛查；所有梅毒患者应作 HIV 抗体筛查；②常规的梅毒血清学检查无法确定诊断时，可取皮损活检，作免疫荧光染色或银染色找梅毒螺旋体；③所有梅毒患者，凡合并 HIV 感染者，应考虑作腰椎穿刺检查脑脊液以排除神经梅毒；④梅毒患者合并 HIV 感染是否要加大剂量或疗程治疗梅毒仍不明确，对一期、二期及隐性梅毒建议检查脑脊液以排除神经梅毒，若不能实现，则建议用神经梅毒治疗方案来进行治疗；⑤对患者进行密切监测及定期随访。

第二节 淋 病

【概述】

1. **病原体** 淋病奈瑟菌,为革兰氏阴性双球菌。

2. 主要侵袭生殖、泌尿系统黏膜的柱状上皮、移行上皮,并黏附于精子,沿生殖道黏膜上行扩散。

3. 潜伏期3～7日。

4. 妊娠期淋病详见第二十二章第十二节。

【临床表现】

1. **无并发症淋病** 约50%女性感染者无明显症状。常因病情隐匿而难以确定潜伏期。

(1)宫颈炎:阴道分泌物增多,呈脓性,宫颈充血、红肿,宫颈口有脓性分泌物,可有外阴刺痒和烧灼感。

(2)尿道炎:尿痛、尿急、尿频或血尿,尿道口充血,有触痛及少量脓性分泌物,或挤压尿道后有脓性分泌物。

(3)前庭大腺炎:通常为单侧性,大阴唇部位局限性隆起,红、肿、热、痛。可形成脓肿,触及有波动感,局部疼痛明显,可伴全身症状和发热。

(4)肛周炎:肛周潮红、轻度水肿,表面有脓性渗出物,伴瘙痒。(幼女表现为外阴阴道炎,有尿痛、尿频、尿急,阴道脓性分泌物。检查可见外阴、阴道、尿道口红肿,阴道及尿道口有脓性分泌物)。

2. **有并发症淋病** 淋菌性宫颈炎上行感染可导致淋菌性盆腔炎,包括子宫内膜炎、输卵管炎、输卵管卵巢囊肿、盆腔腹膜炎、盆腔脓肿以及肝周炎等。淋菌性盆腔炎可导致不孕症、异位妊娠、慢性盆腔痛等不良后果。

(1)盆腔炎:临床表现无特异性,可有全身症状,如畏寒、发热(＞38℃),食欲缺乏,恶心、呕吐等。下腹痛,不规则阴道出血,异常阴道分泌物。腹部和盆腔检查可有下腹部压痛、宫颈举痛、附件压痛或触及包块,宫颈口有脓性分泌物。

(2)肝周炎:表现为上腹部突发性疼痛,深呼吸和咳嗽时疼痛加剧,伴有发热、恶心、呕吐等全身症状。触诊时右上腹有明显压痛,胸部X线片可见右侧有少量胸腔积液。

3. **其他部位淋病**

(1)眼结膜炎:常为急性化脓性结膜炎,于感染后2～21日出现症状。新生儿淋菌性眼结膜炎常为双侧,成人可单侧或双侧。眼结膜充血、水肿,有较多脓性分泌物;巩膜有片状充血性红斑;角膜混浊,呈雾状,重者可发生角膜溃疡或穿孔。

(2)咽炎:见于有口交行为者。90%以上感染者无明显症状,少数患者有咽干、咽部不适、灼热或疼痛感。检查可见咽部黏膜充血、咽后壁有黏液或脓性分泌物。

(3)直肠炎:主要见于有肛交行为者,女性可由阴道分泌物污染引起。常无明显症状,轻者可有肛门瘙痒和烧灼感,肛门口有黏液性或黏液脓性分泌物,或少量直肠出血。重者有明显的直肠炎症状,包括直肠疼痛、里急后重、脓血便。检查可见肛管和直肠黏膜充血、水肿、糜烂。

4. **播散性淋病** 临床罕见。

(1)成人播散性淋病:患者常有发热、寒战、全身不适。最常见的是关节炎—皮炎综合征,肢端部位有出血性或脓疱性皮疹,手指、腕和踝部小关节常受累,出现关节痛、腱鞘炎或化脓性关节炎。少数患者可发生淋菌性脑膜炎、心内膜炎、心包炎、心肌炎等。

（2）新生儿播散性淋病:少见,可发生淋菌性败血症、关节炎、脑膜炎等。

【诊断要点】

1. 实验室检查

（1）显微镜检查:不推荐用于咽部、直肠和女性宫颈感染的诊断。

（2）淋球菌培养:为淋病的确诊试验。适用于男、女性及所有临床标本的淋球菌检查。

（3）核酸检测:用 PCR 等技术检测各类临床标本中淋球菌核酸阳性。核酸检测应在通过相关机构认定的实验室开展。

2. 诊断分类　应根据流行病学史、临床表现和实验室检查结果进行综合分析,慎重作出诊断。①疑似病例:符合流行病学史以及临床表现中任何一项者;②确诊病例:同时符合疑似病例的要求和实验室检查中任何一项者。

3. 鉴别诊断　需与由非特异性病原所致的急性前庭大腺脓肿、急性宫颈炎、急性盆腔炎及盆腔脓肿等相鉴别。

【治疗原则及方案】

治疗原则:及时、足量、规则用药;根据不同的病情采用不同的治疗方案;治疗后应进行随访;性伴侣应同时进行检查和治疗。告知患者在其本人和性伴侣完成治疗前禁止性行为。注意多重病原体感染,一般应同时用抗沙眼衣原体的药物或常规检测有无沙眼衣原体感染,也应作梅毒血清学检测以及 HIV 咨询与检测。

1. 无并发症淋病

（1）淋菌性尿道炎、宫颈炎、直肠炎

1）推荐方案:头孢曲松 250 mg,单次肌内注射;或大观霉素 2 g(宫颈炎 4 g),单次肌内注射。

2）替代方案:头孢噻肟 1 g,单次肌内注射;或其他第 3 代头孢菌素类,如已证明其疗效较好,亦可选作替代药物。

（2）儿童淋病:体重 > 45 kg 者按成人方案治疗,体重 < 45 kg 者按以下方案治疗。

1）推荐方案:头孢曲松 25～50 mg/kg(最大不超过成人剂量),单次肌内注射;或大观霉素 40 mg/kg(最大剂量 2 g),单次肌内注射。

2）注意事项:上述情况中,如果衣原体感染不能排除,加抗沙眼衣原体感染药物。

2. 淋菌性盆腔炎

（1）门诊治疗:头孢曲松 250 mg,每日 1 次肌内注射,共 10 日;加口服多西环素 100 mg,每日 2 次,共 14 日;加口服甲硝唑 400 mg,每日 2 次,共 14 日。

（2）住院治疗

1）推荐方案 A:头孢替坦 2 g,静脉滴注,每 12 小时 1 次;或头孢西丁 2 g,静脉滴注,每 6 小时 1 次,加多西环素 100 mg,静脉滴注或口服,每 12 小时 1 次。

注意事项:如果患者能够耐受,多西环素尽可能口服。在患者情况允许的情况下,头孢替坦或头孢西丁的治疗不应 < 1 周。对治疗 72 小时内临床症状改善者,在治疗 1 周时酌情考虑停止肠道外治疗,并继以口服多西环素 100 mg,每日 2 次,加口服甲硝唑 500 mg,每日 2 次,总疗程 14 日。

2）推荐方案 B:克林霉素 900 mg,静脉滴注,每 8 小时 1 次,加庆大霉素负荷量(2 mg/

kg），静脉滴注或肌内注射，随后给予维持量（1.5 mg/kg），每 8 小时 1 次，也可每日 1 次给药。

注意事项：患者临床症状改善后 24 小时可停止肠道外治疗，继以口服多西环素 100 mg，每日 2 次；或克林霉素 450 mg，每日 4 次，连续 14 日为 1 个疗程。多西环素静脉给药疼痛明显，与口服途径相比没有任何优越性；孕期或哺乳期女性禁用四环素、多西环素。妊娠头 3 个月内应避免使用甲硝唑。

3. 其他部位淋病

（1）淋菌性眼结膜炎

1）新生儿：头孢曲松 25～50 mg/kg（总量不超过 125 mg），静脉或肌内注射，每日 1 次，连续 3 日。

2）儿童：体重＞45 kg 者按成人方案治疗，体重＜45 kg 者：头孢曲松 50 mg/kg（最大剂量 1 g），单次肌内注射或静脉滴注。成人：头孢曲松 1 g，单次肌内注射。或大观霉素 2 g，每日 1 次肌内注射，共 3 日。应同时生理氯化钠溶液冲洗眼部，每小时 1 次。新生儿不宜应用大观霉素。新生儿的母亲应进行检查，如患有淋病，同时治疗。新生儿应住院治疗，并检查有无播散性感染。

（2）淋菌性咽炎：头孢曲松 250 mg，单次肌内注射；或头孢噻肟 1 g，单次肌内注射。如果衣原体感染不能排除，加抗沙眼衣原体感染药物。注意：因大观霉素对淋菌性咽炎的疗效欠佳，不推荐使用。

4. 播散性淋病

（1）新生儿播散性淋病：头孢曲松 25～50 mg/（kg·d），每日 1 次静脉滴注或肌内注射，共 7～10 日；如有脑膜炎，疗程为 14 日。

（2）儿童播散性淋病：体重＞45 kg 者按成人方案治疗；体重＜45 kg 的儿童推荐方案如下。

1）淋菌性关节炎：头孢曲松 50 mg/kg，每日 1 次肌内注射或静脉滴注，共 7～10 日。

2）脑膜炎或心内膜炎：头孢曲松 25 mg/kg，肌内注射或静脉滴注，每日 2 次，共 14 日（脑膜炎），或 28 日（心内膜炎）。

（3）成人播散性淋病

1）推荐方案头孢曲松 1 g，每日 1 次肌内注射或静脉滴注，共≥10 日。

2）替代方案：大观霉素 2 g，肌内注射，每日 2 次，共≥10 日。

（4）淋菌性关节炎者：除髋关节外，不宜施行开放性引流，但可以反复抽吸，禁止关节腔内注射抗生素。淋菌性脑膜炎经上述治疗的疗程约 2 周，心内膜炎疗程＞4 周。

5. 妊娠期感染 头孢曲松 250 mg，单次肌内注射；或大观霉素 4 g，单次肌内注射。如果衣原体感染不能排除，加抗沙眼衣原体感染药物，禁用四环素类和喹诺酮类药物。

第三节 非淋菌性尿道炎

【概述】

1. 病原体以衣原体中的 D-K 血清型为主。

2. 主要由性交传播。

3. 潜伏期 1～3 周。

【临床表现】

女性尿道炎症状常不明显，可有阴道及外阴瘙痒、刺痛、尿急、尿痛、排尿困难，下腹部不适等。

【诊断要点】

取尿道分泌物或晨尿离心后的沉渣，镜检 WBC ＞10 个 / 高倍视野，同时无革兰氏阴性双球菌，应高度怀疑此病。

【治疗原则及方案】

1. 疗程要长。

2. 治疗期间禁性交。

3. 配偶需同时治疗。

4. **常用药物**

（1）四环素：0.5 g/ 次，每日 4 次，共 7 日，然后 0.25 g/ 次，每日 4 次，共 14 日。

（2）多西环素：0.1 g/ 次，每日 2 次，共 7 日。

（3）红霉素：同四环素，尤适用于孕妇。

5. **治愈标准**　疗程结束 1 周后复查，症状消失，无尿道分泌物，尿沉渣检查 WBC ≤5 个 / 高倍视野。

【预防】

提倡使用避孕套。

第四节　尖 锐 湿 疣

【概述】

1. 由人乳头状瘤病毒（human papilloma virus，HPV）经性传播，通过皮肤、黏膜破损处感染所致。

2. HPV 有多种亚型，其中 6、11 型常导致外阴、阴道、宫颈及肛周疣；而 16、18、31、35 型与宫颈上皮内瘤变（cervical intraepithelial neoplasia，CIN）相关。

3. 性活跃年龄女性中生殖器 HPV 的检出率约占 30%，其中大部分为 HPV 携带（脱落细胞学无改变）及 HPV 亚临床感染（即肉眼无病灶，病理或脱落细胞检查有挖空细胞），仅少部分表现为尖锐湿疣（即肉眼有病灶）。

4. 易发生在小阴唇、阴阜及肛门周围。约 30% 同时见于阴道和宫颈，12%～34% 合并其他性传播疾病。潜伏期 1～3 个月。

5. 妊娠期生殖器和肛门疣生长迅速，产后可缩小或自然消退。妊娠合并生殖器和肛门疣可引起婴幼儿咽部乳头状瘤，但发生率极低。

【临床表现】

1. **潜伏期**　3 周至 8 个月，平均 3 个月。

2. **症状与体征**　女性好发于大小阴唇、尿道口、阴道口、会阴、肛周、阴道壁、宫颈等，被动肛交者可发生于肛周、肛管和直肠，口交者可出现在口腔。

皮损初期表现为局部细小丘疹，针头至绿豆大小，逐渐增大或增多，向周围扩散、蔓延，渐发展为乳头状、鸡冠状、菜花状或团块状赘生物。损害可单发或多发。色泽可从粉红至深红(非角化性皮损)、灰白(严重角化性皮损)乃至棕黑(色素沉着性皮损)。少数患者因免疫功能低下或妊娠而发生大体积疣,可累及整个外阴、肛周以及臀沟,称巨大型尖锐湿疣。患者一般无自觉症状,少数患者可自觉痒感、异物感、压迫感或灼痛感,可因皮损脆性增加、摩擦而发生破溃、浸渍、糜烂、出血或继发感染。女性患者可有阴道分泌物增多。

　　3. **亚临床感染和潜伏感染**　亚临床感染的皮肤黏膜表面外观正常,如涂布 5% 醋酸溶液(醋酸白试验),可出现境界清楚的发白区域。潜伏感染是指组织或细胞中含有 HPV 而皮肤黏膜外观正常,病变增生角化不明显,醋酸白试验阴性。

【诊断要点】

　　1. **临床诊断病例**　应符合临床表现,有或无流行病学史。

　　2. **确诊病例**　应同时符合临床诊断病例的要求和实验室检查中任一项(表 4-1)。

表 4-1　尖锐湿疣诊断要点

流行病学史		有多个性伴侣、不安全性行为,或性伴侣感染史;或与尖锐湿疣患者有密切的间接接触史,或新生儿母亲为 HPV 感染者
实验室检查	组织病理检查	乳头状瘤或疣状增生、角化过度、片状角化不全、表皮棘层肥厚、基底细胞增生、真皮浅层血管扩张,并有淋巴细胞为主的炎症细胞浸润。在表皮浅层(颗粒层和棘层上部)可见呈灶状、片状及散在分布的空泡化细胞;有时可在角质形成细胞内见到大小不等浓染的颗粒样物质,即病毒包涵体
	核酸扩增试验	扩增 HPV 特异性基因

【治疗原则及方案】

　　治疗原则:尽早去除疣体,尽可能消除疣体周围亚临床感染和潜伏感染,减少复发。

　　1. 需检查是否合并其他性传播疾病(sexually transmitted disease, STD),如梅毒、HIV 或单纯疱疹病毒感染等。

　　2. 女性肛门生殖器疣患者,每年应做 1 次宫颈脱落细胞学检查。

　　3. 生殖道尖锐湿疣的治疗包括药物治疗、物理治疗及手术治疗。

　　治疗方案如表 4-2 所示。

表 4-2　尖锐湿疣治疗方案

分类	具体方案	适应证
院外治疗	0.5% 鬼臼毒素酊(或 0.15% 鬼臼毒素乳膏),每日外用 2 次,连续 3 日,随后停药 4 日;7 日为 1 疗程。如有必要,可重复治疗,不超过 3 个疗程	外阴尖锐湿疣
	5% 咪喹莫特乳膏,涂药于疣体上,隔夜 1 次,每周 3 次,用药10 小时后,以肥皂和水清洗用药部位,最长可用至 16 周	外阴尖锐湿疣

续表

分类		具体方案	适应证
院内治疗	推荐方案	CO_2 激光	阴道尖锐湿疣
		高频电治疗	阴道尖锐湿疣
		液氮冷冻	阴道尖锐湿疣
			尿道尖锐湿疣
			肛周疣
			＊禁用于腔道内疣体的治疗，以免发生阴道直肠瘘
		微波	阴道尖锐湿疣
		光动力治疗	
	替代方案	30%～50% 三氯醋酸溶液，单次外用。如有必要，隔 1～2 周重复 1 次，最多 6 次	适宜治疗小的皮损或丘疹样皮损，肛周疣
			不能用于角化过度或疣体较大的、多发性的以及面积较大的疣体。
			在治疗时应注意保护周围正常皮肤和黏膜。不良反应为局部刺激、红肿、糜烂、溃疡等
		外科手术切除	
		皮损内注射干扰素	

其他特殊情况的治疗如下。

1. 外生殖器部位可见的中等以下疣体（单个疣体直径＜ 0.5 cm，疣体团块直径＜ 1 cm，疣体数目＜15 个） 女性的前庭、尿道口、阴道壁和宫颈口的疣体，或疣体大小和数量均超过上述标准者，建议用物理方法治疗或联合氨基酮戊酸光动力疗法治疗，用药物治疗不如物理治疗及时。

2. 肛门内疣 需性病和肛肠专科医生共同诊疗。

3. 巨大尖锐湿疣 多采用联合治疗方案。

4. 妊娠期 忌用鬼臼毒素和咪喹莫特。由于妊娠期疣体生长迅速，孕妇的尖锐湿疣在妊娠早期应尽早采用物理方法如液氮冷冻或手术治疗。需要告知患尖锐湿疣的孕妇 HPV6 和 11 可引起婴幼儿的呼吸道乳头状瘤病，患尖锐湿疣的女性所生新生儿有发生该病的危险性。如无其他原因，没有足够的理由建议患尖锐湿疣的孕妇终止妊娠，人工流产可增加患盆腔炎性疾病和 HPV 上行感染的危险性。患尖锐湿疣的孕妇，在胎儿和胎盘完全成熟后和羊膜未破前可考虑行剖宫产，产后的新生儿应避免与 HPV 感染者接触；必要时需请妇产科和性病科专家联合会诊处理。也可以外用三氯醋酸治疗。

5. 合并 HIV 感染者 免疫功能受抑制的患者，常用疗法的疗效不如免疫正常者，治疗后也更易复发。可采用多种方法联合治疗，且这些患者更容易在尖锐湿疣的基础上发生鳞癌，因而常需活检来确诊。

6. 亚临床感染 一般不推荐治疗。

【随访】

治疗后最初 3 个月每 2 周随访 1 次,3 个月后根据实际情况适当延长时间间隔,直至末次治疗后 6 个月。

【预防】

使用避孕套。

第五节 生殖器疱疹

【概述】

1. 病原体 生殖器疱疹由单纯疱疹病毒(herpes simplex virus,HSV)所引起。人 HSV 分为两型:HSV-Ⅰ与 HSV-Ⅱ。生殖器疱疹主要由 HSV-Ⅱ感染引起,估计约 85% 的原发生殖器疱疹和 98% 的复发患者与 HSV-Ⅱ有关。

2. 复发者症状轻 原发者的胎儿感染率为 30%~50%,而复发者的胎儿感染率仅为 1%~2%。

3. 妊娠期感染 HSV 通过胎盘感染引起胎儿宫内感染率低,但胎儿感染后畸形严重。有生殖道病灶的孕妇经阴道分娩可引起新生儿感染,患儿出现黄疸、发绀、呼吸窘迫和循环衰竭;中枢神经系统感染可引起嗜睡、癫痫和昏迷。所幸新生儿发生率低,约为 1/2 万。

【临床表现】

生殖器及肛门皮肤散在或簇集小水疱,破溃后形成糜烂或溃疡,伴有疼痛,随后结痂自愈。典型的疱疹水疱有一个红斑性基底,含有淡黄色渗液,病损常常融合而产生广泛溃疡,如波及外阴、小阴唇将出现水肿和浸软。阴道疱疹病毒感染时可出现大量白带。

【诊断要点】

1. 症状和体征

(1)流行病学史。

(2)临床表现:①初发生殖器疱疹;②复发性生殖器疱疹;③亚临床感染;④不典型或未识别的生殖器疱疹;⑤特殊类型的生殖器疱疹,如疱疹性宫颈炎、疱疹性直肠炎等。

2. 实验室检查 ①培养法:细胞培养 HSV 阳性。②抗原检测:酶联免疫吸附试验或免疫荧光试验检测 HSV 抗原阳性。③核酸检测:PCR 等检测 HSV 核酸阳性。核酸检测应在通过相关机构认证的实验室开展。④抗体检测:HSV-2 型特异性血清抗体检测阳性。

3. 诊断分类 ①临床诊断病例:符合临床表现,有或无流行病学史。②确诊病例:同时符合临床诊断病例的要求和实验室检查中的任 1 项。

4. 鉴别诊断 本病属于溃疡型 STD,需与梅毒硬下疳、软下疳及其他皮肤病,如接触性皮炎、脓疱病、带状疱疹及白塞病等相鉴别。要同时测血清 HIV 抗体。

【治疗原则及方案】

一般原则:无症状或亚临床型生殖器 HSV 感染者通常无需药物治疗。有症状者治疗包括全身治疗和局部处理两方面。

1. 细致的局部治疗能减轻患者的痛苦及局部并发症。

2. 为了防止局部继发性细菌感染,应保持局部清洁,尽可能保持局部干燥。大腿、臀部及生殖器部位的病损应每天用生理盐水轻轻洗 2～3 次,特别注意勿让疱疹顶部脱落,长时间浸泡或坐浴可引起皮肤浸渍或真菌感染,则需要应用适当的抗生素或抗真菌药。

3. 局部止痛可用局部表面麻醉药(如 2% 盐酸丁卡因)。

4. 系统性抗病毒治疗

(1)初发生殖器疱疹推荐方案:口服阿昔洛韦 200 mg,每日 5 次,共 7～10 日;或阿昔洛韦 400 mg,每日 3 次,共 7～10 日;或伐昔洛韦 500 mg,每日 2 次,共 7～10 日;或泛昔洛韦 250 mg,每日 3 次,共 7～10 日。

(2)疱疹性直肠炎、口炎或咽炎:适当增大剂量或延长疗程至 10～14 日。

(3)播散性 HSV 感染:阿昔洛韦 5～10 mg/kg,静脉滴注,每 8 小时 1 次,疗程为 5～7 日或直至临床表现消失。肾脏功能受损的患者,阿昔洛韦的用量应根据肾损程度调整。

(4)复发性生殖器疱疹的间歇疗法:用于病情复发时,可减轻病情的严重程度,缩短复发时间,减少病毒排出。推荐方案:口服阿昔洛韦 200 mg,每日 5 次,共 5 日;或阿昔洛韦 400 mg,每日 3 次,共 5 日;或伐昔洛韦 500 mg,每日 2 次,共 5 日;或泛昔洛韦 250 mg,每日 3 次,共 5 日。

(5)生殖器疱疹频繁复发(每年复发超过 6 次):可采用长期抑制疗法。推荐方案:口服阿昔洛韦 400 mg,每日 2 次;或伐昔洛韦 500 mg,每日 1 次;或泛昔洛韦 250 mg,每日 2 次。需长期持续给药,疗程一般为 4～12 个月。

(6)妊娠期生殖器疱疹:在孕妇中,阿昔洛韦等药物的安全性尚未明确,如需使用,应权衡利弊并征得患者的知情同意。目前认为,孕妇初发殖器疱疹患者可口服阿昔洛韦;有并发症者,应静脉滴注阿昔洛韦。

5. 生殖器疱疹病人应避免性交,避孕套不能完全防止病毒传播。

第六节　生殖道沙眼衣原体感染

【概述】

1. 为最常见的性传播疾病,而且现在仍有上升趋势,女性较男性多见,女性多无症状,且常与淋病奈瑟菌混合感染。

2. 沙眼衣原体上行感染子宫内膜、输卵管,引起盆腔炎(pelvic inflammatory disease, PID)、不育及异位妊娠等。

3. 感染方式以性传播为主。

4. 妊娠期沙眼衣原体感染孕妇沙眼衣原体的感染率为 10%～20%,是导致胎膜早破、早产、胎儿生长受限、宫内感染及新生儿眼结膜炎和婴儿肺炎的主要原因。

【临床表现】

1. 症状和体征

(1)流行病学史:有不安全性行为,多性伴侣或性感染史。新生儿感染者的母亲有泌尿生殖道沙眼衣原体感染史。

(2)临床表现:①宫颈炎,体检可发现宫颈充血、水肿、接触性出血(脆性增加)、宫颈管黏液脓性分泌物,阴道壁黏膜正常;②尿道炎,体检可发现尿道口充血潮红,微肿胀或正常;③盆腔炎,体检可发现下腹部压痛、宫颈举痛,可扪及增粗的输卵管或炎性肿块。病程经过通常为慢性迁延性。远期后果包括输卵管性不育、异位妊娠和慢性盆腔痛。其他症状还包括直肠炎、眼结膜炎等。约 2/3 的女性无临床症状。

新生儿感染包括新生儿结膜炎和新生儿肺炎等。

2. **辅助检查** ①显微镜检查：只适用于新生儿眼结膜刮片的检查；②培养法：沙眼衣原体细胞培养阳性；③抗原检测：酶联免疫吸附试验、直接免疫荧光法或免疫层析试验检测沙眼衣原体抗原阳性；④抗体检测：新生儿衣原体肺炎中沙眼衣原体 IgM 抗体滴度升高，有诊断意义；⑤核酸检测：PCR、RNA 实时荧光核酸恒温扩增法（SAT）、转录介导核酸恒温扩增法（TMA）等检测沙眼衣原体核酸阳性。PCR 检测应在通过相关机构认证的实验室开展。

【诊断要点】

1. **确诊病例** 同时符合临床表现和实验室检查中的任一项者，有或无流行病学史。

2. **无症状感染** 符合实验室检查中的任一项（主要为培养法、抗原检测和核酸检测）且无症状者。

3. **鉴别诊断** 需与由非特异性病原所致的前庭大腺脓肿、急性宫颈炎、急性盆腔炎及盆腔脓肿等鉴别。

【治疗原则及方案】

1. **一般原则** 早期诊断，早期治疗。及时、足量、规则用药。根据不同的病情采用相应的治疗方案。性伴侣应同时接受治疗。治疗后进行随访。

2. **治疗方案**

（1）成人沙眼衣原体感染

1）推荐方案：①阿奇霉素 1 g，单剂口服；②多西环素 0.1 g，每日 2 次，共 7～10 日。

2）替代方案：①米诺环素 0.1 g，每日 2 次，共 10 日；②四环素 0.5 g，每日 4 次，共 2～3 周；③红霉素碱 0.5 g，每日 4 次，共 7 日；④罗红霉素 0.15 g，每日 2 次，共 10 日；⑤克拉霉素 0.25 g，每日 2 次，共 10 日；⑥氧氟沙星 0.3 g，每日 2 次，共 7 日；⑦左氧氟沙星 0.5 g，每日 1 次，共 7 日；⑧司帕沙星 0.2 g，每日 1 次，共 10 日；⑨莫西沙星 0.4 g，每日 1 次，共 7 日。

（2）新生儿沙眼衣原体眼炎和肺炎：红霉素干糖浆粉剂，50 mg/（kg·d），分 4 次口服，共 14 日。如有效，再延长 1～2 周。

（3）儿童衣原体感染：体重 < 45 kg，红霉素碱或红霉素干糖浆粉剂 50 mg/（kg·d），分 4 次口服，共 14 日。> 8 岁或体重 ≥ 45 kg 同成人的阿奇霉素治疗方案。红霉素治疗婴儿或儿童的沙眼衣原体感染的疗效约 80%，可能需要第 2 个疗程。

（4）妊娠期生殖道沙眼衣原体感染

1）推荐方案：①阿奇霉素 1 g，单剂口服；②阿莫西林 0.5 g，每日 3 次，共 7 日。

2）替代方案：①红霉素碱 0.5 g，每日 4 次，共 7 日；②红霉素碱 0.25 g，每日 4 次，共 14 日。

【随访】

以阿奇霉素或多西环素治疗的患者，完成治疗后一般无需进行微生物学随访。

有下列情况时考虑作微生物学随访：①症状持续存在；②怀疑再感染；③怀疑未依从治疗；④无症状感染；⑤红霉素治疗后。

判愈试验的时间安排：抗原检测试验为疗程结束后第 2 周；核酸扩增试验为疗程结束后第 4 周。对于女性患者，建议在治疗后 3～4 个月再次进行沙眼衣原体检测，以发现可能的再感染，防止盆腔炎和其他并发症的发生。

第七节　获得性免疫缺陷综合征

【概述】

1. **病原体与传染源**　病原体为人类免疫缺陷病毒（HIV），传染源是被 HIV 感染的人，包括 HIV 感染者和艾滋病患者。

2. **感染与传播途径**　经性接触（包括不安全的同性、异性和双性性接触），经血液及血制品（包括共用针具静脉注射毒品、不安全规范的介入性医疗操作、文身等），经母婴传播（包括宫内感染、分娩时和哺乳时传播）。

3. **病毒的中心侵袭点**　淋巴系统靶细胞，即人体内起防御作用的淋巴细胞。

4. **潜伏期**　为 6 个月～5 年，短期内病死率平均 50%。

5. **流行现况**　联合国艾滋病规划署（Joint United Nations Programme on HIV/AIDS, UNAIDS）估计，截至 2017 年底，全球现存活 HIV/AIDS 患者 3 690 万，当年新发 HIV 感染者 180 万，有 2 170 万例正在接受 HAART（highly active anti-retroviral therapy，俗称"鸡尾酒疗法"）。截至 2017 年底，我国报告的现存活 HIV/AIDS 患者 758 610 例，当年新发现 HIV/AIDS 患者 134 512 例（其中 95% 以上是通过性途径感染），当年报告死亡 30 718 例。

6. **高危因素**　主要有男男性行为（men who have sex with men, MSM）者、静脉注射毒品者、与 HIV/AIDS 患者有性接触者、多性伴侣人群、性传播感染（sexually transmitted infections, STI）和结核病群体。

7. **妊娠期感染**　妊娠期因免疫功能受抑制，可能加重 HIV 感染者从无症状发展为 AIDS，并可加重 AIDS 及其相关综合征的病情。HIV 可通过胎盘、产道、产后母乳喂养传染给胎儿及新生儿，当 HIV 感染或发展为 AIDS 时，不但增加妊娠并发症且可增加围产儿感染率。

【临床表现】

HIV 感染后主要表现为持续 1 个月以上的发热、盗汗、腹泻，体重减轻 10% 以上。部分患者表现为神经精神症状。如记忆力减退、精神淡漠、性格改变、头痛、癫痫及痴呆等。另外还可出现持续性全身淋巴结肿大。

随着 CD4$^+$T 淋巴细胞数量不断减少，最终导致人体细胞免疫功能缺陷，引起各种机会性感染和肿瘤的发生。在临床上可表现为典型进展者、快速进展者和长期缓慢进展 3 种转归。

【诊断要点】

1. **临床表现与分期**

（1）急性期：患者近期内有流行病学史或急性 HIV 感染综合征，HIV 抗体筛查试验阳性和 HIV 补充试验阳性。

（2）无症状期：有流行病学史，结合 HIV 抗体阳性即可诊断。对无明确流行病学史但符合实验室诊断标准的即可诊断。

（3）艾滋病期：成人及 ≥ 15 岁的青少年。HIV 感染加下述各项中的任何一项，即可诊断为艾滋病或 HIV 感染，而 CD4$^+$T 淋巴细胞数 < 200 个/μl，也可诊断为艾滋病。

1）不明原因的持续不规则发热 38℃以上，> 1 个月。

2）腹泻（大便次数 > 3 次/d），> 1 个月。

3）36个月之内体质量下降10%以上。

4）反复发作的口腔真菌感染。

5）反复发作的单纯疱疹病毒感染或带状疱疹病毒感染。

6）肺孢子菌肺炎（pneumocystis carinii pneumonia，PCP）。

7）反复发生的细菌性肺炎。

8）活动性结核或非结核分枝杆菌病。

9）深部真菌感染。

10）中枢神经系统占位性病变。

11）中青年人出现痴呆。

12）活动性巨细胞病毒（cytomegalovirus，CMV）感染。

13）弓形虫脑病。

14）马尔尼菲青霉病。

15）反复发生的败血症。

16）皮肤黏膜或内脏的卡波西肉瘤、淋巴瘤。

2. **辅助检查**

（1）HIV-1/2抗体检测：是HIV感染诊断的金标准。

（2）HIV核酸检测（定性和定量）：也用于HIV感染诊断。

（3）HIV核酸定量（病毒载量）和CD4$^+$T淋巴细胞计数：是判断疾病进展、临床用药、疗效和预后的两项重要指标。

（4）HIV耐药检测：可为HAART方案的选择和更换提供指导。

3. **鉴别诊断** 应与先天性及其他原因引起的免疫缺陷综合征相鉴别。

【治疗原则及方案】

HAART的治疗目标：降低HIV感染的发病率和病死率、减少非艾滋病相关疾病的发病率和病死率，使患者获得正常的期望寿命，提高生活质量；最大程度地抑制病毒复制，使病毒载量降低至检测下限并减少病毒变异；重建或者改善免疫功能；减少异常的免疫激活；减少HIV的传播、预防母婴传播。

一旦确诊HIV感染，无论CD4$^+$T淋巴细胞水平高低，均建议立即开始。出现下列情况者需加快启动治疗：妊娠、诊断为艾滋病、急性机会性感染、CD4$^+$T淋巴细胞<200个/μL、HIV相关肾脏疾病、急性期感染、合并活动性HBV或HCV感染。

成人及青少年初始抗反转录病毒治疗方案：初治患者推荐方案为2种NRTI类骨干药物联合第三类药物治疗。第三类药物可以为NNRTI或者增强型PI（含利托那韦或考比司它）或者INSTI；有条件的患者可以选用复方单片制剂（STR）。

预防艾滋病母婴传播应该综合考虑三个原则：①降低HIV母婴传播率；②提高婴儿健康水平和婴儿存活率；③关注母亲及所生儿童的健康。预防艾滋病母婴传播的有效措施为：尽早服用抗反转录病毒药物干预+安全助产+产后喂养指导。

哺乳期女性：母乳喂养具有传播HIV的风险，感染HIV的母亲应尽可能避免母乳喂养。如果坚持要母乳喂养，则整个哺乳期都应继续HAART。治疗方案与怀孕期间抗病毒方案一致，且新生儿在6月龄之后立即停止母乳喂养。

第五章　妇科急腹症

第一节　异位妊娠

受精卵种植在子宫体腔以外部位，称为异位妊娠，包括输卵管妊娠、宫颈妊娠、卵巢妊娠、腹腔妊娠、剖宫产瘢痕妊娠、子宫肌壁间妊娠等，其中以输卵管妊娠最为常见，占异位妊娠的90%以上。在极少数病例中，多胎妊娠可能为宫内、宫外同时妊娠。异位妊娠在早期妊娠女性中的发生率为2%～3%，尽管诊断与治疗方法不断改进，但是输卵管妊娠破裂仍旧是孕早期孕产妇死亡率第一位的疾病。

一、输卵管妊娠

【概述】

输卵管妊娠的发生部位以输卵管壶腹部最多，约占60%；其次为峡部，约占25%；伞部和间质部少见。

【临床表现】

输卵管妊娠的临床表现与受精卵的着床部位及病变的发展阶段（有无流产或破裂以及腹腔内出血多少与时间长短等）相关。

1. 症状

（1）停经：多有6～8周停经史，但有20%～30%的患者无明显停经史。

（2）腹痛：为患者就诊的主要症状，早期可为一侧下腹隐痛，发生流产或破裂时，患者常感一侧下腹部撕裂样疼痛，伴恶心、呕吐。血液聚于直肠子宫陷凹处时，可有肛门坠胀感。随着内出血的增多，可有全腹疼痛或出现胃部或肩胛部放射性疼痛。

（3）阴道流血：常有少量不规则流血，色暗红或深褐，阴道流血可伴有蜕膜管型或蜕膜碎片排出。

（4）晕厥与休克：由腹腔内出血增多及剧烈腹痛所引起，轻者出现晕厥，严重者出现失血性休克。短期内出血量越多，症状越严重。

（5）盆腔及下腹部包块：当输卵管妊娠流产或破裂时，内出血量较多、时间较长可形成血肿，血肿与周围组织或器官粘连形成盆腔包块。若包块较大或位置较高，可于下腹部扪及。

2. 体征

（1）一般情况：可呈贫血貌。急性大出血时，可有面色苍白、脉搏快、血压下降等休克表现。体温多正常。

（2）腹部检查：下腹部有压痛、反跳痛及肌紧张，尤以患侧为重。内出血较多时有移动性浊音。部分患者下腹部可扪及包块。

（3）盆腔检查：输卵管妊娠未发生流产或破裂时，子宫较软、略大，可有宫颈举痛，可触及一侧附件软性包块，触痛。输卵管妊娠发生流产或破裂者，阴道后穹窿饱满，有触痛，宫

41

颈举痛或摇摆痛明显。内出血多时，检查子宫有漂浮感。或在子宫一侧或其后方可触及较大肿块，边界多不清，触痛明显。病变时间长，血肿机化变硬，边界可清楚。

【诊断要点】

输卵管妊娠的症状、体征多变，易误诊或漏诊，特别是在输卵管妊娠未发生流产或破裂时，临床表现不明显，诊断困难，常需辅助检查才能确诊。输卵管妊娠流产或破裂后，多数患者的临床表现典型；诊断尚不确定时应密切观察患者的生命体征变化。腹痛加剧、盆腔包块增大以及血红蛋白下降均有助于诊断。

1. **临床表现** 停经、腹痛、阴道流血及内出血的表现。

2. **超声检查** 经阴道超声是诊断输卵管妊娠的首选方法。经阴道超声提示附件区可见含有卵黄囊和/或胚芽的宫外孕囊，可明确诊断异位妊娠。若超声检查发现与卵巢分离的肿块或者低回声肿块，应高度怀疑为异位妊娠，然而其阳性预测值仅为 80%。在孕 5～6 周间经阴道超声可探及含有卵黄囊的宫内孕囊。一般情况下，除了罕见的宫内、宫外同时妊娠和宫内妊娠的误诊（即间质部妊娠或残角子宫妊娠），超声显示宫内孕囊可排除异位妊娠，但同时应警惕为"假孕囊"（宫腔内的积液或积血）的可能，20% 的异位妊娠患者超声检查可见"假孕囊"。如果经阴道超声结果没有诊断意义，应连续检测血清 hCG 浓度直到达到 hCG 超声阈值（参见下文"hCG"检测）。

另外，超声检查发现直肠子宫陷凹和/或腹部存在含颗粒状强回声的液体可提示腹腔内出血。然而，生理情况下直肠子宫陷凹即可存在少量液体；经期、自然流产时也可能出现少量积血；妊娠女性卵巢囊肿破裂也可表现为盆腔、腹腔积液。

3. **hCG 检测** 尿 hCG 酶联免疫试纸法测定简便，但此法为定性试验，敏感性不高。血清 hCG 测定（放免法或酶标法）可定量动态观察血中 hCG 的变化。单独的血清 hCG 测定不能用于异位妊娠的诊断，应结合患者的病史、症状和超声检查协助诊断（B 级证据）。血清 hCG 超声阈值的概念是当血清 hCG 水平超过一特定界值时经阴道超声检查可显示正常宫内妊娠，此界值即为血清 hCG 超声阈值。当血清 hCG 值超过阈值而超声检查未发现宫内孕囊时强烈提示为无活力妊娠（早期妊娠流产或异位妊娠），其中 50%～70% 为异位妊娠。2018 年 ACOG 指南建议将血清 hCG 超声阈值设置为 3 500 U/L，以减少误诊及中止正常宫内妊娠的可能性。对于临床疑似为异常妊娠者，推荐在第 1 次血清 hCG 测定后间隔 48 小时重复血清 hCG 测定，血清 hCG 水平间隔 48 小时上升幅度低于提示有活力宫内妊娠的血清 hCG 最低增幅者，应高度怀疑异常妊娠（早期妊娠流产或异位妊娠）。最低增幅取决于初始血清 hCG 水平，初始血清 hCG 低于 1 500 U/L，则间隔 48 小时血清 hCG 水平增幅为 49%；初始血清 hCG 处于 1 500～3 000 U/L 者增幅为 40%；超过 3 000 U/L 者增幅为 33%。然而临床工作中，由于患者个体差异、超声诊断仪器分辨率、血清 hCG 测定误差等多种因素的存在，应谨慎看待血清 hCG 超声阈值及最低增幅。

4. **阴道后穹窿穿刺及腹腔穿刺** 后穹窿穿刺适用于疑有腹腔内出血患者。穿刺抽出不凝血液，说明有腹腔内出血。大量内出血，腹部移动性浊音阳性者可行腹腔穿刺术。

5. **诊断性刮宫** 如能排除有活力宫内妊娠，可通过诊断性刮宫检查宫内刮出物是否有绒毛来鉴别早期宫内妊娠流产与异位妊娠。刮宫后 12～24 小时内血清 hCG 值下降超过 15% 提示滋养细胞已清除。刮宫后血清 hCG 处于平台期或者上升，提示刮宫不全或超声未显示的异位妊娠。

输卵管妊娠在诊断时应注意与自然流产、妊娠合并黄体破裂、妊娠合并卵巢囊肿蒂扭转等鉴别。

【治疗原则及方案】

1. 药物治疗　甲氨蝶呤（methotrexate, MTX）是治疗输卵管妊娠最常用的药物。

（1）MTX 治疗的禁忌证：MTX 适用于输卵管妊娠诊断明确或者临床高度疑似，排除了正常宫内妊娠的病情稳定患者，并且无 MTX 治疗的绝对禁忌证（表 5-1）。MTX 除了肌内注射用药外，没有其他推荐的替代治疗方案。

表 5-1　甲氨蝶呤治疗禁忌证

绝对禁忌证	相对禁忌证
宫内妊娠	经阴道超声探及胚芽心管搏动
免疫功能缺陷	初始高血清 hCG 水平（1 500～5 000 U/L）
中重度贫血、白细胞减少症、血小板减少症	经阴道超声显示异位妊娠包块超过 4 cm
MTX 过敏	拒绝输血治疗
肺部疾病活动期	
消化性溃疡活动期	
肝功能显著异常	
肾功能显著异常	
哺乳期	
异位妊娠破裂	
生命体征不稳定	
无随访条件	

（2）MTX 治疗方案：目前文献报道有 3 种 MTX 治疗方案用于治疗异位妊娠，即单剂量方案、二次剂量方案和多剂量方案（表 5-2）。MTX 治疗成功率约 70%～95%，可能取决于治疗方案和初始血清 hCG 水平。目前对最佳的 MTX 治疗方案没有达成共识。MTX 治疗后需连续监测血清 hCG 水平直至正常非孕水平（推荐等级 C）。治疗失败患者若治疗前未行诊断性刮宫则应高度警惕正常宫内妊娠的可能。除非有明确的输卵管妊娠证据，否则在重复MTX 治疗或手术治疗前应考虑行刮宫术。药物治疗后血清 hCG 恢复至正常水平一般需要2～4 周，最长可至 8 周。

表 5-2　MTX 治疗方案

MTX 治疗方案
单剂量方案
· 第 1 天：单一剂量肌内注射 50 mg/m² MTX
· 肌内注射 MTX 后的第 4、7 天监测血清 hCG
—如果血清 hCG 下降超过 15%，每周随访血清 hCG 直至正常水平
—如果血清 hCG 下降小于 15%，再次肌内注射 50 mg/m² MTX，继续监测血清 hCG
—如果 2 次 MTX 肌内注射后血清 hCG 不降，考虑手术治疗
· 如果血清 hCG 在随访期间处于平台期或上升，考虑为持续性异位妊娠，应给予 MTX 治疗

续表

MTX 治疗方案

二次剂量方案

· 第 1 天：第一次剂量肌内注射 50 mg/m² MTX

· 第 4 天：第二次剂量肌内注射 50 mg/m² MTX

· 肌内注射 MTX 后的第 4、7 天监测血清 hCG

—如果血清 hCG 下降超过 15%，每周随访血清 hCG 直至正常水平

—如果血清 hCG 下降小于 15%，第 7 天再次肌内注射 50 mg/m² MTX，第 11 天监测血清 hCG

—如果第 11 天血清 hCG 较第 7 天下降超过 15%，每周随访血清 hCG 直至正常水平

—如果第 11 天血清 hCG 较第 7 天下降小于 15%，第 11 天再次肌内注射 50 mg/m² MTX，第 14 天监测血清 hCG

—如果在 4 次剂量后血清 hCG 不降，考虑手术治疗

· 如果血清 hCG 在随访期间处于平台期或上升，考虑为持续性异位妊娠，应给予 MTX 治疗

多剂量方案

· 第 1、3、5、7 天各肌内注射 1 mg/kg MTX；第 2、4、6、8 天间隔给予肌内注射 0.1 mg/kg 四氢叶酸

· 肌内注射 MTX 当天测血清 hCG，持续监测直至血清 hCG 较前一次下降 15%

—如果血清 hCG 下降超过 15%，中止 MTX 治疗，每周随访血清 hCG 直至正常水平（最终可能需要 1、2、3 或者 4 次剂量）

—如果在 4 次剂量后血清 hCG 不降，考虑手术治疗

· 如果血清 hCG 在随访期间处于平台期或上升，考虑为持续性异位妊娠，应给予 MTX 治疗

（3）MTX 治疗的副作用：MTX 主要对增殖活跃的组织（如骨髓、胃肠道黏膜和呼吸道上皮）有影响。副作用与治疗剂量和持续时间有关，多剂量方案后最常见的为胃肠道反应（恶心呕吐、口腔炎）。转氨酶升高少见，停药后多自然缓解。脱发、肺炎亦有报道。

（4）MTX 治疗的注意事项及影响：接受 MTX 治疗的患者需要被告知输卵管妊娠破裂的风险，以及 MTX 具有潜在的导致宫内胎儿死亡或致畸风险。建议患者在 MTX 治疗期间避免服用降低药效的含叶酸成分的保健品、食品和非甾体抗炎药（推荐等级 C）。医生应尽量减少不必要的妇科和超声检查，患者应避免剧烈运动和性行为直至痊愈，以避免输卵管妊娠破裂。建议患者在接受 MTX 治疗的最后一次剂量后至少 3 个月再妊娠（推荐等级 C）。MTX 治疗不会对患者的后续生育结局或卵巢储备功能产生不良影响（推荐等级 B）。

2.**手术治疗** 异位妊娠破裂，伴腹腔内大出血、休克患者应及时输液、输血，在纠正休克的同时做好急诊手术准备。对于病情稳定的非破裂型异位妊娠患者，手术或肌内注射 MTX 治疗均是安全有效的治疗方法。需根据临床表现、实验室和影像学检查以及患者知情选择（讨论告知不同治疗方案的风险和益处）来决定选择手术还是药物治疗。手术治疗与药物治疗相比较，药物治疗避免了手术和麻醉风险，但是治疗成功率低于手术治疗，需要更长的随访时间、更多次数的复诊和抽血实验室检查。二者在输卵管通畅率、重复异位妊娠、后续妊娠率方面差异均无统计学意义。手术治疗也适用于临床病情稳定的患者，或与其他有指征的手术同时进行（如输卵管绝育手术或合并输卵管积水并计划接受辅助生殖技术治疗的患者的输卵管切除手术）。当患者药物治疗失败时应行手术治疗。一般采用腹腔镜手术。根据患者的临床病情、生育期望以及输卵管损伤程度来决定行输卵管切除术或输卵管开窗术（B 级证据）。当输卵管损伤严重、手术部位有明显出血的情况下，输卵管切除术是首选手

术方法。有生育要求的患者如果对侧输卵管正常，也可以考虑行输卵管切除术。然而对于那些对侧输卵管有损伤、有生育要求的患者，可考虑行输卵管开窗术。输卵管开窗术后可以考虑预防性单剂量 MTX 治疗，并随访监测血清 hCG 以防持续性异位妊娠。开腹手术适用于血流动力学不稳定、大量腹腔内出血者以及腹腔镜检查中视野受限者。

3. **期待治疗**　对于没有症状，血清 hCG 初始水平低于 2 000 U/L，有自然流产的客观依据（血清 hCG 水平表现为平台或下降），经阴道超声输卵管妊娠肿块平均直径 ≤ 30 mm 且没有心管搏动的患者，患者知情同意并愿意接受潜在的风险（包括输卵管破裂、出血和急诊手术），可行期待治疗。放弃期待治疗的原因包括腹痛加剧、血清 hCG 水平下降不满意、输卵管妊娠破裂。

【特殊问题】

1. **输卵管间质部妊娠**　输卵管间质部是指输卵管近端位于子宫肌壁内的部分。着床于此部位的妊娠即被称作输卵管间质部妊娠（interstitial pregnancy）。宫角妊娠（cornual pregnancy）也被广泛地用于描述此部位的妊娠。然而最初，宫角妊娠这一术语仅指着床于双角子宫其中一个角、单角子宫的残角或者纵隔子宫或部分纵隔子宫的单侧部分的妊娠。输卵管间质部妊娠占所有异位妊娠的 1%～3%，除了同侧输卵管切除术（这是间质部妊娠特有的危险因素）之外，其危险因素同其他输卵管妊娠相似。输卵管间质部妊娠的病例中，有 20%～50% 发生破裂，破裂发生在妊娠相对早期（12 周之前）。因易被误诊为其他宫内妊娠，间质部妊娠母体死亡率高达 2%～2.5%。

间质部妊娠导致的子宫增大位于圆韧带外侧。以下为用于诊断间质部妊娠的超声征象。

（1）孕囊位于邻近子宫角的异常位置。

（2）孕囊被薄的（＜5 mm）子宫肌层包绕，并靠近子宫浆膜层。

（3）"间质线"，定义为从子宫内膜最外上方延伸至间质肿块中部或孕囊的回声线。间质线可能代表子宫内膜管，也可能代表输卵管间质部，这取决于孕囊的大小。

下列妊娠类型是常常被误认为间质部妊娠的宫内妊娠，通过超声很难区分。

（1）子宫残角妊娠：子宫残角妊娠不是异位妊娠，而是位于单角子宫残角中的宫内妊娠。但是，此类妊娠发生子宫破裂的风险很高。

（2）子宫角部妊娠（angular pregnancy, AP）：是一种临床病程不同于间质部妊娠的宫内妊娠。其孕囊植入宫腔外侧角的子宫输卵管连接处内侧，接近输卵管近端开口。与间质部妊娠不同，子宫角部妊娠位于圆韧带的内侧。在腹腔镜或剖腹手术中从子宫外部观察时，看到因子宫角部妊娠而增大的子宫使圆韧带向上、向外移位，但仍位于圆韧带的内侧。此类型妊娠的子宫破裂鲜有报道。

宫角切除术和子宫切除术曾是治疗间质部妊娠最常用的手术方式，这可能是诊断延误造成的结果。在目前的实践中，间质部妊娠通常能在孕龄较早时和破裂前被诊断出来，从而为内科保守治疗或手术治疗提供了机会。已报道多剂量 MTX 治疗间质部妊娠的成功率为 66%～100%。手术治疗可选择腹腔镜下宫角造口术去除间质部妊娠物，必要时切除输卵管间质部（宫角切除术）。间质部妊娠经内科治疗或保守外科治疗后发生子宫破裂的风险未知，但已有子宫破裂病例的报道。有间质部妊娠史的孕妇必须接受密切的产前监测，可考虑择期剖宫产，以避免分娩时子宫破裂的风险。

2. **持续性异位妊娠**　异位妊娠在经过保守治疗后，部分患者异位妊娠的病灶部位有残存的少量滋养细胞,这些残存的滋养细胞可能继续生长发育,最终可再次发生腹腔内出血。临床表现为异位妊娠经保守治疗后,患者有持续阴道流血或阴道流血停止后又出现,β-hCG持续不降或下降后又升高。因此,不论是保守手术或非手术治疗异位妊娠,都应密切监测β-hCG和病情变化。对保守手术的患者,若术中不能完全确定胚胎组织是否清除干净,术后可给予MTX预防化疗。

二、宫 颈 妊 娠

【概述】

受精卵在宫颈管内着床和发育者称为宫颈妊娠,罕见,可导致宫颈管大出血危及患者的生命,处理亦较困难,应予重视。

【临床表现】

1. **症状** 多为经产妇(有流产或引产术史者),停经后有早孕反应,伴反复无痛性阴道流血,也可发生间歇性阴道大量流血。

2. **体征** 宫颈显著膨大,紫蓝色,软,流血多时外口扩张边缘变薄,可见胚胎组织。子宫大小及硬度正常。

【诊断要点】

本病易误诊为难免流产,应提高警惕。

1. **病史** 停经,早孕反应,不伴腹痛的阴道流血。妇科检查发现宫颈膨大,宫颈外口扩张。hCG检测阳性,子宫体正常。

2. **超声检查** 超声诊断宫颈妊娠的准确率为87.5%。宫颈妊娠有如下超声诊断标准。

(1)宫颈内存在孕囊或胎盘。虽然位于颈管内的流产孕囊也可短期存在滋养层周围血流或胎心搏动,如彩色多普勒超声显示持续存在的孕囊周围血流或胎心搏动,则提示有活力的宫颈妊娠。

(2)宫腔内无妊娠组织。

(3)内膜线显示清晰。

(4)宫颈管膨大,子宫呈沙漏形("8"字形)。

其他征象还包括:宫颈妊娠孕囊形态规则,可见强回声边缘,而难免流产孕囊形态扁平不规则,几乎没有强回声边缘,超声检查中加压后可改变形态;如果孕囊滑动征阴性,即使用阴道探头对宫颈轻柔施压时宫颈内孕囊无运动,提示宫颈妊娠;孕囊位于子宫颈内口或子宫动脉平面之下;宫颈妊娠宫颈内口通常关闭,难免流产时宫颈内口开放。

【治疗原则及方案】

因子宫颈管组织的收缩极差,流产或刮除胚胎组织后胚胎附着面血窦不易关闭,止血困难时,为控制出血、挽救生命,常需行子宫全切术,在处理时应予充分重视。治疗方法目前主要为药物治疗、介入治疗及手术治疗。

1. **药物治疗** 适用于无活动性出血或出血量较少的患者。药物治疗宫颈妊娠的经验仅限于病例报告和小型病例系列研究。目前已使用多种治疗方案,包括MTX单次或多次剂量全身用药,孕囊内局部注射MTX或氯化钾,或联合采用这些方案。

(1)全身用药:MTX药物治疗方案与在输卵管异位妊娠患者相同。

(2)局部用药:在阴道B超指导下,经阴道用20~22号细针穿刺羊膜囊,吸出羊水后向孕囊内注射 MTX 或氯化钾。经阴道注射时可引起大出血,应慎用。

2. **介入治疗**　适用于药物治疗效果不佳或大量出血病例要求保留子宫者。在清除宫颈妊娠物前进行子宫动脉栓塞术可有效预防出血。先进行盆腔动脉造影,找到供血血管后,用明胶海绵暂时封堵供血血管而止血,胚囊因局部缺血而萎缩。由于该操作后数小时内侧支循环即开始建立,栓塞术后应尽快手术清除妊娠物。子宫动脉栓塞术与手术清除间的最佳间隔时间尚不明确,目前报道过的间隔从数小时至 24 小时不等。

3. **手术治疗**

(1)宫颈搔刮及填塞:要求保留生育功能、妊娠<8 周、用 MTX 治疗后 hCG 明显下降或已有活动性出血者可试行宫颈搔刮术,清除妊娠物。术前通过一些措施可减少出血,例如经阴道结扎子宫动脉的宫颈分支、宫颈环扎术、子宫动脉栓塞术或宫颈内注射前列腺素、麦角新碱或加压素。如果术后着床部位出血,可通过荷包缝合宫颈外口配合球囊压迫、纱条填塞宫颈管压迫止血。对于持续出血的病例,可行宫颈局部缝合止血、血管造影栓塞术、双侧髂内动脉结扎术、双侧子宫动脉结扎术。另外目前已有成功使用电切镜进行宫腔镜下妊娠病灶切除术的报道。

(2)子宫全切术:大出血危及生命时可行子宫全切术。

因宫颈妊娠保守治疗后功能恢复正常需 8 个月左右,故至少应间隔 8 个月后方再考虑妊娠,并注意有再次宫颈妊娠的可能。

三、卵 巢 妊 娠

【概述】

指受精卵在卵巢组织内着床和发育,发病率占异位妊娠的 1%~3%。

【临床表现】

与输卵管妊娠相似,主要症状为停经、腹痛及阴道流血等。破裂后可引起腹腔内大出血,甚至休克。盆腔检查阴道后穹窿饱满,宫颈举痛、摇摆痛,附件区包块及触痛。

【诊断要点】

卵巢妊娠术前很难确诊,常诊断为输卵管妊娠,术中应仔细探查,需病理检查确诊,诊断标准如下。

1. 双输卵管必须完整。

2. 囊胚必须位于卵巢组织内。

3. 卵巢与囊胚必须经卵巢固有韧带与子宫相连。

4. 囊胚壁上有卵巢组织。有时单凭术中探查而被误诊为卵巢黄体破裂,因此必须常规进行病理检查。

【治疗原则及方案】

卵巢妊娠通常在手术时确立诊断,手术应根据病灶范围行卵巢部分切除或患侧附件切除。非手术疗法与输卵管妊娠基本相同。

四、腹 腔 妊 娠

【概述】

受精卵在腹腔内生长发育称腹腔妊娠,可分为原发性和继发性腹腔妊娠。原发性腹腔妊娠指受精卵直接种植于腹膜、肠系膜、大网膜等处。继发性腹腔妊娠指输卵管妊娠、卵巢妊娠流产或破裂，或子宫存在缺陷破裂后妊娠胚胎落入腹腔，附着于盆腔腹膜及邻近脏器表面，部分绒毛组织仍可附着于原着床部位，并继续向外生长。腹腔妊娠由于胎盘血液供应不足，胎儿不易存活至足月。胎儿死亡后停留于腹腔可发生干尸化，钙化形成石胎，或形成尸蜡；若继发感染可形成脓肿。足月存活儿因羊水少可有畸形。

【临床表现】

1. 症状

患者有停经及早孕反应，有腹痛及阴道流血。阴道流血停止后，腹部可逐渐长大。胎动时常感腹痛，并随胎儿长大，症状逐渐加重。

2. 体征

（1）腹部检查发现子宫轮廓不清，但胎儿肢体极易扪及，胎位异常，胎心清晰，胎盘杂音响亮。近预产期时可有阵缩样假分娩发动，但宫颈不扩张。

（2）盆腔检查发现宫颈位置上移，子宫比妊娠月份小并偏于一侧，胎儿位于另一侧。

（3）若胎儿死亡，妊娠征象可消失，月经来潮。粘连的脏器和大网膜包裹胎儿，胎儿逐渐缩小成为干尸或石胎。若继发感染形成脓肿，可向母体的肠管、阴道、膀胱或腹壁穿通，排出胎儿骨骼。

【诊断要点】

1. 根据患者的症状和体征，结合 B 超显像发现宫腔内空虚，胎儿位于子宫以外，腹部 X 线摄片见胎儿肢体伸展、胎体贴近母体腹腔等，可做出诊断。

2. 原发性腹腔妊娠的诊断标准

（1）双侧输卵管和卵巢均正常，无近期妊娠的证据。

（2）无子宫腹膜瘘。

（3）妊娠只存在于腹腔内，无输卵管妊娠的可能性。

【治疗原则及方案】

腹腔妊娠确诊后，应剖腹取出胎儿，对胎盘的处理应根据其位置、胎儿存活及死亡时间的长短来决定。若胎盘附着于子宫、输卵管或阔韧带，可将胎盘连同附着的器官一并切除。胎盘附着于肠系膜或腹膜等处，胎儿存活或死亡不久（不足 4 周），则不应触动胎盘，在紧靠胎盘处结扎切断脐带取出胎儿，胎盘可留在腹腔，需半年方自行吸收；若未吸收发生感染者，应再剖腹酌情切除或引流。若胎儿死亡已久，则可试行剥离胎盘，有困难时仍可将胎盘留于腹腔内，一般不做胎盘部分切除术。术前做好输血准备，术后应用抗生素预防感染。

五、宫内、宫外同时妊娠

【概述】

宫内、宫外同时妊娠指在两个不同的植入部位同时存在妊娠。在这些部位中，最常见的是宫内妊娠加异位妊娠，绝大多数异位妊娠发生在输卵管（90%）。宫内、宫外同时妊娠过去较罕见，发生率约为 1/30 000 例妊娠。随着超促排卵、宫腔内人工授精和体外受精等辅助生殖技术（assisted reproduction techniques，ART）的出现，宫内、宫外同时妊娠的总体发生率已升至约 1/3 900 例妊娠。

【临床表现】

宫内、宫外同时妊娠的临床表现与先兆流产和其他异位妊娠的症状高度相似。其症状包括腹痛、附件包块、腹膜刺激及子宫增大。由于当超声检查发现宫腔内妊娠时，通常不考虑其他异位妊娠的可能性，因此此类患者确诊时的孕龄大于单纯输卵管妊娠。鉴于误诊的可能性较高，就诊时异位妊娠破裂的发生率较高。

【诊断要点】

1. 超声检查 超声检查在宫内、宫外同时妊娠的诊断中发挥重要作用，由于血清 hCG 水平主要反映宫内妊娠，在诊断宫内、宫外同时妊娠中作用有限。提示宫内、宫外同时妊娠的表现是：在观察到宫腔内妊娠后，发现附件区混合性包块，应考虑到宫内、宫外同时妊娠的可能；如果观察到附件区包块含卵黄囊或胎芽并伴胎心活动，可确诊。腹腔内存在游离液体可能是异位妊娠破裂的表现，但可能将其误认为卵巢过度刺激综合征相关的腹水。

2. 腹腔镜检查 在宫内、宫外同时妊娠的诊断中，手术评估持续发挥关键作用。某些患者表现为严重疼痛或血流动力学不稳定，在这种情况下，有必要进行手术评估和治疗。对于病情稳定的患者，腹腔镜具有微创评估的优势，并且可减少对宫内共存胎儿的影响。

宫内、宫外同时妊娠应注意与先兆流产、宫内妊娠合并黄体破裂及宫内妊娠合并卵巢过度刺激、卵巢扭转鉴别。对于接受 ART 的患者，虽然为宫内妊娠，但当存在持续性疼痛和盆腔游离液体时，应评估是否为宫内、宫外同时妊娠。

【治疗原则及方案】

原则：异位妊娠的治疗应根据植入部位确定，并应采用侵袭性最小的治疗方法，以保留同时存在的宫内妊娠。

1. 药物治疗 在宫内妊娠胎儿存活的情况下，禁忌使用全身性药物（如甲氨蝶呤）进行治疗。

2. 手术治疗 输卵管切除术是同时存在输卵管妊娠的标准手术治疗，应作为血流动力学不稳定或存在输卵管破裂其他表现的患者的一线治疗，可采用腹腔镜手术。在由专家进行操作的情况下，如果妊娠未破裂，在超声引导下妊娠囊内局部注射氯化钾或高渗葡萄糖选择性减胎是一种有效的治疗方法。

第二节 卵巢囊肿破裂

【概述】

卵巢囊肿破裂在育龄期女性中较为常见。生理性囊肿（如滤泡囊肿或黄体囊肿）或病理性囊肿（子宫内膜异位囊肿、良性或恶性肿瘤的囊肿成分）都可能破裂。在正常的月经周期中，每个排卵性月经周期发生的小滤泡囊肿生理性破裂通常没有临床意义，一般不引起症状，或只引起轻度的月经中期疼痛。卵巢囊肿可发生外伤性和自发性破裂。外伤性破裂常因腹部受撞击、分娩、性交、妇科检查及穿刺等引起。自发性破裂常因肿瘤生长过速，多数为肿瘤浸润性生长突破囊壁所致。

【临床表现】

1. 症状 症状的轻重与破口的大小、流入腹腔囊液的性质和量有关。小囊肿或单纯浆液性囊肿破裂时，患者仅感轻度腹痛；大囊肿或成熟畸胎瘤破裂后，常致剧烈腹痛，伴恶心呕吐,有时可导致内出血、腹膜炎及休克。

2. **体征** 检查时可发现腹部压痛、腹肌紧张或移动性浊音阳性;盆腔检查有宫颈举摆痛,后穹窿有触痛,子宫正常大小,一侧附件区压痛,原有的囊性肿块摸不到或扪及缩小低张的肿块。

【诊断要点】

1. **临床表现** 患者有附件包块,突发剧烈腹痛、腹膜炎样表现或休克等。

2. **辅助检查** B超可发现附件区包块消失或缩小,盆、腹腔内有杂乱回声。有条件者可进行腹腔镜检查。

3. **复杂性囊肿破裂的特征**

(1)血流动力学不稳定的体征:低血压、心动过速。

(2)持续或大量失血的证据:卵巢囊肿破裂患者常有少量或中度的出血,且出血为自限性,这类病例可视为单纯性卵巢囊肿破裂。但部分患者可有持续大量出血。年轻健康女性快速大量失血时,生命体征的改变或贫血可能不会立即显现。超声检查可发现这些患者存在大量腹腔积血的证据。

(3)感染征象:发热、白细胞增多和腹膜刺激征提示腹膜内感染,需要进一步评估。一些卵巢囊肿破裂女性可能有低热,但体温 ≥ 38℃可能提示存在感染。

(4)提示恶性肿瘤的表现。

【治疗原则及方案】

原则:卵巢囊肿破裂大多为单纯性,可以观察处理。复杂性卵巢囊肿破裂的患者可能需要住院治疗和/或手术。

1. **单纯性卵巢囊肿破裂的治疗** 对于单纯性卵巢囊肿破裂患者,可予观察而非手术干预。只要患者的血流动力学稳定且血细胞比容没有显著减少,一般可门诊随诊,嘱患者一旦疼痛加剧或发生晕眩,立即返院就诊。非出血性囊肿液体通常在 24 小时内吸收,症状通常在数日内缓解。此后应持续监测直至囊肿消退;若囊肿持续存在,则可能择期行手术治疗。

2. **大量或持续失血的治疗** 若卵巢囊肿破裂并发大量和/或持续失血,则需住院观察或手术治疗。若患者有大量腹腔积血且失血显著(血细胞比容下降 10%,若基础血红蛋白低,则降幅可能不到 10%),可能无法立刻判断出血还在继续或是已经停止。因为腹腔积血引起的腹腔内压力增加起到了填塞的作用,大多数病例的出血将会停止。对这些患者的处理取决于临床评估结果,还需要权衡手术风险与持续出血风险。若患者的生命体征和血细胞比容稳定,可住院和补液治疗,应密切观察,频繁检查生命体征、连续检测血细胞比容和复查盆腔超声以监测出血量是否增加。出血停止后,大量的腹腔积血可能需要数周才会消退。若患者血细胞比容低但水平稳定(定义为连续的血细胞比容检测结果接近),但血压或心率会随体位改变,可予输血治疗。如果连续评估显示血细胞比容持续降低或血流动力学不稳定,推荐手术。

3. **手术治疗** 腹腔镜是首选的手术方式,术前应准备好大容量的抽吸/灌洗装置,反复抽吸和冲洗,清除腹腔内的囊肿内容物、血液和血凝块。对于卵巢囊肿良性(生理性或非生理性)的绝经前患者,一般首选囊肿剥除术,保留正常卵巢组织。

【特殊问题】

1. **畸胎瘤破裂** 成熟畸胎瘤破裂后,脂性液体溢入腹腔可造成严重后果。一旦发生破裂,患者会立即出现休克,随后可能发生明显的肉芽肿反应(化学性腹膜炎),并导致致密粘连形成和慢性疼痛。因此,如果怀疑皮样囊肿破裂应急诊手术。

2. 妊娠合并卵巢囊肿破裂　最常见于早期妊娠或中期妊娠的较早期。大多数功能性卵巢囊肿到中期妊娠的中期会消退。妊娠期患者首选保守治疗,方法同非妊娠患者。如果因疼痛或出血而有必要行手术治疗,根据孕周可采用腹腔镜手术或开腹手术。如果在妊娠 10 周前移除黄体,则有必要补充黄体酮。

第三节　附　件　扭　转

【概述】

发生卵巢扭转时,卵巢通常围绕骨盆漏斗韧带和子宫卵巢韧带旋转。输卵管常随卵巢一起扭转,这种情况称为附件扭转。卵巢囊肿的存在使得卵巢更有可能以骨盆漏斗韧带和子宫卵巢韧带为轴进行旋转,并且使卵巢固定在扭转后的位置。中等大小、活动度好、重心偏于一侧的卵巢囊肿易发生扭转。正常卵巢也可能发生扭转,多见于初潮前的女性,可能与初潮前卵巢固有韧带较为细长、有利于卵巢过度活动发生扭转有关。右侧卵巢似乎比左侧更易发生扭转,可能与右侧卵巢固有韧带更长以及左侧存在乙状结肠限制卵巢活动有关。单独的输卵管扭转亦有发生,可能发生于管身中段本身,也可能围绕输卵管支持韧带发生,也可能发生输卵管旁囊肿或卵巢冠囊肿的扭转。附件扭转常发生于剧烈运动或腹压突然增加后。妊娠、诱导排卵过度刺激致卵巢明显增大、既往卵巢扭转史均与附件扭转的风险增加相关。

【临床表现】

1. 症状　有盆腔或附件包块史的患者突发一侧下腹剧痛,常伴恶心、呕吐甚至休克。当扭转自然复位或肿瘤完全坏死时,腹痛可减轻。极少数报道显示,与扭转相关的盆腔痛可长达 210 日,这种扭转被认为可能为间歇性扭转及自然复位。部分患者可出现低热,发热可能是附件坏死的标志,尤其在白细胞增多的情况下。

2. 体征　盆腔检查宫颈有举痛和摇摆痛,子宫正常大小,一侧附件区扪及肿物,张力高,有压痛,以蒂部最明显。

【诊断要点】

1. 临床表现　根据患者的临床表现可做出初步诊断。

2. 超声检查　卵巢扭转的超声征象包括卵巢增大、水肿、超声检查中触痛,卵巢血流异常,卵巢位置异常(位于子宫前方),卵巢外围"串珠征"(多个小滤泡),卵巢血管的"漩涡征"(扭转的血管蒂)。结合多个征象,可提高超声诊断的敏感性和特异性。

【治疗原则及方案】

治疗原则:尽早手术以保留卵巢功能、防止并发症(出血、腹膜炎和粘连形成)。

1. 卵巢有活性的绝经前患者　推荐行扭转复位术、伴或不伴囊壁剥除术。卵巢复位并不增加血栓事件发生率。附件扭转后,静脉回流首先受阻,其次才是动脉血供受损。卵巢的颜色改变可能继发于静脉淤滞而不是动脉血流中断,即使是动脉血流中断,复位后仍有恢复可能。甚至卵巢外观呈现紫黑色坏死样改变,都不是附件切除的依据,应始终遵循保存卵巢的原则。卵巢切除术仅用于坏死 / 凝胶状 / 死亡组织。对于先天性卵巢韧带过长、反复扭转或无明确扭转原因者,可考虑卵巢固定术。扭转矫正术后的术后护理和指导应包括观察腹膜炎或脓毒症的征象(发热、腹痛、腹膜刺激征和血流动力学不稳定)。

2. 卵巢无活性、疑似恶性病变的患者或绝经后患者　术中评估卵巢明显坏死(外观呈凝胶状,失去了正常的解剖结构及大小缩减)的患者应行输卵管卵巢切除术。如果怀疑恶性病变,需要行输卵管卵巢切除术并行术中冰冻病理检查。在成人附件扭转中,大多系良性的卵巢囊肿或输卵管、卵巢旁囊肿,恶性肿瘤仅占3%。而文献报道绝经后附件扭转患者发现恶性肿瘤的概率可高达20%。绝经后女性附件扭转首选输卵管卵巢切除术。

3. 妊娠患者　附件扭转的治疗原则同非妊娠患者,但因为妊娠子宫体积增大,技术上更加困难。

第四节　子宫肌瘤变性、扭转

【概述】

子宫肌瘤红色变性为一种特殊类型的坏死,其发生的原因不清,常见于妊娠期和产褥期,非妊娠期的子宫肌瘤也可发生。红色变性可能是肌瘤体积迅速变化,小血管破裂,出血弥散于肌瘤组织内,导致切面呈暗红色、质软,如牛肉状。

【临床表现】

多在妊娠期或产后急性发作。

1. 症状　下腹部突发疼痛,伴发热、恶心及呕吐。体温一般为38℃左右。子宫肌瘤变性引起的不适具有自限性,持续数日到数周不等,通常对非甾体抗炎药有反应。

2. 体征　肿瘤局部明显压痛,肌瘤体积可增大,白细胞明显增高。

【诊断要点】

根据临床表现,结合超声扫描探头位于子宫肌瘤上方时出现疼痛及白细胞检查可提高诊断率。

【治疗原则及方案】

子宫肌瘤红色变性以保守治疗为主,可给予对症治疗(止痛、止血、预防感染及补液等治疗),症状多在治疗1周左右好转,不需手术治疗。

若症状加重或缺血、坏死严重,或不能排除其他病变,可行剖腹探查术,非妊娠女性可酌情行肌瘤切除术或子宫全切术。一般妊娠期不行肌瘤切除术。

带蒂的浆膜下子宫肌瘤可发生扭转,发生率低。浆膜下子宫肌瘤扭转一经诊断后应手术治疗,可采用剖腹或腹腔镜手术。一般浆膜下子宫肌瘤可为多发或合并肌壁间肌瘤,在切除扭转肌瘤的同时,对其他部位的肌瘤也应进行治疗,根据肌瘤大小、部位、患者年龄、症状等情况,行肌瘤剔除术或子宫全切术。

第六章　外阴阴道肿瘤

第一节　外阴良性肿瘤

外阴良性肿瘤有囊性及实性肿瘤。囊性肿瘤有前庭大腺囊肿、尿道旁腺囊肿、表皮样囊肿、皮脂腺囊肿、中肾管囊肿、腹股沟管囊肿，临床均较少见，体积小，除伴发感染外，临床常无症状。实性肿瘤种类甚多，可来源于皮肤附件、结缔组织、平滑肌、血管等不同组织。

一、乳头状瘤

【概述】

外阴乳头状瘤发生于外阴皮肤或黏膜，多由慢性刺激或病毒感染导致上皮增生、表面覆以鳞状上皮，间质为纤维结缔组织，生长缓慢。

【临床表现】

1. **症状**　可见于任何年龄，多见于老年，常与萎缩性病变并存。多无症状或伴瘙痒。

2. **体征**　外阴或肛周可见单发或小而多发的乳头状突起，呈菜花状或疣状，质略硬。

【诊断要点】

根据临床表现，一般不难做出初步诊断，确诊常需依靠活检或肿瘤切除后的病理检查。

【治疗原则及方案】

以手术切除为主，术中可行快速冰冻切片检查，如有恶变，应行广泛外阴切除。

二、色　素　痣

【概述】

色素痣是由皮肤色素细胞生长过度所致。其组织来源有表皮、间胚叶及神经组织。色素痣按生长的部位分为交界痣、内皮痣和复合痣。

【临床表现】

1. 色素痣多无症状，如因受长期刺激或摩擦，局部可出现瘙痒、疼痛或伴炎症、出血等。检查在大、小阴唇处见棕色、浅褐色或青黑色斑块。

2. 隆起或带毛的色素痣很少恶变，平坦周边活跃的色素痣恶变机会较大。

【诊断要点】

根据临床表现诊断不难，活检有助于除外恶变，但应较大范围地将病灶切除。

【治疗原则及方案】

治疗原则为手术深部切除，其切除范围应超过痣边缘 1 cm。切线要垂直，具有一定的深度，切至浅筋膜上。不可切向痣中心，防止扩散，应避免切除不全、创伤性刺激、药物腐蚀。

三、汗 腺 瘤

【概述】

多起于外阴大汗腺,因汗腺管畸形、外阴汗腺阻塞扩大所致。

【临床表现】

1. 一般无症状,或伴瘙痒,多发于40岁以上女性,发于大、小阴唇,多为单发,如皮下隆起结节,大小约为1 cm,个别可达4~5 cm,色灰红,质硬。

2. 当肿物表皮出现下凹或破溃时,临床易与腺癌相混淆,应注意鉴别。

【诊断要点】

结合临床表现,需活组织检查可确诊。

【治疗原则及方案】

汗腺瘤一般为良性,可行局部切除,标本送病理检查。

四、纤 维 瘤

【概述】

由纤维结缔组织及少量肌纤维增生所致。多为良性,恶性变者罕见。

【临床表现】

1. **症状** 多见于生育年龄女性。一般无症状,偶因摩擦表面破溃。肿瘤过大可影响行动及性生活。

2. **体征** 外阴可见单发、绿豆至樱桃大小,个别可如儿头大赘生物,质硬,有蒂,色泽近于皮肤、浅黄或深黄色,表皮有沟纹,粗糙多皱。肿瘤过大可发生水肿、黏液囊性变。

【诊断要点】

一般根据临床表现即可确诊,如发展快、表面有溃疡,可做活检明确诊断。

【治疗原则及方案】

局部手术切除,标本送病理检查。

五、脂 肪 瘤

【概述】

由脂肪细胞增生所致。脂肪细胞分化成熟,间质内有纤维组织及血管。良性,发生率低。

【临床表现】

一般无症状,大阴唇或阴阜皮下基底较宽,呈半球形,肿物质地松软,偶见分叶,很少有蒂。

【诊断要点】

结合临床表现诊断不困难,必要时活组织检查可确诊。

【治疗原则及方案】

小者无症状不需治疗,大者如引起外阴不适感可手术切除。

六、平 滑 肌 瘤

【概述】

由肌细胞增生所致,生长缓慢,多为良性。

【临床表现】

1. 可见于成年女性,多数因瘤体小而无症状,瘤体大可有外阴下坠感,影响活动及性生活。

2. **体征**　肿瘤多位于阴唇及阴唇系带的皮内或皮下。无蒂,基底甚广,呈孤立状、分叶或哑铃状,质韧,大小不一。

3. 外阴平滑肌瘤很少超过 5 cm,若直径＞5 cm,有肉瘤变的可能。

【诊断要点】

根据临床表现一般可初步诊断,必要时做活组织检查可确诊,除外恶变。

【治疗原则及方案】

手术治疗为基本的治疗原则,根据瘤体的大小及形状选择合适的手术切除方式。

1. 带蒂肌瘤或浅表肌瘤,局部切除即可。

2. 对较深的肌瘤,应切开包膜,剜出肌瘤。

3. 直径＞5 cm 者,术中应行快速冰冻切片检查。

七、血　管　瘤

【概述】

为先天性,由无数毛细血管或海绵状血管所构成。起源于中胚叶,可分为毛细血管瘤、海绵状瘤、老年性瘤及血管角质瘤四型。

【临床表现】

1. **症状**　多见于新生儿,一般无症状,瘤体大者可伴外阴部肿胀感。

2. **体征**　生长在大阴唇、阴阜,呈小红血管痣或点、红海绵状肿物,柔软,大小不一,直径数毫米至数厘米。压迫肿物时红色可退去,放松又可恢复原状。亦有当成年后血管瘤停止生长或渐缩小。

【诊断要点】

根据临床表现诊断不难,阴道镜下可见增生、扩张的血管。

【治疗原则及方案】

根据瘤体大小可选择物理治疗或手术治疗。

1. 较小者可以冷冻、电灼、激光治疗。

2. 较大需行手术切除病灶,必要时可行植皮。因外阴血运丰富,术时出血多,术前应充分准备,术中加强止血。

八、淋 巴 管 瘤

【概述】

由先天遗留的胚胎组织发展形成,分为表浅局限性淋巴管瘤及深在性淋巴管瘤两种。

【临床表现】

一般无症状,于外阴皮下形成多发或成群大小不等的小泡或疣状物。压之破裂,淋巴液溢出。深在性淋巴管瘤的局部皮肤呈弥漫性肥厚突起。

【诊断要点】

病理活检可确诊。

【治疗原则及方案】

小者单发，泡状或疣状的淋巴瘤可激光、电灼、放射性核素等治疗；较大者手术切除，必要时植皮。

第二节 阴道良性肿瘤

【概述】

阴道组织主要由鳞状上皮、结缔组织和平滑肌所组成。阴道良性肿瘤很少见，常见的有乳头状瘤、平滑肌瘤、纤维瘤、神经纤维瘤等。

【临床表现】

1. 肿瘤小者无症状。

2. 肿瘤较大者出现阴道下坠、性交不适或性交困难。

3. 合并感染时有阴道分泌物增多或阴道流血。

4. **妇科检查** 阴道壁上见小的、大小不一、带或不带蒂、单个或多个肿瘤。

【诊断要点】

根据病理组织学检查可明确诊断。

1. **乳头状瘤** 肿瘤表面为鳞状上皮，乳头向外生长，中心由结缔组织构成。

2. **纤维瘤** 肿瘤切面呈白色或淡红色，主要成分为成纤维细胞和胶原纤维组织。

3. **平滑肌瘤** 肿瘤为实性球形结节，表面光滑，与周围肌组织有明显界限。肌瘤由皱纹状排列的平滑肌纤维相互交叉而组成，呈漩涡状，掺有不等量纤维结缔组织。细胞大小均匀，呈卵圆形或杆状，核染色较深。

4. **神经纤维瘤** 肿瘤切面呈白色，半透明，镜检主要成分为神经鞘细胞和胶原纤维。

【治疗原则及方案】

1. **随访观察** 肿瘤较小无症状时可以随访观察。

2. **手术切除**

（1）肿瘤较大症状明显者，可予手术切除。

（2）肿瘤合并感染有破溃者，应先控制感染再手术切除。

（3）阴道神经纤维瘤易复发，手术切除后应定期随访。

第三节 阴道上皮内瘤变

【概述】

阴道上皮内瘤变（vaginal intraepithelial neoplasia，VaIN）是一种非常少见的下生殖道癌前病变，仅占 0.4% 的下生殖道上皮内瘤变。根据病变的严重程度，分为 1 级至 3 级，即 VaIN1，VaIN2 和 VaIN3，也可以参照宫颈上皮内瘤变（CIN）分为高级别（VaIN2 和 VaIN3）和低级别（VaIN1）的 VaIN。切除子宫后发生 VaIN 的概率仅为 0.91%。

【诊断要点】

总体上，VaIN 的诊断依靠宫颈/阴道细胞学和人乳头状瘤病毒（HPV）检测，类似于宫颈癌筛查。但由于 VaIN 发病率较低，因此尚未形成类似于 CIN 的筛查指南和诊断路径。一般 VaIN 都是在阴道镜检查 CIN 时发现的。和 CIN 一样，Lugol 液涂碘、醋白试验均适用于 VaIN 的诊断。VaIN 多累及阴道上三分之一，但是多灶性的情况也较常见，因此强调多点活检。多点病灶和 HPV 感染是 VaIN 复发的高危因素，HPV 感染则是 VaIN 进展的高危因素。VaIN2~3 进展为阴道癌的概率为 10%。

【治疗原则及方案】

1. **VaIN1 的治疗** VaIN1 自然消退率高达 91%，一般认为不需要治疗。和 CIN1 类似，VaIN1 也不会进展为阴道癌。但是 VaIN1~3 的总体复发率似乎并没有差异，只不过 VaIN2~3 的复发速度更快。

2. **VaIN2~3 的治疗** 一直到 2020 年，还没有 VaIN 的全国性或国际性指南，来自前瞻性或对照性研究的证据也十分罕见。因此治疗选择主要依靠医师经验、医患偏向、是否为复发病灶以及既往治疗方案。主要治疗手段包括手术、药物治疗。

（1）手术治疗

1）手术切除：成功率为 66%~83%。在阴道黏膜下进行局麻或形成水垫，可以方便手术治疗。但是穹窿处黏膜的 VaIN 病灶不易识别和切除。复发率约 10%。

2）激光：激光既可以做消融治疗也可以做切除治疗。激光消融的成功率为 69%~87.5%。消融的成功率为 30%。激光治疗对于保留性功能更有优势，也适用于多点病灶和不愿意手术的患者。但对于穹窿处病灶并不适合。

3）气化超声手术吸引器（cavitational ultrasonic surgical aspiration，CUSA）：成功率为 74%，复发率与二氧化碳激光治疗类似，但疼痛较激光更少一点。

4）阴道切除：上部阴道切除更适用于子宫全切术后的情况，成功率为 80%~100%，复发率为 12%。手术需要小心避免损伤输尿管、膀胱和肠道。也有研究者以 LEEP 行部分阴道切除。还有人尝试全阴道切除。这些手术操作都没有更多数据报告。

（2）药物治疗：均为局部抹药。药物治疗的有效率、复发率与激光或手术切除类似。

1）三氯乙酸：治疗成功率为 50%，主要不良反应为阴道灼烧感。目前应用很少。

2）氟尿嘧啶：推荐剂量为每周 2g，应用 10~12 周。成功率为 45%~100%，主要不良反应为阴道灼烧感、阴道痛、阴道溃疡和分泌物增加。

3）咪喹莫特：推荐剂量是每周应用 5% 药物、总计 3 周。局部组织反应较小，不良反应主要为烧灼感和疼痛。对于 VaIN 的治疗证据不如外阴上皮内瘤变更加充分。

【随访】

目前尚没有 VaIN 随访的资料。一般认为需要参照 CIN 治疗后的情况以细胞学和 HPV 检测进行相应频率的随访，而终身随访是比较安全的。

第四节 外 阴 癌

【概述】

外阴癌占女性生殖道原发性恶性肿瘤的 3%~5%。以鳞状细胞癌最常见，其他包括恶性黑色素瘤、腺癌、基底细胞癌等。发病与 HPV 感染相关，也与外阴硬化苔藓病变等非 HPV 感染相关病变有关。

【临床表现】

1. 外阴癌多见于绝经后女性。最常见的症状是外阴瘙痒、局部肿块或溃疡，可伴有疼痛、出血、排尿困难及阴道排液。

2. 癌灶可表现为单个或多发结节、菜花样肿物或浸润性溃疡。最多见的部位是大阴唇，其次是小阴唇、阴蒂、会阴体，可累及肛门、尿道和阴道。可出现一侧或双侧腹股沟淋巴结的肿大，甚至溃疡。

【诊断要点】

1. **症状和体征** 最常见的症状是外阴瘙痒、局部肿块或溃疡。根据病灶部位分为中线型（病灶距外阴中线 < 2 cm）和侧位型（病灶距外阴中线 ≥ 2 cm）。妇科检查时应注意外阴肿物的部位、大小、质地、活动度、与周围组织的关系，注意双侧腹股沟区是否有肿大的淋巴结。并应仔细检查阴道、宫颈、子宫及双侧附件区，以排除其他生殖器官的转移瘤。

2. **病理诊断** 对体检发现的任何外阴病变在治疗前均应行活检病理确诊。活检组织应包括病灶、病灶周围的皮肤和部分皮下组织，推荐在局麻下行病灶切取活检。如果病灶直径 ≤ 2 cm，建议病灶完整切除活检，进行连续切片以准确评估浸润深度。但对直径 > 2 cm 的病灶不宜行整个病灶的切除活检，因不利于确定进一步切除的范围。

3. **辅助检查** 由于鳞状上皮内瘤变的多灶性，故除外阴检查外，应该强调对阴道和宫颈的评估，包括涂片细胞学检查。胸部 X 线 /CT 检查排除肺转移。外阴、腹股沟区、盆腹腔 CT、MRI 或 PET/CT 有助于了解相应部位的淋巴结及周围组织器官受累情况，利于制定后续治疗方案。对晚期患者，可通过膀胱镜检查或直肠镜检查了解尿道、膀胱黏膜或直肠黏膜是否受累。对临床可疑转移淋巴结或其他可疑转移病灶必要时可行细针穿刺活检。其他检查包括 HPV 检测、HIV 检测等。

4. **分期** 外阴癌的分期包括国际妇产科联盟（Federation of International Gynecologic Oncology, FIGO）的 FIGO 2009 分期和美国癌症联合委员会的第 8 版 TNM 分期，目前临床多采用 FIGO 分期（表 6-1）。

表 6-1 外阴癌手术病理分期（FIGO, 2009）

Ⅰ 期	肿瘤局限于外阴，无淋巴结转移
ⅠA	病变 ≤ 2 cm，间质浸润 ≤ 1.0 mm
ⅠB	病变 >2 cm 和 / 或间质浸润 >1.0 mm
Ⅱ 期	任何大小肿瘤，侵犯下列任何相邻部位，但无淋巴结转移下 1/3 尿道、下 1/3 阴道、肛门
Ⅲ 期	任何大小肿瘤，腹股沟 - 股淋巴结阳性，有或无下列相邻部位受累：下 1/3 尿道、下 1/3 阴道、肛门
ⅢA	（ⅰ）1 个淋巴结转移（≥ 5 mm）
	（ⅱ）1~2 个淋巴结转移（<5 mm）
ⅢB	（ⅰ）2 个或以上淋巴结转移（≥ 5 mm）
	（ⅱ）3 个或以上淋巴结转移（<5 mm）
ⅢC	淋巴结阳性伴包膜破裂
Ⅳ 期	肿瘤累及其他结构（上 2/3 尿道、上 2/3 阴道），或远处转移

ⅣA	肿瘤累及下列部位
	（ⅰ）上尿道和/或阴道黏膜,膀胱黏膜,直肠黏膜,或固定在盆壁
	（ⅱ）腹股沟–股淋巴结固定或溃疡形成
ⅣB	任何远处转移,包括盆腔淋巴结转移

【治疗原则及方案】

治疗原则:早期肿瘤以手术为主,局部晚期肿瘤手术联合放化疗,转移病例予以姑息、对症及支持治疗。

1. 初始治疗

（1）早期外阴癌（Ⅰ期和小病灶Ⅱ期）:先行病灶活检,ⅠA 期肿瘤行扩大局部切除术（wide local excision）或广泛性局部切除（radical local excision）,通常不需要切除腹股沟淋巴结。ⅠB 期肿瘤（浸润深度＞1 mm）或小病灶Ⅱ期肿瘤,根据肿瘤位置决定初始治疗术式:①侧位型病变行广泛性局部切除术或改良广泛性外阴切除术（modified radical vulvectomy）+单侧腹股沟股淋巴结评估（前哨淋巴结活检术或单侧腹股沟股淋巴结切除术）。②中线型病变,行广泛性局部切除术或改良广泛性外阴切除术 + 双侧腹股沟股淋巴结评估（前哨淋巴结活检术或双侧腹股沟股淋巴结切除术）。

早期外阴癌的术后辅助治疗需同时根据原发灶及淋巴结的状态而定。对于原发灶而言,初始治疗后的高危因素包括手术切缘阳性、切缘邻近肿瘤、淋巴脉管间隙浸润、肿瘤大小、浸润深度、浸润方式（放射性或弥漫性）。若手术切缘阳性,可考虑再次手术切除,若切缘阴性,术后随访或根据有无其他高危因素行辅助外照射放疗,若切缘仍阳性,需辅助外照射放疗。若切缘阳性无法再次手术切除（非盆腔脏器廓清术）需辅助外照射放疗。对于淋巴结状态而言:①淋巴结阴性,可随访观察。②前哨淋巴结阳性,可考虑外照射放疗±同步化疗,或行系统性腹股沟股淋巴结切除术,术后行外照射放疗±同步化疗（尤其适合≥2 个淋巴结阳性或单个淋巴结＞2 mm 转移）。腹股沟股淋巴结切除术后发现淋巴结阳性,建议外照射放疗±同步化疗。

（2）局部晚期外阴癌（病灶＞4 cm 的Ⅱ期和Ⅲ期）:行影像学检查以评估潜在的淋巴结受累情况。

1）如影像学检查未发现可疑淋巴结,先行腹股沟股淋巴结切除术。若术后病理淋巴结阳性,行外阴原发灶、腹股沟区及盆腔的外照射放疗 + 同步化疗。若淋巴结阴性,则行外阴原发灶±选择性覆盖腹股沟淋巴结区的外照射放疗 + 同步化疗。

2）如影像学检查发现可疑淋巴结（包括局限于盆腔的淋巴结转移）,可选择:①对增大的淋巴结进行细针穿刺活检,确诊转移后行外阴原发灶、腹股沟区及盆腔的外照射放疗 + 同步化疗;②行腹股沟股淋巴结切除术。若术后病理为淋巴结转移阳性,行外阴原发灶、腹股沟区及盆腔的外照射放疗 + 同步化疗。若淋巴结阴性,则行外阴原发灶±选择性覆盖腹股沟淋巴结区的外照射放疗 + 同步化疗。

局部晚期外阴癌的辅助治疗基于对同步放化疗治疗反应的临床评估。若无临床证据表明同步放化疗后有肿瘤残留,可以随访观察。也可以考虑进行瘤床活检以证实病理上的完全缓解（pCR）。若有残留肿瘤,应考虑进行切除。若切缘阳性,可考虑再次手术、再次外照

射放疗和 / 或全身治疗,或最好的支持治疗。对于不可切除的残留肿瘤,可以考虑再次外照射放疗和 / 或全身治疗,或最好的支持治疗。

(3)远处转移(盆腔外转移):治疗选择包括用于控制局部区域性病灶和缓解症状的外照射放疗和 / 或全身治疗。最好的支持治疗也是一种选择。

2. 复发外阴癌的治疗 若可疑复发,建议行影像学检查了解肿瘤转移情况,可考虑行病理活检以确诊局部和 / 或远处转移。

(1)局限于外阴的临床复发(淋巴结临床阴性)

1)无放疗史的局限于外阴的临床复发:①广泛性切除病灶±单侧或双侧腹股沟股淋巴结切除术(既往未切除淋巴结者),若切缘和淋巴结阴性,可随访观察或外照射放疗;若切缘阳性,而淋巴结阴性,可再次手术切除,或外照射放疗±后装放疗±同步化疗;若切缘阴性,手术切除的腹股沟股淋巴结阳性,建议行外照射放疗±同步化疗;若切缘及淋巴结均阳性,建议行外照射放疗±后装放疗±同步化疗±再次手术切除。②外照射放疗±后装放疗±同步化疗,若病变完全缓解则定期随访复查,若仍残留明显的外阴病灶,可予以手术切除,术后定期复查。

2)有放疗史的局限于外阴的临床复发:可选择手术切除复发灶,之后定期复查。

(2)淋巴结复发或远处转移

1)孤立的淋巴结或盆腔复发:若既往未接受外照射放疗,可行阳性淋巴结切除,术后辅助外照射放疗±同步化疗,若既往有放疗史,对合适的病例可考虑手术切除,术后行全身治疗;或直接予以全身治疗或最佳的支持治疗。

2)多发盆腔淋巴结转移或远处转移或既往曾接受盆腔放疗:推荐全身治疗或最佳的支持治疗。推荐进行 MMR/MSI,TMB,PD-L1 和 / 或 NTRK 检测,化疗及免疫治疗等方案可借鉴宫颈癌。

【特殊问题】

1. 外阴恶性黑色素瘤 恶性程度较高,较早出现远处转移,易复发。分期采用美国癌症联合委员会(AJCC)推荐的 Clark 或 Breslow 的改良镜下分期系统。对外阴色素性病变应行活检,包括切除活检、切取活检和环钻活检,一般不采取削刮活检。治疗:推荐行外阴局部扩大切除,手术切缘距离病灶边缘 1～2 cm。淋巴结切除术的意义还有争议,尽管有研究表明选择性淋巴结切除对生存有益。黑色素瘤对放化疗不敏感,化疗一般用于晚期患者的姑息治疗。免疫治疗在黑色素瘤的辅助治疗中占有较为重要的地位。可选用免疫检查点抑制剂治疗。

2. 前庭大腺癌(bartholin gland cancer) 发生在前庭大腺的恶性肿瘤,可以是来源于导管的移行细胞癌或鳞状细胞癌,也可以是发生于腺体本身的腺癌,囊腺癌、腺鳞癌亦有报道。治疗:广泛性外阴切除术和双侧腹股沟淋巴切除是前庭大腺癌的标准治疗方法。早期病灶可采用一侧外阴的根治性切除术和同侧腹股沟淋巴切除。对于瘤体较大者,术后放疗可以减少局部复发。如果同侧腹股沟淋巴结阳性,双侧腹股沟和盆腔淋巴结区的放疗可以减少区域复发。对于腺样囊性病变,可仅行外阴广泛性局部切除术,切缘阳性或神经束膜浸润者术后辅助局部放疗。化疗可能有助于减少远处转移。

【随访】

建议随访间隔如下:第 1 年,每 1～3 个月 1 次;第 2、3 年,每 3～6 个月 1 次;3 年后,每年 1 次。

第五节　阴道恶性肿瘤

【概述】

原发阴道癌仅占妇科恶性肿瘤的 1%～2%。阴道癌通常与宫颈癌、外阴癌难以区分，尤其是年轻患者。HPV 疫苗可以降低阴道癌前病变的发生率。此外，并不推荐对于阴道癌进行常规筛查，尤其是因为良性妇科疾病而切除子宫且既往没有宫颈或阴道病变的女性。对于阴道癌前病变的预防也可以降低阴道癌的风险。目前认为，对于 1 级阴道上皮内瘤变（VaIN1）并不需要干预，对于 VaIN2～3 或高度上皮内病变（HSIL）需要处理，但处理方案尚无统一标准，具有高度的个体化。

由于阴道癌比较罕见，建议转诊至熟悉阴道癌诊疗团队的三级医院进行处理。

【临床表现】

阴道癌症状与宫颈癌相似，早期以阴道出血、分泌物增多伴异味为主要表现，肿瘤增大压迫后会出现排便、排尿困难，甚至血尿和血便。

【诊断要点】

阴道癌诊断依靠活检，由于大部分阴道癌（80%）都是转移性癌，因此积极寻找原发灶非常重要。对于累及宫颈外口的阴道癌应该归类为宫颈癌。阴道癌主要通过直接侵袭的方式进行扩散，多位于阴道上三分之一，主要在后壁。阴道癌也可转移至盆腔和腹股沟淋巴结，腹主动脉旁淋巴结转移罕见。骨骼、肺部和肝脏的血行转移则见于晚期患者。90% 的阴道癌为鳞癌，8%～10% 为腺癌，淋巴瘤、黑色素瘤和肉瘤十分罕见。

阴道癌的分期目前采用 FIGO 2009 临床分期系统。影像学评估十分重要，首选 MRI 和 PET-CT。

Ⅰ期：病灶位于阴道。

Ⅱ期：病灶超出阴道，但未达盆壁，没有淋巴和远处转移。

Ⅲ期：病灶累及盆壁，伴有淋巴转移，但无远处转移。

ⅣA 期：病变累及膀胱或直肠，或超出盆腔，但没有远处转移。

ⅣB 期：病变累及远处脏器，如肺和骨骼。

【治疗原则及方案】

1. 手术治疗　手术治疗仅限于直径小于 2cm 的早期病灶，并保证 1cm 的阴性切缘。可以考虑同时行盆腔和 / 或腹股沟淋巴结切除（限于下阴道肿瘤）。对于年轻女性，手术还可以用于卵巢移位以便放疗、保留生育功能。对于中心型复发的阴道癌，盆腔廓清术也是一种可以考虑的方案。姑息性手术（如肠道和尿管造口）也可用于晚期或复发情况。

2. 放疗

（1）放疗适应证

1）原位癌可行单纯腔内放疗。

2）Ⅰ期：单独用腔内放疗或局部手术加放疗，根据病灶大小决定是否加用外照射。

3）Ⅱ期：内、外照射结合。

4）Ⅲ期：治疗方法同Ⅲ期宫颈癌，外照射剂量可适当增加，淋巴结瘤区可加量至 60Gy。

5）Ⅳ期：姑息治疗为主。

6）对阴道透明细胞癌和恶性黑色素瘤以手术为主,辅助放疗。

（2）放疗禁忌证:晚期恶病质、大量盆腹腔积液、急性严重感染期间、白细胞过低。

（3）放疗方法及实施:阴道癌占妇科恶性肿瘤的 1%～2%。最常见部位为阴道上 1/3 后壁,侵犯到宫颈阴道部并达宫颈外口区域应诊断宫颈癌。原发部位于阴道,应除外来自女性生殖器官或生殖器官外的肿瘤转移至阴道可能。局限于尿道者应诊断尿道癌。故放疗前需明确病灶累及范围及是否曾行盆腔放疗,一般再次放疗出现 3 级以上严重毒副作用概率明显增加,且需关注照射野衔接问题。

外照射:阴道癌的扩散以局部侵犯和淋巴结转移为主,阴道上 2/3 癌更易出现盆腔淋巴结转移,阴道下 1/3 癌更易出现腹股沟淋巴结转移。故病灶位于阴道上 2/3,外照射方法类似宫颈癌;病灶位于下 1/3 阴道,则还需包括腹股沟淋巴引流区。参见第七章第三节。

内照射:以阴道内照射为主,若宫颈受累时加以 A 点为参考点的宫颈区内照。阴道内照射需先选取适合的施源器,并口服钡剂透视下观察小肠与阴道顶端距离。多采用阴道柱状施源器照射,驻留位置为放疗前妇科检查阴道病变外放 2 cm 处;参考点据肿瘤侵犯深度、阴道旁病变大小决定,多为黏膜下 0.5 cm/ 肿瘤外 0.5 cm。每周 1～2 次,每次 4～5Gy,共 10～20Gy（表 6-2）。也可采用三维内照射,CT/MRI 定位,HR CTV 勾画范围包括内照时病灶受累范围,剂量参考下表,LR CTV 包括外照前病灶受累范围,EQD2 需达 60Gy 以上。

表 6-2 阴道癌分期与治疗策略

分期	治疗策略
CIS	WLE/CO$_2$ 激光治疗 /5-FU 外涂→密切随诊→若病变持续不消退,则 IC（阴道黏膜剂量达 60～70Gy）
Ⅰ（病灶厚度＜ 0.5 cm/ 直径＜ 2 cm/ 低级别）	手术（WLE/ 全阴道切除及重建术）→若切缘阳性 / 邻近切缘,则术后 RT IC（全阴道照射,阴道黏膜表面剂量达 60～70Gy,参考点位于肿瘤外 0.5 cm,剂量可达 60～70Gy,肿瘤及其周围 2 cm 区域阴道黏膜剂量可达 80～100Gy）
Ⅰ（病灶厚度＞ 0.5 cm/ 直径＞ 2 cm/ 高级别）	手术（根治性阴道切除术 + 病灶位于上 2/3 阴道的盆腔淋巴清扫术 / 下 1/3 阴道的腹股沟淋巴清扫术）→若切缘阳性 / 邻近切缘,则术后 RT WP（45～50Gy,若病灶位于阴道下 1/3,照射野包括腹股沟淋巴引流区,淋巴结瘤区剂量 60Gy）+IC（全阴道照射,阴道黏膜表面剂量达 60～70Gy,参考点位于肿瘤外 0.5 cm,处方量可达 70～80Gy,肿瘤及其周围 2 cm 区域阴道黏膜剂量可达 80～100Gy）
Ⅱ	WP（45～50Gy,若病灶位于阴道下 1/3,照射野包括腹股沟淋巴引流区,淋巴结瘤区剂量 60Gy）+IC（全阴道照射,阴道黏膜表面剂量达 60～70Gy,参考点位于肿瘤外 0.5 cm,处方量可达 75～85Gy,补量区包括肿瘤及其周围 2 cm 区域）
Ⅲ	WP（45～50Gy,若病灶位于阴道下 1/3,照射野包括腹股沟淋巴引流区,淋巴结瘤区剂量 60Gy,宫旁及阴道旁补量）+IC（全阴道照射,阴道黏膜表面剂量达 60～70Gy,参考点位于肿瘤外 0.5 cm,处方量可达 75～85Gy,补量区包括肿瘤及其周围 2 cm 区域,宫旁及阴道旁补量）
Ⅳ	姑息 RT ± 化疗

RT: 放疗;WLE: 局部扩大切除术;IC: 腔内放疗;WP: 全盆腔放疗。

（4）毒副作用及处理方法：毒副作用有阴道干燥、萎缩，阴毛减少脱落，阴道狭窄、纤维化（＞50%）；直肠炎，膀胱炎（约40%），膀胱阴道瘘，直肠阴道瘘（约5%），阴道坏死（5%～15%），尿道狭窄（罕见），小肠梗阻（罕见）。建议内照射开始后阴道冲洗，病情控制后尽早佩戴阴道模具或使用阴道扩张器。

（5）放疗后随访：参考第七章第三节中宫颈癌随访部分。

3. 特殊病理类型的治疗

（1）阴道腺癌：与鳞癌的治疗方式一致。

（2）阴道黑色素瘤：目前尚无统一治疗方案，包括切除范围和辅助性治疗。免疫检查点抑制剂在黑色素瘤中已经取得良好效果，为阴道黑色素瘤提供了治疗机会。

（3）阴道横纹肌肉瘤：多见于儿童和婴幼儿，治疗包括手术切除和辅助性化疗。如有可能，放疗应予避免。

第七章 宫颈肿瘤

第一节 宫颈良性肿瘤

【概述】

发生于子宫颈的良性赘生性疾病。主要有以下类型。

1.鳞状上皮乳头状瘤 子宫颈阴道部分鳞状上皮局限性增生,外观呈乳头状。

2.宫颈平滑肌瘤 源于子宫颈部平滑肌组织或血管壁平滑肌组织的平滑肌瘤。

3.腺肌瘤 由纤维结缔组织、平滑肌组织和异位的子宫内膜腺体混合组成的瘤状赘生物。

4.血管瘤 有毛细血管型和海绵状血管型。

5.其他 如乳头状纤维腺瘤和绒毛状腺瘤,较为少见。

【临床表现】

1.多发生于生育年龄的女性,少数发生在绝经期或老年女性。

2.可有白带增多、颜色发黄等异常,少数患者月经量增多。

3.接触性阴道出血或不规则阴道流血。

4.平滑肌瘤较大时可压迫膀胱或直肠,出现尿频、不能憋尿或小便困难、盆腔痛、里急后重或大便变细、大便困难。

5.腺肌瘤患者可出现伴随月经周期的腹痛。

6.盆腔检查

(1)子宫颈局部占位性病变:宫颈上见实性肿块,宫颈表面光滑,病变位于宫颈一侧者可致宫颈变形,形态不对称,宫颈管和外口歪曲失去正常轮廓,宫颈管展平等。宫颈管内肌瘤可自宫颈口脱出至阴道或体外。

(2)腺肌瘤:宫颈局部可呈蓝色,有触痛。

(3)注意宫颈局部有无接触性出血。

【诊断要点】

1.主要根据病史和临床表现。

2.B超检查有助于宫颈肌瘤和腺肌瘤的诊断与鉴别诊断。

3.确诊依赖组织病理学检查。

4.鉴别诊断

(1)鳞状上皮乳头状瘤需与尖锐湿疣、鳞状细胞疣状癌相鉴别。

(2)乳头状纤维腺瘤、平滑肌瘤需与宫颈息肉、宫颈内膜息肉相鉴别。

(3)绒毛状腺瘤需与绒毛状腺癌相鉴别。

(4)腺肌瘤需与恶性中胚叶混合瘤、巨大宫颈息肉相鉴别。

【治疗原则及方案】

宫颈良性肿瘤以手术治疗为主,如肿瘤局部切除、子宫颈锥形切除甚至全子宫切除,手术切除即可治愈。局限性小病灶可使用激光、冷冻等物理方法进行治疗。

【特殊问题】

宫颈良性病变有多中心发病现象,可于原发病部位或其他部位再次出现同样类型的肿瘤,这种情况多为肿瘤再发,而非肿瘤复发。

第二节　宫颈上皮内瘤变

【概述】

宫颈上皮内瘤变(cervical intraepithelial neoplasia, CIN)是与宫颈浸润癌密切相关的一组癌前病变,2014年WHO女性生殖系统肿瘤病理分类将其分为两类:低度鳞状上皮内病变(LSIL)、高度鳞状上皮内病变(HSIL)。低级别病变常可自然消退,高级别病变部分可进展为癌。

【临床表现】

1. 可以没有任何症状,仅为体检发现。

2. 常见的症状为接触性阴道出血,白带带血、白带增多,不规则阴道出血等。

【诊断要点】

CIN的诊断采用三阶梯诊断流程。

1. 宫颈细胞学和/或HPV检测

(1)宫颈细胞学的结果分类:宫颈细胞学建议采用子宫颈细胞学病理学诊断的TBS(the Bethesda system)分类。TBS分级判读为不能明确诊断意义的非典型鳞状上皮细胞(ASC-US)、非典型鳞状上皮细胞不除外高度鳞状上皮内病变(ASC-H)、低度鳞状上皮内病变(LSIL)、高度鳞状上皮内病变(HSIL)、鳞状细胞癌(SCC)。

(2)宫颈细胞学异常的处理:宫颈细胞学以形态学的变化评估肿瘤的发生发展。子宫颈涂片取材自子宫颈鳞柱交接部位的脱落细胞,脱落细胞的特征与活体细胞的特征不完全相同,且无组织结构。因此,子宫颈细胞学结果作为筛查结果,不能作为疾病的确定诊断,不能以此作为临床处理的依据。总体处理流程见图7-1。

1)细胞学ASC-US的处理:是最常见的细胞学异常类型,占50%以上。建议行HPV检测以分流。高危型HPV感染的患者建议行阴道镜检查。

2)细胞学ASC-H的处理:ASC-H的细胞改变具有HSIL的特征,但诊断HSIL的证据不足,多与高危型HPV感染有关。故对于细胞学ASC-H,不论高危型HPV是否阳性,均应进行阴道镜检查。

3)细胞学LSIL及HSIL的处理:建议阴道镜检查+可疑病灶活检病理。

4)细胞学AGC的处理:常与子宫颈癌、子宫内膜癌、卵巢癌、输卵管腺癌等一系列肿瘤性病变相关,亦可由反应性细胞改变、息肉等良性病变造成。故均应行阴道镜检查、宫颈管搔刮及子宫内膜检查。

(3)细胞学联合高危型HPV检测进行联合筛查结果异常的处理:国际上子宫颈癌筛查和管理指南主要基于单独细胞学筛查结果所提示的风险而定。我国目前HPV检测现状及细胞学报告的实际情况,提出如下流程(图7-2)。

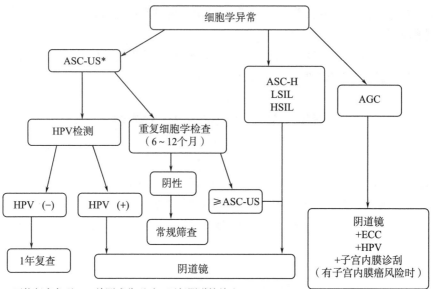

*不能行高危型HPV检测或分型时，可行阴道镜检查

图7-1　宫颈细胞学异常的处理流程

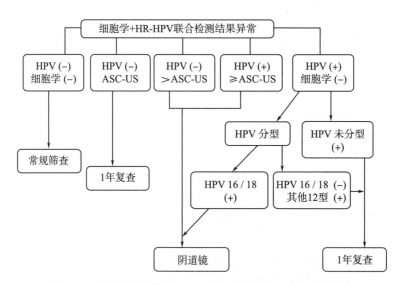

图7-2　宫颈细胞学筛查联合HPV检测结果异常的处理流程

2. **阴道镜检查**　阴道镜检查的基础上，对所有可疑的癌前病变取活检组织送病理诊断。宫颈醋白上皮、点状血管和镶嵌为CIN最常见的阴道镜检查"三联征"图像。关于阴道镜下取活检的建议：①可疑宫颈高级别病变、可疑腺性病变或可疑癌者，建议阴道镜指导下多点活检。②关于是否活检的理由。如不取活检的病例，可以注明"根据患者病史、体征、辅助检查和阴道镜所见，患者目前未发现宫颈HSIL或更严重疾病，未取活检"。③转化区为3型或AGC时，可酌情行宫颈管搔刮（ECC）。

【**治疗原则及方案**】

1. **处理**

（1）组织病理学确诊的LSIL的处理：LSIL主要为CIN1，也包括CIN2中p16（免疫组化）

阴性者,多为 HPV 高危亚型一过性感染所致。LSIL 的处理原则上无需治疗,随诊观察。对于可能隐藏有高级别上皮内瘤变风险的 LSIL 处理应慎重,必要时应行诊断性锥切术明确。

(2)组织病理学确诊的 HSIL 的处理:组织病理学确诊的 HSIL 包括既往三级分类法的 CIN2/p16 阳性、CIN2-3、CIN3。建议行宫颈环形电切术(LEEP)、诊断/治疗性锥切手术。

(3)组织病理学确诊的 AIS 的处理:宫颈原位腺癌(AIS)为宫颈腺癌的癌前病变,与 HPV18 的持续感染有关,50% 合并有 HSIL。AIS 的临床处理原则是积极治疗,不建议观察。无生育要求者,建议行子宫全切术;有生育要求者,可行宫颈锥切术,若切缘存在 CIN 或 AIS 病变时,建议重复性切除。

2. **随访** 每 3～6 个月进行宫颈细胞学和/或 HPV 检测,连续 3 次正常后,可选择每年 1 次的细胞学和/或 HPV,随访时任一项阳性均建议行阴道镜检查。CIN2/3 应坚持随访 20 年,即使在子宫全切术后 18 个月内也应定期进行细胞学随访,必要时阴道镜检查。

第三节 宫 颈 癌

【概述】

宫颈癌可分为鳞状细胞癌、腺癌和特殊类型癌(如小细胞神经内分泌癌等),并可分为 HPV 相关性及无关性两类。鳞状细胞癌为常见。

【临床表现】

1. **症状** 早期多无症状。主要症状为接触性阴道出血、血性白带。晚期肿瘤侵犯组织可出现大量阴道出血,组织腐烂坏死可有恶臭味。侵犯邻近脏器及神经可出现相应的症状。

2. **体征** 宫颈局部可见癌灶,病变向外生长呈菜花状,向内生长侵犯宫颈、子宫,局部增大变硬呈桶状,组织溃烂脱落则形成空洞。肿瘤浸润、转移所形成的病灶可出现相应的体征。

【诊断要点】

1. **病史及临床表现**

2. **辅助检查**

(1)宫颈/阴道细胞学检查及 HPV 检测,对于 HPV16/18 阳性或其他 HPV 阳性合并细胞学检查可疑异常或细胞学检查明确异常者,建议行阴道镜检查。

(2)阴道镜检查:对可疑部位可行活检,必要时行宫颈管搔刮术。

(3)宫颈环切或锥切:可病理确诊。

(4)影像学检查:可辅助分期。

(5)肿瘤标记物:鳞癌的 SCC,腺癌的 CEA、CA199、CA125 等。

3. **临床分期** 以下为 2018 年 10 月国际妇产科联盟(FIGO)最新版的宫颈癌分期系统。

I 期 肿瘤局限于宫颈(忽略扩散至宫体)。

IA 期 镜下浸润癌,间质浸润深度 < 5 mm。

IA_1 期 间质浸润深度 < 3 mm。

IA_2 期 间质浸润深度 ≥ 3 mm,< 5 mm。

IB 期 肿瘤局限于宫颈,镜下最大浸润深度 ≥ 5 mm。

IB_1 期 浸润深度 ≥ 5 mm,肿瘤最大径线 < 2 cm。

IB_2 期 肿瘤最大径线 ≥ 2 cm,< 4 cm。

IB$_3$期　肿瘤最大径线≥4 cm。

Ⅱ期　肿瘤超越子宫,但未达阴道下 1/3 或未达骨盆壁。

ⅡA期　累及阴道上 2/3,无宫旁浸润。

ⅡA$_1$期　肿瘤最大径线<4 cm。

ⅡA$_2$期　肿瘤最大径线≥4 cm。

ⅡB期　有宫旁浸润,未达骨盆壁。

Ⅲ期　肿瘤累及阴道下 1/3 和 / 或扩展到骨盆壁,和 / 或引起肾盂积水或肾无功能,和 / 或累及盆腔淋巴结,和 / 或主动脉旁淋巴结。

ⅢA期　累及阴道下 1/3,没有扩展到骨盆壁。

ⅢB期　扩展到骨盆壁和 / 或引起肾盂积水或肾无功能。

ⅢC期　累及盆腔淋巴结和 / 或主动脉旁淋巴结[注明 r(影像学)或 p(病理)证据],不论肿瘤大小和扩散程度。

Ⅲ C$_1$期　仅累及盆腔淋巴结。

Ⅲ C$_2$期　主动脉旁淋巴结转移。

Ⅳ期　肿瘤侵犯膀胱黏膜或直肠黏膜(活检证实)和 / 或超出真骨盆(泡状水肿不分为Ⅳ期)。

ⅣA期　侵犯盆腔邻近器官。

ⅣB期　转移至远处器官。

当分期有疑问时,应划分为较低的分期。所有分期均可用获得的影像学和病理学资料来补充临床发现,形成最终分期。初治患者根据术后病理学结果可以修改术前分期。复发、转移患者术后不再改变分期。影像学检查虽可用于术前淋巴结情况评估并作为ⅢC 期分期的依据,但病理学结果仍为金标准,对于影像学可疑淋巴结可行细针穿刺或手术切除确诊。

组织学分级如下:G$_X$:无法评估等级;G$_1$:分化良好;G$_2$:中等分化;G$_3$:低分化或未分化。分级不纳入宫颈癌分期。

【治疗原则及方案】

1. 治疗原则　宫颈癌以手术和放疗为主,化疗为辅。手术治疗适合于早期 / 保留生育功能或较小病灶患者,如 IA,IB$_1$,IB$_2$ 和选择性ⅡA$_1$。早期患者也可以选择放疗。同步放化疗一般运用于IB$_3$ 到ⅣA 期疾病。放化疗也可适用于无法手术的各期宫颈癌患者。对于腺癌,处理方法与鳞癌类似。小细胞神经内分泌肿瘤、胃型腺癌或低分化腺癌不适合保留生育功能。

2. 手术治疗　手术范围应根据 FIGO 分期、组织类型、组织分级及有无生育要求等因素决定(表 7-1)。

3. 宫颈癌保留生育功能的手术治疗

(1)宫颈锥切术(cervical conization)

手术指征如下:①IA$_1$期宫颈鳞癌;②IA$_1$期宫颈腺癌。

(2)宫颈广泛性切除术(radical trachelectomy):可通过经阴道、经腹和腹腔镜进行。

手术指征:①渴望生育的年轻患者;②患者不存在不育的因素;③肿瘤≤2 cm;④临床分期为 IA$_2$～IB$_1$ 期;⑤鳞癌或腺癌;⑥阴道镜检查未发现子宫颈内口上方有肿瘤浸润;⑦未发现区域淋巴结有转移。

表 7-1 宫颈癌初始治疗手术切除范围

项目	子宫切除术类型			宫颈切除术类型	
	筋膜外子宫切除（A 型）+/- 盆腔淋巴结切除或前哨淋巴结活检	次广泛性子宫切除术（B 型）+盆腔淋巴结切除或前哨淋巴结活检	广泛性子宫切除术（C1 型保留神经，C2 型不保留神经）+盆腔淋巴结切除 +/- 腹主动脉旁淋巴结切除或前哨淋巴结活检	单纯宫颈切除术 +/- 淋巴结切除或前哨淋巴结活检	广泛性宫颈切除术 +/- 淋巴结切除或前哨淋巴结活检
适应证	I A$_1$ 期，选择性 I A$_2$~ I B$_1$ 期	I A$_1$ 期伴脉管浸润或切缘阳性和 I A$_2$	I B$_1$~ I B$_2$ 期和 II A$_1$ 期，选择性 I B$_3$~ II A$_2$（非首选）	CIS 和选择性 I A$_1$~ I B$_1$ 期	选择性 I A$_1$~ I B$_1$ 期、选择性 I B$_2$
目的	治疗	治疗	治疗	治疗并保留生育功能	治疗并保留生育功能
子宫体	切除	切除	切除	保留	保留
卵巢	选择性切除	选择性切除	选择性切除	保留	保留
宫颈	完全切除	完全切除	完全切除	大部分切除（仅保留顶端 5 mm，用于环扎）	大部分切除（仅保留顶端 5 mm，用于环扎）
阴道	切除很少	切除 1~2 cm	切除阴道上 1/4~1/3	切除很少	切除 1~2 cm
输尿管	未涉及	输尿管隧道处打开，推离宫颈	输尿管隧道处打开，推离宫颈及宫旁外侧	未涉及	输尿管隧道处打开，推离宫颈
宫旁组织	未涉及	在输尿管隧道处切断宫旁组织	切除宫旁组织至与髂内血管系统交界处，深达子宫深静脉	未涉及	在输尿管隧道处切断宫旁组织
宫骶韧带	宫颈旁切开	1/2 宫骶韧带	宫骶韧带切除至骶骨附着处	宫颈旁切开	1/2 宫骶韧带
膀胱	分离至宫颈外口	分离至阴道上段	分离至阴道中段	分离至腹膜反折	分离至阴道上段
直肠	未涉及	分离至宫颈下段	分离至阴道中段以下	分离至腹膜反折	分离至阴道上段
手术途径	经腹、腹腔镜或机器人腹腔镜	经腹	经腹	经阴道，经腹，腹腔镜或机器人腹腔镜	经阴道，经腹，腹腔镜或机器人腹腔镜

注意事项

（1）术前明确子宫颈癌的病理诊断和临床分期，进行精确评估，严格掌握手术指征。

（2）子宫颈广泛性切除术仅适用于早期子宫颈癌，而对于肿瘤 2~4 cm 的子宫颈癌患者，术后易复发，应慎重选择子宫颈广泛性切除术。

（3）术前判断子宫颈肿瘤大小、肿瘤与子宫颈管内口的关系和子宫下段肌层是否有浸润很重要,应用盆腔 MRI 检查测量并评估,其准确率可达 96.7%。

（4）术中应按常规行冰冻病理检查,并尽可能保证其准确性,盆腔淋巴结和子宫颈切缘的病理检查结果对是否行保留生育功能治疗有指导意义。

4. 放疗 各期宫颈癌都适合放疗,包括各种病理类型。但对于年轻的早期宫颈癌患者,考虑对卵巢功能的保护,主要采用手术治疗或卵巢移位以后的盆腔放疗。

宫颈癌放疗包括远距离体外照射(体外照射)和近距离腔内照射(后装治疗),两者针对的靶区不同,外照射主要针对宫颈癌原发灶和盆腔蔓延及淋巴转移区域,后装治疗主要照射宫颈癌的原发病灶区域。应有足够的剂量以保证疗效,与此同时也需要最大限度地保护邻近正常组织,提高生存质量。为达到理想效果,放疗应在 8 周内完成。

特殊情况下还有可以选择组织间插植放疗及使用阴道柱状施源器对阴道残端推量放疗。

多数患者在外照射期间,都辅助以铂类为基础的同期化疗。

5. 化疗 同期放化疗药物选择顺铂,顺铂不耐受者可采用卡铂。对于宫颈癌的一线联合化疗,如果肿瘤 PD-L1 阳性,首选帕博利珠单抗 + 顺铂或卡铂 +/- 贝伐单抗,否则可选择顺铂 + 紫杉醇 + 贝伐单抗或卡铂 + 紫杉醇 + 贝伐单抗。二线化疗的药物推荐使用免疫治疗帕姆单抗(用于 TMB-H 或 PD-L1 阳性或 MSI-H/dMMR 肿瘤)。其他选择抗体药物偶联物 Tisotumab vedotin-tftv,西米普利单抗。以及在特定情况下,如对于 *HER2*(+)肿瘤使用曲妥珠单抗,*RET* 融合基因肿瘤使用塞尔帕替尼,*NTRK* 融合基因肿瘤使用恩曲替尼等。

【随访】

建议治疗后 2 年内每 3～6 个月随访 1 次,第 3～5 年每 6～12 个月随访 1 次,5 年后每年随访 1 次。高危患者应缩短随访间隔(如第 1～2 年每 3 个月随访 1 次),低危患者可以延长(如 6 个月随访 1 次)。随诊内容包括宫颈(保留生育功能)或阴道细胞学检查,临床评估,影像学检查包括增强磁共振,CT,PET-CT。若可疑复发转移者可考虑全身 PET-CT,或盆腔 MRI。

第八章 子宫肿瘤

第一节 子宫肌瘤

【概述】

子宫肌瘤是女性生殖器中最常见的一种良性肿瘤,由子宫平滑肌组织增生而形成,多见于 30～50 岁女性。根据尸体解剖统计的发病率可达 50% 以上。国外有报道至 50 岁,白种人的发病率近 70%,黑种人高于 80%。但其确切病因不明,可能与遗传易感性、性激素水平和局部生长因子失调等有关。流行病学研究表明年龄大于 40 岁、初潮年龄小、未育或晚育、肥胖、PCOS、激素补充治疗及子宫肌瘤家族史等均是高危因素。其分类按生长部位分为子宫体肌瘤(90%)和宫颈肌瘤(10%);根据肌瘤的数目分为单发性和多发性子宫肌瘤;国际妇产科联盟(FIGO)根据肌瘤与子宫壁的关系将子宫肌瘤分为 9 型(图 8-1)。

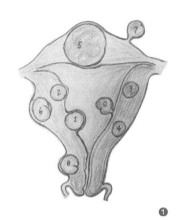

图 8-1 子宫肌瘤分型

【临床表现】

多数患者无症状,仅于妇科检查或 B 超检查时偶被发现。患者症状与肌瘤的部位、大小等有密切关系,具体如下。

1. **阴道异常流血** 多数病例表现为月经量增多、经期延长或周期缩短,重者月经完全失去节律性,以黏膜下肌瘤最为明显,可引起继发性贫血。

2. **腹部包块及压迫症状** 下腹可扪及实质性肿块,不规则,特别是在膀胱充盈时腹部包块更为明显。对于子宫肌瘤多发或者体积较大,凸向浆膜时更为明显。子宫体下段及宫颈部肌瘤压迫膀胱则产生尿频、尿急及尿潴留;压迫直肠则产生排便困难。此外,还会有下腹坠胀、腰背酸痛等症状。

3. **阴道分泌物增多及性状异常** 肌壁间肌瘤可有白带增多,黏膜下肌瘤更为明显,当其感染坏死时可产生多量脓血性排液,伴有臭味。

4. **其他临床表现** 浆膜下肌瘤蒂扭转时可出现急性腹痛。肌瘤红色变性时,腹痛剧烈且伴发热。此外部分患者可能影响妊娠,导致不孕、流产和早产等。

【诊断要点】

1. **病史及临床表现** 如上。

2. **体格检查** 双合诊或三合诊时表现为子宫不规则增大,质硬,表面呈多个球形或结节状隆起。宫颈肌瘤或黏膜下带蒂肌瘤部分可于宫颈口或宫颈看见包块。无性生活者应行肛诊。

3. 辅助检查

（1）超声：是最常用的方法，具有较高的敏感性和特异性。但对于多发小肌瘤（如直径 0.5 cm 以下）的检出及计数还存在一定的误差，受检查者的经验和仪器的精密度限制。此外还应与子宫腺肌病相鉴别。

（2）MRI：是超声检查的重要补充手段，不仅对于肌瘤的大小、数量及位置能准确辨别，对于肌瘤的变性及恶变也有较好的鉴别能力。

4. 手术或穿刺获取病理　是诊断的金标准。大体表现为实性质硬与周围肌层界限清晰的结节，切开面呈编织状，镜下表现为束状交织排列的梭形细胞，胞质丰富，长杆状核。细胞束之间有多少不等透明变性的胶原。

【治疗原则及方案】

子宫肌瘤的处理，需要结合患者年龄、症状、肌瘤大小及性状、生育要求及全身情况综合考虑。

1. 随访观察　无明显症状及肌瘤生长稳定除外恶变者，可 3～6 个月复查 1 次。

2. 手术获取病理诊断　是金标准，也是缓解症状解除病变的最主要的治疗方式。

（1）手术指征：①子宫肌瘤合并月经过多或异常出血甚至导致贫血；或压迫泌尿系统、消化系统、神经系统等出现相关症状，经药物治疗无效；②子宫肌瘤合并不孕或备孕前直径 ≥ 4 cm 有可能影响妊娠或妊娠后肌瘤变性造成早产流产等，但需警惕妊娠期子宫破裂、胎盘植入等风险；③绝经后未行激素补充治疗但肌瘤仍生长或肌瘤迅速增长、血供丰富等，有恶性风险。

（2）手术方式：子宫肌瘤剔除术适用于年轻未婚或未生育、希望保留生育功能的患者；凡肌瘤较大、症状明显、经药物治疗无效、不需保留生育功能，或疑有恶变者，可行子宫切除术。对于年轻希望保留子宫颈者也可行子宫次全切除术，术前应注意宫颈癌的筛查，以减少子宫颈残端癌的发生。

（3）手术路径：包括腹腔镜手术、经腹手术、经阴道手术和宫腔镜手术，具体选择可根据肌瘤的位置、大小、数目，以及术者的手术经验、患者有无生育要求等综合考虑。

3. 其他微无创手术或局部治疗　主要是通过物理治疗的手段，缩小肌瘤体积或破坏子宫内膜达到缓解子宫肌瘤症状的目的，也是近年来发展比较迅速的治疗方式。缺点是不易取到肌瘤组织进行病理检查，优点是更加微创或无创，可以反复操作，避免了反复手术带来的并发症。主要包括如下几种方式：经导管子宫动脉栓塞术（transcatheter uterine artery embolization, UAE）、高强度超声聚焦消融（high intensity focused ultrasound ablation, HIFUA）、射频消融术（radiofrequency ablation, RFA）、微波消融术（microwave ablation, MWA）、冷冻治疗（cryosurgery）和子宫热球治疗（uterine balloon therapy）。

4. 药物治疗　适用于子宫肌瘤导致贫血和压迫症状而不愿手术或有手术治疗禁忌者、术前预处理以及多发性肌瘤剔除术后预防近期复发、孕前可使用药物缩小子宫和肌瘤体积，为妊娠做准备。氨甲环酸、非甾体抗炎药（NSAID）、复方口服避孕药（COC）和左炔诺孕酮宫内缓释系统（LNG-IUS）等可以用于缓解疼痛出血等症状，但对肌瘤本身无治疗作用。促性腺激素释放激素激动剂（gonadotropin-releasing hormone agonist, GnRH-a）降低雌激素作用显著，同时具有缩小子宫体积、缓解症状和纠正贫血的作用，长期使用应注意反向添加。此外还有米非司酮以及中医中药等。

【特殊问题】

1. 妊娠合并子宫肌瘤　受妊娠激素的影响,子宫肌瘤容易增长并变性。

(1)孕期无症状者,定期产前检查,严密观察,不需特殊处理。

(2)子宫肌瘤红色变性首选保守治疗,可予以抗生素预防感染,有宫缩者予以宫缩抑制剂,必要时镇静止痛。

(3)一般说来高度怀疑恶变者、保守治疗无效者、浆膜下子宫肌瘤发生蒂扭转和肌瘤压迫邻近器官者,出现严重症状等可考虑手术。妊娠期子宫肌瘤的手术应慎重并权衡胎儿的发育情况,与患者及家属充分沟通。

(4)根据肌瘤生长部位是否会发生产道梗阻及产妇和胎儿的具体情况决定分娩方式。关于剖宫产术中是否行子宫肌瘤剥除术的问题,目前尚存争议。

2. 子宫肌瘤变性及特殊的平滑肌瘤　当子宫肌瘤生长过快而血运不足时,可产生各种退行性改变,包括玻璃样变、红色变性、囊性变、脂肪样变和坏死等,应与恶变相鉴别。此外,子宫交界性平滑肌瘤包括弥漫性平滑肌瘤病(diffuse uterine leiomyomatosis, DUL)、静脉内平滑肌瘤病(intravascular leiomyomatosis, IVL)、转移性平滑肌瘤病(benign metastasizing leiomyoma, BML)和恶性潜能未定平滑肌瘤(smooth muscle tumor of uncertain malignant potential, STUMP)属特殊类型,发病率低,诊治复杂,尚无达成一致的指南,需就诊于综合医院有经验的妇产科医师,必要时多科协作。

第二节　子宫内膜增生

【概述】

子宫内膜增生是一种非生理性、非侵袭性的内膜增生,表现为腺体结构(大小和形态)的改变、腺体和间质比例的改变。其分类在国内外尚不统一,目前有两种主要的病理分类方法,即 WHO 2014 病理分类系统和 EIN(endometrial intraepithelial neoplasia)分类系统。

2014 年 WHO 对子宫内膜增生的分型进行了修订,根据是否存在细胞不典型性将子宫内膜增生分为两类:①子宫内膜增生不伴不典型增生(endometrial hyperplasia without atypia, EH);②子宫内膜不典型增生(atypical hyperplasia, AH)。另一种分类即 EIN 分类系统,将内膜增生分为:①良性:良性子宫内膜增生(Benign or endometrial hyperplasia, BH/EH);②恶性前期:子宫内膜内皮瘤样变(EIN),对应 WHO 2014 分类系统的 AH;③恶性:内膜腺癌(endometrial cancer, ECa)。EH 是指子宫内膜腺体过度增生伴腺体大小和形态的不规则,腺体和间质比例增加,不伴有细胞的不典型性变化。

EH 进展为分化良好的子宫内膜癌的风险为 1%～3%。AH/EIN 指过度增生的子宫内膜腺体存在细胞的异型性,但缺乏明确浸润的证据。约 25%～40% 子宫内膜不典型增生患者同时存在子宫内膜癌。约 1/4～1/3 的 AH/EIN 患者在诊断后立即行子宫全切术时、或诊断后 1 年内发现有子宫内膜癌。子宫内膜不典型增生患者患子宫内膜癌的长期风险增加 14～45 倍。

【临床表现】

1. 异常子宫出血　育龄女性可表现为不规则阴道出血、月经周期延长或缩短、出血时间长、出血量时多时少,有时表现为经间出血、月经周期规则但是经期长或经量过多。部分患者无临床症状,仅为超声检查提示子宫内膜回声不均。绝经后患者表现为绝经后阴道出血。

2. 其他症状 包括阴道异常排液、宫腔积液、下腹疼痛等。

【诊断要点】

B超和MRI对子宫内膜增生具有一定的筛查作用,确诊需要进行诊断性刮宫或宫腔镜获取子宫内膜,进行病理学检查。

内膜增生确诊需要内膜组织学检查,因此获取子宫内膜标本的方法和准确性极为重要。经典获取子宫内膜的方法是诊断性刮宫,但容易漏诊。诊断性宫腔镜在获取内膜标本的准确性和敏感性方面优于单纯诊断性刮宫。

【治疗原则及方案】

1. EH 的治疗 EH 在 20 年内进展为子宫内膜癌的风险低于 5%,通过观察随诊,超过 80% 患者可以自动转归正常。对存在长期异常子宫出血、肥胖、应用他莫西芬药物等高风险患者,建议规律使用孕激素治疗至少 3～6 个月,治疗目的是控制异常子宫出血、逆转子宫内膜及防止少数患者发展为子宫内膜癌。

(1)孕激素后半周期序贯治疗:推荐的药物包括醋酸甲羟孕酮 10～20 mg/d、黄体酮胶囊 300 mg/d、醋酸甲地孕酮 80 mg/d、炔诺酮 5 mg/d、地屈孕酮 10～20 mg/d。月经周期第 11～16 日起始,每个周期用药需至少 12～14 日,连续用药 3～6 个周期。孕激素后半周期治疗的内膜逆转率可达 80%～98%。

(2)孕激素连续治疗:近年来更推荐孕激素连续治疗,如甲羟孕酮 10～20 mg/d、炔诺酮 10～15 mg/d,连续用药 3～6 个月。

(3)含左炔诺孕酮的宫内节育系统(LNG-IUS):有报道其内膜逆转率 85%～92%。植入后持续用 6 个月至 5 年。因其是在子宫局部起作用而全身副作用少,被国外推荐为治疗无不典型增生的子宫内膜增生的首选方案。用药期间,建议每 3～6 个月进行一次超声检查及子宫内膜取样评估治疗效果。

存在以下情况时可考虑手术治疗:①随访过程中进展为子宫内膜不典型增生而不愿意继续药物治疗;②完成孕激素规范治疗后复发的子宫内膜增生;③ EH 治疗 12 个月内膜无逆转;④持续的异常子宫出血;⑤不能定期随访或治疗依从性差的患者。

2. AH/EIN 的治疗 由于 AH 或 EIN 有 14%～30% 的概率发展为子宫内膜癌,同时合并子宫内膜癌的比例也很高,因此,如果患者没有生育要求,子宫全切术是该病的治疗首选,不建议内膜切除术。绝经前女性是否同时切除双侧卵巢应个体化处理,但推荐双侧输卵管切除,可减少以后发生卵巢癌的风险。

保留生育功能治疗适用于希望保留生育能力或不能耐受手术的患者,其适应证为:①强烈要求保留生育能力;②年龄小于 45 岁;③无药物禁忌证或妊娠禁忌证;有良好的依从性,能及时随访并进行定期病理检查。对于希望保留生育功能的女性,应充分告知保留生育能力的治疗可能的获益及风险,签署知情同意书,并在进行保守治疗之前进行全面评估,以除外子宫内膜浸润癌和可能合并存在的卵巢癌。

保留生育治疗首选大剂量孕激素的药物治疗,包括:①醋酸甲地孕酮(MA):160 mg,q.d.～b.i.d.,口服。②醋酸甲羟孕酮:250 mg,q.d.～b.i.d.,口服;或者 1000 mg/ 周,肌内注射。③含左炔诺孕酮的宫内节育系统(LNG-IUS):英国皇家妇产科医师学院(RCOG)和英国妇科内镜学会(BSGE)推荐 LNG-IUS 为内膜不典型性增生首选治疗方案。对 1 001 例病例观察性研究显示 LNG-IUD 对子宫内膜复杂增生转化率为 92%,不典型性增生为 90%。④ GnRH-a 或 GnRH-a 联合 LNG-IUS/ 芳香化酶抑制剂(肥胖、肝功能异常等孕激素治疗有禁忌或孕激素治疗无效者),GnRH-a 用法为 3.5~3.75 mg/4 周。每 3 个月进行评估,直至病理完全缓解。建议再行巩固治疗 1~3 个月。

治疗期间的随访:①评估疗效:治疗期间 3 个月进行一次内膜检查,可以在用药过程中或撤退性出血后进行诊刮或宫腔镜联合诊刮评估疗效,根据对药物的反应情况调整治疗剂量或方案,直到病理提示内膜完全逆转;达到完全缓解后,无症状建议每 6~12 个月进行一次内膜活检,有异常出血或子宫内膜增厚者需要积极活检除外复发、进展;②去除风险因素:治疗期间应积极去除导致内膜增生的危险因素,如肥胖、胰岛素抵抗等,可以选择二甲双胍口服。严格控制肥胖患者的体重,纠正代谢异常综合征,也是综合治疗的重要环节;③不良反应监测:长期大剂量孕激素的应用可能发生体重增加、水肿、头痛、不规则阴道出血、肝肾功能受损及血栓风险,要定期随访并监测相应指标。

EIN 完全缓解后(至少一次内膜病理转阴)要尽快考虑妊娠。由于内膜增生患者很多存在排卵障碍,自然妊娠率较低,建议积极进行促排卵或辅助生殖治疗。对于近期无生育要求的患者,建议孕激素保护内膜预防复发(可采用后半周期孕激素撤退或置入 LNG-IUS 的方法)。治愈后每 3~6 个月 B 超随访内膜情况,必要时内膜活检。完成生育的患者仍然有复发、进展的可能,建议长期随访、观察。

第三节　子宫内膜癌

【概述】

子宫内膜癌为女性生殖道常见恶性肿瘤之一,发达国家中发病率居女性生殖道恶性肿瘤首位,死亡率居第二位,在我国居女性生殖系统恶性肿瘤的第二位,据 2019 年国家癌症中心公布的《2015 年中国恶性肿瘤流行情况分析》,我国 2015 年子宫内膜癌发病人数约为 69 000 例,死亡 16 000 例,发病率 10.28/10 万,死亡率为 1.9/10 万。70%~75% 的子宫内膜癌患者为绝经后妇女,平均发病年龄约 55 岁。近年来,由于高脂高热饮食和低运动量生活方式的影响,子宫内膜癌在我国的发病率呈现上升趋势。

【临床表现】

1.阴道异常出血。

2.阴道异常排液。

3.下腹疼痛及其他症状。

4.晚期患者可触及下腹部增大的子宫,可出现贫血、消瘦、发热、恶病质等全身衰竭表现。

【诊断要点】

1.病史

2.临床表现

3.体格检查

(1)全面查体:注意有无糖尿病、高血压、心血管及肺部疾病。

（2）妇科检查。

4.辅助检查

（1）超声检查。

（2）诊刮或内膜活检。

（3）宫腔镜检查。

（4）MRI、CT、CA125等检查。

5.病理诊断 子宫内膜或子宫外转移灶组织标本，经病理组织学诊断为子宫内膜癌，此为诊断金标准。

6.病理类型

（1）根据2020版女性生殖器官肿瘤分类，主要包含以下主要病理类型：①子宫内膜样癌：其中包括子宫内膜样癌伴鳞状分化，子宫内膜样癌伴分泌性改变，子宫内膜样癌伴黏液样改变。②浆液性癌。③透明细胞癌。④未分化癌和去分化癌。⑤子宫内膜混合型腺癌。⑥子宫癌肉瘤。⑦其他少见类型，包括中肾管腺癌，原发性鳞癌，原发性胃型黏液腺癌，神经内分泌肿瘤。

（2）子宫内膜癌分子分型：美国国立癌症研究所癌症基因组图谱（The Cancer Genome Atlas，TCGA）提出内膜癌中的四种分子亚型：*POLE*突变型，微卫星不稳定（microsatellite instability，MSI）型，低拷贝型，高拷贝型。

7.分期 子宫内膜癌采用FIGO手术病理分期，目前使用的是FIGO 2009年子宫内膜癌的手术病理分期（表8-1）。

表8-1 子宫内膜癌手术-病理分期（FIGO，2009年）

期别	肿瘤范围
Ⅰ期	肿瘤局限于子宫体
ⅠA	无或＜1/2肌层受累
ⅠB	≥1/2肌层受累（≥1/2肌层浸润）
Ⅱ期	癌瘤累及子宫颈间质，但未扩散至宫外
Ⅲ期	局部和/或区域扩散
ⅢA	癌瘤累及子宫体浆膜层和/或附件
ⅢB	阴道和/或宫旁受累
ⅢC	癌瘤转移至盆腔和/或腹主动脉旁淋巴结
ⅢC$_1$	癌瘤转移至盆腔淋巴结
ⅢC$_2$	癌瘤转移至腹主动脉旁淋巴结，有（无）盆腔淋巴结转移
Ⅳ期	癌瘤累及膀胱和/或肠黏膜；或远处转移
ⅣA	癌瘤累及膀胱和/或肠道黏膜
ⅣB	远处转移，包括腹腔转移和/或腹股沟淋巴转移

注意：1.宫颈管腺体受累为Ⅰ期，不再按照以前的分期作为Ⅱ期；2.腹水细胞学阳性应当单独报告，不改变分期。

【治疗原则及方案】

1. 基本原则

（1）以手术治疗为主，辅以放射治疗、化学治疗和激素等综合治疗。

（2）淋巴结切除：对于病灶仅限于子宫的病例可以仅行盆腔淋巴结切除术 ± 腹主动脉旁淋巴结切除。对于术前评估有高危因素的患者，如弥漫性病变、或病灶位于宫底深肌层浸润、低分化、浆乳癌、透明细胞癌或者癌肉瘤，需要进行腹主动脉旁淋巴结切除。部分病例不适宜进行淋巴结切除术者例外。

（3）关于前哨淋巴结：对于局限于子宫的中低危子宫内膜癌患者，前哨淋巴结定位切除可作为系统性淋巴结清扫的可选择替代方案。

2. 初次治疗

（1）病灶局限于宫体

1）可以手术患者按照手术分期原则进行分期手术，腹腔冲洗液送细胞病理检查，基本术式为全子宫切除、双附件切除、盆腔和腹主动脉旁淋巴结切除术。对部分符合条件的年轻患者可考虑保留卵巢。对于诊刮病理学检查结果为子宫内膜浆液性癌、癌肉瘤及未分化癌的患者，应切除大网膜或进行大网膜活检。

2）有手术禁忌证患者可选择根治性放疗。少数患者可考虑内分泌治疗。

（2）宫颈疑有或已有肿瘤侵犯：行全子宫切除或广泛全子宫切除为基础的分期手术。不适合手术者可先行盆腔外照射放疗 + 阴道近距离放疗 ± 系统治疗，放疗后必要时可再考虑手术治疗。

（3）术前检查疑有子宫外病灶，需要进一步评估，以排除其他少见类型的子宫内膜肿瘤。病变局限于腹、盆腔内者，可行肿瘤细胞减灭术，术后给予系统治疗，也可考虑新辅助化疗后再手术。出现远处转移者，以系统治疗为主。局部扩散但不适合手术者，也可先行盆腔外照射 ± 阴道近距离放疗 ± 系统治疗，然后再评估是否可以手术治疗。

3. 术后辅助治疗的推荐建议

（1）子宫内膜样癌

ⅠA 期（$G_1 \sim G_2$）：首选随诊观察，如有高危因素（存在淋巴血管间隙浸润和 / 或年龄 ≥ 60 岁），可考虑腔内治疗。

ⅠA 期（G_3）：首选腔内放疗，如无肌层浸润，也可随诊观察，如有高危因素，可考虑体外放疗。

ⅠB 期（G_1）：首选腔内放疗，如无其他高危因素也可考虑随诊观察。

ⅠB 期（G_2）：首选腔内放疗，如有高危因素，可考虑体外放疗，部分患者如无其他危险因素亦可随诊观察。

ⅠB 期（G_3）：放疗（体外放疗及 / 或腔内放疗）± 系统治疗。

Ⅱ 期：体外放疗（首选）及 / 或腔内放疗 ± 系统治疗。

Ⅲ 期：化疗 ± 体外放疗 ± 腔内放疗。

ⅣA ～ ⅣB 期（减瘤术后无或仅有微小残留者）：化疗 ± 体外放疗 ± 腔内放疗。

（2）非子宫内膜样癌

ⅠA 期：系统治疗 + 腔内治疗或体外放疗 ± 腔内放疗，对于局限于黏膜内或无残存病变者，可腔内治疗或观察。

ⅠB 期及以上：系统治疗 ± 体外放疗 ± 腔内放疗的综合治疗。

4. 复发和转移子宫内膜癌的治疗

（1）局部复发：外照射治疗 ± 阴道近距离放疗或手术探查 + 切除 ± 术中放疗。复发位置既往接受过盆腔外照射治疗者，考虑手术探查 + 切除加减术中放疗和 / 或全身治疗 ± 姑息性放疗。

（2）远处转移

1）孤立转移灶：①考虑手术切除和 / 或外照射治疗或消融治疗。②考虑全身治疗。

2）播散性病灶：①低级别或无症状或雌激素受体 / 孕激素受体阳性者可行激素治疗，继续进展时则行化疗，治疗后再进展则支持治疗。②有症状或 $G_2 \sim G_3$ 级或巨块病灶时行化疗 ± 姑息性外照射治疗，再进展则支持治疗。

5. 子宫内膜癌常用化疗和激素治疗方案

（1）系统性化疗：系统性化疗推荐联合化疗方案。推荐的化疗方案及药物如下：卡铂 / 紫杉醇（首选）± 贝伐单抗，其他选择包括铂类 / 多柔比星方案，异环磷酰胺 / 紫杉醇（用于癌肉瘤，Ⅰ类证据），顺铂 / 异环磷酰胺（用于癌肉瘤），依维莫司 / 来曲唑（子宫内膜样腺癌），卡铂 / 紫杉醇 / 曲妥珠单抗（HER-2 阳性浆液性腺癌）。如患者无法耐受联合化疗，可选择单药化疗方案。

（2）激素治疗：一般用于 G_1、G_2 内膜样癌，不推荐用于 G_3 内膜样癌和浆乳癌、透明细胞癌等特殊类型。可采用的激素治疗方案包括孕激素、芳香化酶抑制剂、雌激素受体拮抗剂、左炔诺孕酮缓释系统（对于特定的需保留生育功能患者）。

（3）免疫和靶向治疗：帕博利珠单抗用于治疗不可切除或转移性的、高度微卫星不稳定型或错配修复缺陷的内膜癌一线治疗，于 2018 年起被 NCCN 指南推荐。2019 年 NCCN 指南推荐仑伐替尼 + 帕博利珠单抗联合治疗方案用于治疗既往接受系统治疗后病情进展、不适合根治性手术或放疗、非高度微卫星不稳定型 / 错配修复缺陷的晚期子宫内膜癌患者。

6. 子宫内膜癌保留生育功能的治疗

（1）适应证

1）诊断性刮宫病理为子宫内膜样腺癌 1 级（高分化），并经病理学专家确认。

2）患者有强烈保留生育功能要求。

3）病灶局限于子宫黏膜内，超声、盆腹腔磁共振增强扫描无肌层浸润、附件累及或远处转移证据。

4）无药物治疗或妊娠禁忌证。

5）有良好的依从性并能进行随访和再次内膜病理检查者。

（2）治疗前评估：包括病理评估，临床评估及影像学评估。

（3）治疗方法

1）首选大剂量孕激素治疗。

2）其他治疗方法：GnRH-a 联合 LNG-IUS/ 芳香化酶抑制剂，适用于具有肥胖症、肝功能异常等孕激素治疗禁忌证的患者。

3）合并症的全身综合治疗：包括减肥、降脂；知识宣教、饮食控制、运动指导；诊断和治疗糖尿病。

第四节 子 宫 肉 瘤

【概述】

子宫肉瘤发病率低,占女性生殖道恶性肿瘤的 1%,占子宫恶性肿瘤的 3%～7%,恶性度高,易远处转移,5 年存活率为 30%～50%。

常见以下 3 种类型:最常见子宫平滑肌肉瘤(uterine leiomyosarcoma, uLMS),其次是子宫内膜间质肉瘤(endometrial stromal sarcoma, ESS),分为低级别子宫内膜间质肉瘤(low-grade endometrial stromal sarcoma, LGESS)和高级别子宫内膜间质肉瘤(high-grade endometrial stromal sarcoma, HGESS),还有未分化子宫肉瘤(undifferentiated uterine sarcoma, UUS)。其他罕见类型还包括子宫腺肉瘤、血管周上皮样细胞肿瘤以及横纹肌肉瘤等。

【临床表现】

1. 发病年龄　uLMS 可发生于任何年龄,一般为 43～56 岁。LGESS 发病年龄较年轻,平均发病年龄为 34.5 岁,而 HGESS 平均年龄为 50.8 岁。

2. 症状　子宫肉瘤一般无特殊症状,可表现为类似子宫肌瘤或子宫内膜息肉的症状。包括阴道不规则流血(67%),下腹疼痛(25%),尿频、尿潴留、便秘、淋巴水肿等压迫症状(22%),以及消瘦、全身乏力、贫血、低热等晚期症状。

3. 体征　uLMS 可位于子宫黏膜下和肌层,ESS 可表现为宫颈口或阴道内发现软脆、易出血的息肉样肿物,子宫腺肉瘤通常为宫腔内息肉样肿物。

【诊断要点】

1. 辅助检查　阴道彩色多普勒超声检查,胸、腹、盆腔 CT 或 MRI 检查,必要时行 PET-CT 检查,诊断性刮宫等。

2. 术中剖视标本　应在子宫切除后立即切开标本检查,注意切面是否呈鱼肉状,有无出血、坏死,有无包膜等。

3. 病理诊断

(1)uLMS:肿瘤与肌层边界不清,切面呈鱼肉状。镜下可见:①细胞异常增生;②细胞核异型性明显;③病理性核分裂象 ≥ 5/10HPFs;④凝固性坏死。

(2)ESS:可形成息肉状或结节状突向宫腔,或似平滑肌瘤位于子宫肌层内。镜下可见瘤细胞像增殖期子宫内膜间质细胞,核分裂象 ≤ 5～10/10HPFs。

(3)UUS:大体形态与 ESS 相似,镜下可见瘤细胞异型性明显;核分裂象 ≥ 10/10HPFs。

(4)子宫腺肉瘤:外观为息肉样肿瘤,腺肉瘤合并肉瘤成分过度生长定义为镜下可见单纯的肉瘤成分,通常为高级别,至少占到肿瘤的 25%。

4. 转移　子宫肉瘤的转移途径主要有血行播散、直接浸润和淋巴结转移 3 种。

5. 分期　FIGO(2009)首次对子宫肉瘤进行了分期(表 8-2,表 8-3)。

【治疗原则及方案】

以手术为主,雌激素阻断治疗、化疗和 / 或放疗为辅。

1. 手术治疗　手术是子宫肉瘤主要治疗方法,基本手术方式为筋膜外子宫切除术和双附件切除术,对于子宫外病灶行减瘤术,肿大或可疑的淋巴结应予切除。绝经前低危的腺肉瘤患者、年轻且 ER 阴性的早期 uLMS 患者,可谨慎保留卵巢。

表 8-2　FIGO uLMS 和 ESS 分期（2009 年）

Ⅰ期　肿瘤局限于子宫

　ⅠA　肿瘤≤ 5 cm

　ⅠB　肿瘤＞ 5 cm

Ⅱ期　肿瘤超出子宫但局限于盆腔

　ⅡA　侵犯附件

　ⅡB　侵犯盆腔其他组织

Ⅲ期　肿瘤侵犯腹腔组织（并非仅凸向腹腔）

　ⅢA　1 个部位

　ⅢB　2 个或以上部位

　ⅢC　转移至盆腔和 / 或腹主动脉旁淋巴结

Ⅳ期

　ⅣA　肿瘤侵犯膀胱和 / 或直肠

　ⅣB　远处转移

表 8-3　FIGO 子宫腺肉瘤分期（2009 年）

Ⅰ期　肿瘤局限于子宫

　ⅠA　肿瘤局限于子宫内膜 / 颈管内膜，未侵及肌层

　ⅠB　肌层侵犯≤ 1/2

　ⅠC　肌层侵犯＞ 1/2

Ⅱ期　肿瘤超出子宫但局限于盆腔

　ⅡA　侵犯附件

　ⅡB　侵犯其他盆腔组织

Ⅲ期　肿瘤侵犯腹腔组织（并非仅凸向腹腔）

　ⅢA　1 个部位

　ⅢB　2 个或以上部位

　ⅢC　转移至盆腔和 / 或腹主动脉旁淋巴结

Ⅳ期

　ⅣA　肿瘤侵犯膀胱和 / 或直肠

　ⅣB　远处转移

2. **术后的辅助治疗**　绝经或已行双附件切除的Ⅰ期 LGESS 术后可观察，Ⅱ～Ⅳ期可给予雌激素阻断剂治疗，必要时放疗。Ⅰ期的 uLMS、UUS 或 HGESS 术后可观察，ER 或 PR 阳性者可使用雌激素阻断剂。对于Ⅱ～Ⅳ期的 uLMS、UUS 或 HGESS 可进行术后辅助化疗和 / 或体外放疗。化疗药物可选择多柔比星、异环磷酰胺、顺铂、依托泊苷及替莫唑胺等。

3. **复发子宫肉瘤的治疗**　子宫肉瘤Ⅰ期复发率为 50%～67%，Ⅱ～Ⅲ期复发率可高达90.0%。复发后可采用手术及全身治疗等综合治疗。

【随访】

低级别肉瘤患者可在第 1 个 3～5 年每 4～6 个月随访 1 次，随后可以每年复诊 1 次；高级别肉瘤患者在第 1 个 2～3 年每 3～4 个月随访 1 次，第 2 个 2～3 年每年 2 次，随后每年 1 次。

第九章 卵巢、输卵管肿瘤

第一节 卵巢上皮性癌

【概述】

卵巢恶性肿瘤是女性生殖器常见的恶性肿瘤之一。卵巢上皮性癌是卵巢恶性肿瘤中最常见的类型。随着紫杉醇的问世以及与铂类联合应用，卵巢上皮性癌的 5 年生存率已经接近或超过 50%，但是其死亡率仍居妇科恶性肿瘤首位，主要由于卵巢位于盆腔深部，早期病变不易发现，一旦出现症状多属晚期，70% 患者在就诊时已为晚期，治疗后 70% 的患者将会复发，难以治愈。

【临床表现】

1. **病史**

（1）危险因素：卵巢癌的病因未明。年龄的增长、未产或排卵年增加、促排卵药物的应用等，以及乳腺癌、结肠癌或子宫内膜癌的个人史及卵巢癌家族史，被视为危险因素。

（2）遗传卵巢癌综合征（HOCS）：尤其是 *BRCA1* 或 *BRCA2* 基因突变者，其患病的累积风险高达 20%～50%，并随年龄增长，危险增加。

（3）"卵巢癌三联症"：即年龄 40～60 岁、卵巢功能障碍、胃肠道症状，可提高对卵巢癌的警惕。

2. **症状** 卵巢恶性肿瘤早期常无症状，部分患者可在妇科检查中被发现。晚期主要临床表现为腹胀、腹部肿块及腹水，症状的轻重决定于：①肿瘤的大小、位置、侵犯邻近器官的程度；②肿瘤的组织学类型；③有无并发症。

（1）压迫症状：由于肿瘤生长较大或浸润邻近组织所致。

（2）播散及转移症状：由于腹膜种植引起的腹水，肠道转移引起的消化道症状等。

（3）内分泌症状：由于某些卵巢肿瘤所分泌的雌激素、睾酮的刺激，可发生性早熟、男性化、闭经、月经紊乱及绝经后出血等。

（4）急腹痛症状：由于肿瘤破裂、扭转等所致。

【诊断要点】

1. **体征**

（1）全身检查：特别注意乳腺、区域淋巴结、腹部膨隆、肿块、腹水及肝、脾、直肠检查。

（2）盆腔检查：双合诊和三合诊检查子宫及附件，注意附件肿块的位置、侧别、大小、形状、边界、质地、表面状况、活动度、触痛及直肠子宫陷凹结节等。

应强调盆腔肿块的鉴别，以下情况应注意为恶性：①实性；②双侧；③肿瘤不规则、表面有结节；④粘连、固定、不活动；⑤腹水，特别是血性腹水；⑥直肠子宫陷凹结节；⑦生长迅速；恶病质，晚期可有大网膜肿块、肝脾肿大及消化道梗阻表现。

2. 辅助检查

（1）腹水或腹腔冲洗液细胞学：腹水明显者，可直接从腹部穿刺，若腹水少或不明显，可从后穹窿穿刺。所得腹水经离心浓缩，固定涂片，进行细胞学检查。

（2）肿瘤标志物

1）CA125：80% 的卵巢上皮性癌患者 CA125 水平高于 35kU/L，90% 以上的晚期卵巢癌患者 CA125 水平的消长与病情缓解或恶化相一致，尤其对浆液性腺癌更有特异性。

2）HE4：人附睾蛋白 4 是一种新的卵巢癌肿瘤标志物。正常生理情况下，HE4 在人体中有非常低水平的表达，但在卵巢癌组织和患者血清中均高度表达，可用于卵巢癌的早期检测、鉴别诊断、治疗监测及预后评估。88% 的卵巢癌患者都会出现 HE4 升高的现象。与 CA125 相比，HE4 的敏感度更高、特异性更强，尤其是在疾病初期无症状表现的阶段。疾病早期 HE4 诊断的敏感度是 82.7%，而 CA125 却仅有 45.9%。与 CA125 20% 的特异性相比，HE4 的特异性高达 99%。HE4 与 CA125 两者联合应用，诊断卵巢癌的敏感性可增加到 92%，并将假阴性结果减少 30%，大大增加了卵巢癌诊断的准确性。

3）CA199 和 CEA 等肿瘤标记物在卵巢上皮癌患者中也会升高，尤其对卵巢黏液性癌的诊断价值较高。

（3）大便常规 + 潜血检查：如连续 3 次潜血（−），可基本除外消化道肿瘤；若潜血阳性，建议行胃肠镜检查除外消化道肿瘤。三合诊或肛查可能会引起便潜血假阳性，需注意避免在三合诊或肛查后留取便潜血检查。

（4）超声扫描：对于盆腔肿块的检测有重要意义，可描述肿物大小、部位、质地等。良恶性的判定依经验而定，可达 80%～90%，也可显示腹水。通过彩色多普勒超声扫描，能测定卵巢及其新生组织血流变化，有助诊断。

（5）盆腔和 / 或腹部 CT 及 MRI：对判断卵巢周围脏器的浸润、有无淋巴转移、有无肝脾转移和确定手术方式有参考价值。如无禁忌，最好行增强检查。

（6）胸部 CT：对判断有无胸腔积液、肺转移和肠梗阻有诊断意义。

（7）必要时选择以下检查

1）对便潜血阳性患者行胃肠镜检查，确定有无卵巢转移性癌及胃肠道原发肿瘤的可能。

2）肾图、肾血流图、静脉肾盂造影或 CT 泌尿系统重建：观察肾脏的分泌及排泄功能、了解泌尿系压迫或梗阻情况。

3）PET 检查：有助于对卵巢肿瘤进行定性和定位诊断。

（8）腹腔镜检查：对盆腔肿块、腹水、腹胀等可疑卵巢恶性肿瘤的患者行腹腔镜检查，评估疾病的严重程度，决定手术的可行性，同时取活检获得病理，初步分期，如果评估手术很难达到满意的肿瘤细胞减灭，应选择先期化疗，然后再进行中间性肿瘤细胞减灭术。若肿块过大或达脐耻连线中点以上、腹膜炎及肿块粘连于腹壁，则不宜进行此检查。

腹腔镜检查的作用：①明确诊断，作初步分期；②取得腹水或腹腔冲洗液进行细胞学检查；③取得活体组织，进行组织学诊断。

3. 卵巢癌病理诊断　确诊需要组织病理学，而普通的腹水细胞学、影像学和肿瘤标志物检查结果均不能作为卵巢癌的确诊依据，目前通过腹水细胞学进行相应的免疫组化染色后，可判定肿瘤女性生殖系统或卵巢来源。可参考 2020 年 WHO 卵巢肿瘤组织学分类，该分类同时提供了 ICD-O（International Classification of Diseases for Oncology）编码，斜杠线 "/"

后边的数字代表肿瘤的性质：0 为良性肿瘤；1 为不确定、交界性或生物学行为未定；2 为原位癌/上皮内瘤变Ⅲ级；3 为恶性肿瘤。

4. 卵巢癌的鉴别诊断　卵巢恶性肿瘤的诊断需与如下疾病鉴别：①子宫内膜异位症；②结核性腹膜炎；③生殖道以外的肿瘤；④转移性卵巢肿瘤；⑤慢性盆腔炎等。

5. 卵巢恶性肿瘤分期　可参考卵巢恶性肿瘤 FIGO 2014 年分期。

【治疗原则及方案】

治疗的目的和原则：早期争取治愈，晚期控制复发，延长生存期及提高患者生活质量。主要的治疗方式为手术加铂类为基础的联合化疗，最好是由经过正规训练的妇科肿瘤专科医师实施卵巢癌的治疗。

1. 手术治疗　手术治疗是卵巢上皮性癌的首要治疗手段。临床考虑为早期的患者，应行全面分期手术，确定手术病理分期。晚期患者，尽最大努力切除原发瘤和转移瘤，无法接受手术或者无法初次手术达到满意切除的患者，通过先期治疗后，创造手术切除的机会。手术方式包括以下几种。

（1）全面分期手术（comprehensive staging surgery）：是指临床考虑为早期的患者，实施的确定手术病理分期的手术：①腹部足够大的纵切口；②全面探查；③腹腔细胞学检查（腹水或盆腔、结肠侧沟、横膈冲洗液）；④大网膜切除；⑤全子宫和双侧附件切除；⑥仔细的盆腹腔探查及活检（粘连、可疑病变、盆腔侧壁、结肠侧沟、横膈等）；⑦盆腔及腹主动脉旁淋巴结切除术（至少达到肠系膜下动脉水平，最好达到肾血管水平）；⑧阑尾切除术。

（2）再分期手术（re-staging surgery）：指首次手术未明确分期，亦未用化疗而施行的全面分期手术。如术后患者已用化疗，应属于中间性（间歇性）肿瘤细胞减灭术（interval cytoreductive surgery）。

（3）肿瘤细胞减灭术（cytoreductive surgery）：尽最大努力切除原发灶及一切转移瘤，使残余癌灶直径＜1 cm，甚至肉眼无残留灶（满意的肿瘤细胞减灭术）。手术内容包括：①手术需要一个足够大的纵切口；②腹水或腹腔冲洗液的细胞学检查，但是对于腹腔已经明确受累，细胞学检查并不改变分期，可不必再送检；③全子宫双侧附件及盆腔肿块切除，卵巢动、静脉高位结扎；④切除大网膜，沿横结肠、胃大弯及脾下缘切除大网膜，如果小网膜受累也应切除；⑤腹主动脉旁及盆腔淋巴结清除术（至少达到肠系膜下动脉水平，最好达到肾血管水平）；⑥阑尾切除及肠道转移病灶处理；⑦为了达到满意的肿瘤细胞减灭术可以采取某些特殊的手术措施，包括肠切除、部分横膈或腹膜剥离、脾切除、部分肝切除、胆囊切除、胃部分切除、膀胱部分切除、输尿管膀胱种植、胰尾切除、盆腔廓清术等。

（4）中间性（间歇性）肿瘤细胞减灭术（interval cytoreductive surgery）：对于某些晚期卵巢癌病例，术前评估或术中评估或腹腔镜下评估难以达到满意的肿瘤细胞减灭，或因为其他合并症暂时无法耐受肿瘤细胞减灭术，可采用先期化疗（最多不超过 3～4 个），再行肿瘤细胞减灭术。目前的循证医学证据已经证明这种治疗策略至少不影响最终的治疗结果，但是由于其可以明显地提高手术质量和减少手术并发症的发生，同时降低了手术难度，也不失为一种好的治疗手段。

（5）再次肿瘤细胞减灭术（re-cytoreductive surgery）：指对残余瘤或复发瘤的手术，如果没有更有效的二线化疗药物，这种手术的价值是很有限的。

（6）二次探查术（second look operation）：经过满意的肿瘤细胞减灭术 1 年内，又施行了至少 6 个疗程的化疗，通过临床物理检查及辅助或实验室检测（包括 CA125 等肿瘤标志物）

均无肿瘤复发迹象,而施行的再次腹腔镜或者开腹探查术。其目的在于了解腹腔癌灶有无复发,作为日后制订治疗方案的依据。但是,近年的研究表明二次探查术并不能改善患者的生存时间和预后,现已很少应用。

(7)腹腔镜技术在卵巢癌治疗中的应用:腹腔镜下的卵巢癌手术,是最受争议的手术,迄今,绝大多数妇科肿瘤学家都不主张采用腹腔镜下的手术方式治疗晚期卵巢癌。因此,腹腔镜手术一般仅适用于的早期卵巢上皮性癌。实施卵巢癌的腹腔镜手术必须符合以下情况:①肿瘤体积不宜过大,能将肿瘤完整的取出,避免肿瘤破裂;②术前充分的影像学评估(最好是 PET/CT),腹腔内其他部位或脏器未发现广泛转移病灶;③术者有足够的技术以完成整个手术。卵巢癌的腹腔镜手术仅用于以下几个方面:①卵巢癌的腹腔镜探查活检术,明确卵巢癌的诊断及病情程度的评估。②早期卵巢癌腹腔镜全面分期手术。③早期卵巢癌的腹腔镜再分期手术。

(8)早期卵巢上皮癌保留生育功能:卵巢恶性肿瘤是否可行保留生育功能的手术治疗取决于患者的年龄、病理类型及手术病理分期。经过全面手术分期后具备以下条件方可施行:①强烈渴望生育;②手术病理分期为 I 期(包括 IA、IB、IC 期);③病理组织学类型为浆液性、黏液性、子宫内膜样;④有随诊条件。其中,IA 期患者保留子宫和正常的一侧附件,IB 期患者可选择保留子宫,切除双附件。IC 期及透明细胞癌能否保留生育功能,尚存争议。但是癌肉瘤、未分化等组织学类型仍不推荐。对于任何级别的 IC 期患者、以及任何 I 期的 G3 患者,尽管可以非常谨慎地保留生育功能,但均建议术后辅助化疗。需要注意的是,在患者完成生育后视情况再行子宫及对侧附件切除术。

2. 化疗　术后辅助化疗是大多数卵巢癌的重要治疗措施,一定要及时、足量、规范。除了经过了全面分期手术后正式为 IA、IB 期,G1,非透明细胞癌的患者,均需要接受术后的化疗。

卵巢上皮性癌的一线化疗方案主要包括 TP(紫杉醇＋顺铂)腹腔静脉联合化疗、TC(紫杉醇＋卡铂)静脉化疗(三周方案/周疗)、DC(多西他赛＋卡铂)静脉化疗、脂质体多柔比星＋卡铂静脉化疗,TC(紫杉醇＋卡铂)静脉化疗联合贝伐珠单抗等(表9-3)。二线化疗药物较多,但并没有首选的化疗方案,包括脂质体多柔比星、吉西他滨、拓扑替康等。

早期卵巢上皮癌术后接受 3～6 个疗程化疗,晚期卵巢上皮性癌术后需接受 6～8 个疗程的化疗。

(1)卵巢癌的先期化疗:也叫新辅助化疗(neoadjuvant chemotherapy),是指在明确诊断卵巢癌后,选择相应的有效化疗方案,给予患者有限疗程的化疗,然后再行肿瘤细胞减灭术。新辅助化疗一般 2～3 个疗程。

1)新辅助化疗目的:①减少肿瘤负荷;②提高手术质量,创造满意的肿瘤细胞减灭术的机会;③改善患者预后。

2)新辅助化疗的先决条件:①明确的病理诊断;②明确病变程度和范围。

3)新辅助化疗的方法:①腹腔化疗;②动脉化疗;③静脉化疗。

4)新辅助化疗的临床意义:主要是可以明显改善手术质量,提高手术彻底性。目前还没有极具有说服力的前瞻性研究报告表明先期化疗能提高卵巢癌患者的生存率,值得进一步研究。

(2)卵巢癌的巩固化疗:目的在于加强初治效果,延缓复发,提高患者的生存率。但考虑到普通巩固化疗疗效的非限定性及毒副作用,在缺乏循证医学的证据的情况下,目前尚不作为临床的常规治疗。

3. **靶向治疗**　所有卵巢上皮性癌患者,均应详细询问患者有无乳腺癌病史,家族中有无恶性肿瘤病史,对于有乳腺癌/卵巢癌家族史患者,推荐进行 *BRCA1/2* 基因突变的检测。对于 *BRCA1/2* 基因突变和存在 HRD(同源重组缺陷,homologous recombination deficiency)可考虑应用 PARP 抑制剂(聚腺苷二磷酸核糖聚合酶抑制剂)。目前国内上市的 PARP 抑制剂 – 奥拉帕利、尼拉帕利、氟唑帕利、帕米帕利等适用于体系/胚系 BRCA 突变或铂敏感的复发性上皮性卵巢癌、输卵管癌或原发性腹膜癌成人患者或在含铂化疗达到完全缓解或部分缓解后的维持治疗。抗血管生成的靶向药物 – 贝伐珠单抗(Bevacizumab),是一种重组的人源化单克隆抗体,可以选择性地与人血管内皮生长因子(VEGF)结合并阻断其生物活性,可与卵巢癌化疗同时应用,并在化疗结束后继续进行维持治疗。

4. **放疗**　卵巢上皮性癌的孤立的灶性残余灶或淋巴结转移可在标记后行区域放疗,可作为一种辅助治疗手段。

5. **随访与监测**　病情监测卵巢癌易于复发,应长期予以随访和监测。随访和监测内容如下。

(1)临床症状、体征、全身及盆腔检查,强调每次随诊盆腔检查(三合诊)的重要性。

(2)肿瘤标志物:CA125 及其他术前升高的肿瘤标记物

(3)影像检查:规律的腹腔脏器及盆腔脏器的超声检查,定期的胸腹盆腔的 CT 检查,必要时 MRI 及 PET 检查。

(4)随访间隔:①术后 1 年,每 1～2 月 1 次;②术后 2 年,每 2～3 个月 1 次;③术后 3 年,每 3 个月 1 次;④术后 3～5 年,每 6 个月 1 次;⑤术后 5 年以上者,每年 1 次。(NCCN 指南:术后 2 年内每 2～4 个月 1 次,术后 3～5 年内每 3～6 个月 1 次,5 年后每年 1 次)。

第二节　卵巢恶性生殖细胞肿瘤

【概述】

卵巢恶性生殖细胞肿瘤(ovarian malignant germ cell tumor)是指来源于胚胎性腺的原始生殖细胞而具有不同组织学特征的一组肿瘤,占所有卵巢恶性肿瘤的 5%。

【临床表现】

多发生于年轻的妇女及幼女,多数为单侧发生,即使复发也很少累及对侧卵巢和子宫,有较特异性的肿瘤标志物(AFP、hCG、NSE)。对化疗敏感,由于近年来找到有效的化疗方案,使其预后大为改观,5 年存活率分别由过去的 10% 提高到目前的 90%。大部分患者可行保留生育功能的治疗。

【病理分类】

根据 2020 年世界卫生组织制订的卵巢肿瘤组织病理学分类,卵巢恶性生殖细胞肿瘤的组织病理分类如下:①无性细胞瘤;②卵黄囊瘤;③胚胎癌;④非妊娠性绒毛膜癌;⑤未成熟畸胎瘤;⑥混合型恶性生殖细胞肿瘤。

【诊断要点】

发病年龄轻、肿瘤较大、易产生腹水、病程发展快。常伴有特异性肿瘤标志物升高,如卵黄囊瘤可以合成血清甲胎蛋白(AFP)、卵巢绒毛膜癌可分泌人绒毛膜促性腺激素(hCG),可以协助明确诊断。血清 AFP 和 hCG 的动态变化与癌瘤病情的好转和恶化一致,临床完全缓解的患者血清 AFP 或 hCG 值轻度升高可以预示癌瘤的残存或复发。虽然血清 AFP 和

hCG 的检测对卵巢内胚窦瘤和卵巢绒毛膜癌有明确诊断的意义,但卵巢恶性生殖细胞肿瘤的最后确诊还是依靠组织病理学的诊断。

【治疗原则及方案】

基本原则:尽可能保留生育功能,治疗的目标是治愈。

1. 手术治疗　剖腹探查进行手术分期、保守性单侧附件切除、尽可能切除一切可切除的转移灶是最常见的手术方式。由于绝大部分恶性生殖细胞肿瘤患者是希望生育功能的年轻女性、单侧卵巢发病、即使复发也很少累及对侧卵巢和子宫,且对化疗十分敏感,因此,手术的基本原则是无论期别早晚,只要对侧卵巢和子宫未受肿瘤累及,均可以行保留生育功能(保留健侧卵巢和子宫)的手术。但是,合并性发育异常(含 Y 染色体或 *SRY* 基因)者建议双侧性腺切除。这种情况下如子宫未受累,可保留子宫。

对于初治患者,一般至少应切除患侧附件。婴幼儿及少女患者,肉眼探查判断为早期的恶性生殖细胞肿瘤患者不要求必须行全面分期术,这与成年女性患者的处理原则不同,后者要求同时行全面分期术;无生育要求的成年女性患者可行子宫双附件切除 + 全面分期术。

对于前期手术未接受全面分期的患者,是否补充行分期手术取决于肿瘤组织学类型、患者年龄、是否有生育要求以及患者术后的影像学检查结果及肿瘤标志物水平。对于复发的卵巢生殖细胞肿瘤仍主张积极手术尽可能切净病灶。

2. 化疗　恶性生殖细胞肿瘤对化疗十分敏感。除 IA 期的无性细胞瘤和 IA 期 G1 级的未成熟畸胎瘤外,均需要化疗。化疗的方案和疗程数根据肿瘤分期、组织学类型和肿瘤标志物的水平决定。

对于初治患者,病理类型为任何期别的卵黄囊瘤、Ⅱ～Ⅳ期的无性细胞瘤、Ⅰ期(G2、G3)以及Ⅱ～Ⅳ期的未成熟畸胎瘤,术后推荐 3～4 程的 PEB 化疗(高危者推荐 4 个疗程)。有肿瘤标志物升高的患者,化疗应持续至肿瘤标志物降至正常后 2 个疗程。化疗强调足量、及时,不推荐因骨髓抑制轻易减量或延迟化疗。博来霉素的标准用法为周疗,而其 3 周疗法可能仅适用于低危的 Ⅰ 期患者,且这一结论的证据级别仅为 2B。博来霉素终生剂量为 $250mg/m^2$,在应用间期需监测肺功能。常用化疗方案见表 9-1。

表 9-1　卵巢恶性生殖细胞肿瘤的常用化疗方案

方案	药物	剂量	用法	疗程间隔	备注
BEP	博来霉素(B)	30 mg, D1、D8、D15	深部肌内注射	21 天	为标准首选一线治疗方案
	依托泊苷(E)	100 mg/($m^2 \cdot d$), D1～D5	静脉滴注		
	顺铂(P)	20 mg/($m^2 \cdot d$), D1～D5	静脉滴注		
CE	卡铂(C)	400 mg/m^2, D1	静脉滴注	28 天	为可选初治方案,但仅对无性细胞瘤且完全切净的情况下、或无法耐受 BEP 化疗毒性的情况下可选
	依托泊苷(E)	120 mg/($m^2 \cdot d$), D1～D3	静脉滴注		
TIP	紫杉醇(T)	175 mg/m^2, D1	静脉滴注	21 天	作为治疗复发性病例且仍有治愈可能的方案;但原始方案剂量及毒副反应很大,此为减量版,需密切监测及支持治疗
	异环磷酰胺(I)	1000 mg/m^2, D1～D5	静脉滴注		
	顺铂(P)	20 mg/m^2, D1～D5	静脉滴注		

续表

方案	药物	剂量	用法	疗程间隔	备注
VAC	长春新碱（V）	1.5 mg/m², D1	静脉注射	28天	可作为复发性病例的姑息治疗方案
	放线菌素 D（A）	200 ug/（m²·d），D1～D5	静脉滴注		
	环磷酰胺（C）	200 mg/（m²·d），D1～D5	静脉滴注		

注：博来霉素终生剂量为 250 mg/m²，单次剂量不可超过 30 mg。

3. 放疗　为手术和化疗的辅助治疗。无性细胞瘤对放疗最敏感，但由于无性细胞瘤的患者多年轻，要求保留生育功能，目前放疗已较少应用。对复发的无性细胞瘤，放疗仍能取得较好疗效。

【随访】

手术 + 化疗初治后达到完全缓解的患者，一般要求每 2～4 个月复查 1 次肿瘤标志物、3～6 个月 1 次盆腹腔 CT，共持续两年；第 3～4 年开始每 4～6 个月 1 次肿瘤标志物、每6～12 个月 1 次盆腹腔 CT；第 5 年开始每年 1 次标志物及影像学检查。对于初治后影像学有可疑残留病灶、但肿瘤标志物正常的患者，应除外是否有成熟性畸胎瘤成分或坏死性病灶的可能，再考虑手术切除残余病灶或增加 2 个疗程化疗；而对于既有影像学表现、又伴有肿瘤标志物持续升高者应考虑进展，并更换大剂量化疗或 TIP（紫杉醇 + 异环磷酰胺 + 顺铂）化疗进行挽救。

卵巢生殖细胞恶性肿瘤的 5 年存活率：Ⅰ期 95%，Ⅱ期 70%，Ⅲ期 60%，Ⅳ期 30%。

第三节　卵巢性索间质肿瘤

【概述】

卵巢性索间质肿瘤占卵巢恶性肿瘤的 7%，卵巢性索间质肿瘤包括单纯性索肿瘤、单纯间质肿瘤及性索间质混合肿瘤。恶性的性索间质肿瘤主要包括颗粒细胞瘤、支持 - 间质细胞肿瘤及环管状性索间质肿瘤等，以颗粒细胞瘤最为常见。颗粒细胞瘤又分为成人型（95%）和幼年型（5%）。

【临床表现】

成人型颗粒细胞肿瘤常发生在绝经期，发病的平均年龄是 50～53 岁。幼年型颗粒细胞肿瘤常发生在 20 岁之前。颗粒细胞瘤常产生雌激素，75% 的病例与假性性早熟有关，25%～50% 的中老年女性病例与子宫内膜增生过长有关，5% 与子宫内膜腺癌有关。支持 - 间质细胞瘤属低度恶性，通常发生在 30～40 岁女性，多数是单侧发生。典型的支持 - 间质细胞肿瘤会产生雄激素，70%～85% 的病例会有临床男性化的表现。

【诊断要点】

虽然该类肿瘤多有性激素刺激的症状，但每一种性索间质肿瘤的诊断需要根据肿瘤的病理形态，而不以临床内分泌功能及肿瘤所分泌的特殊激素来决定。

【治疗原则及方案】

治疗的目标是治愈。主要的治疗方式为手术和化疗。性索间质肿瘤较少见，并具有不可预测的生物学行为的特征。良性性索间质肿瘤（如纤维瘤、泡膜细胞瘤、硬化性间质瘤等），应按良性卵巢肿瘤处理。恶性性索间质肿瘤（如颗粒细胞瘤、分化差的支持间质瘤等），处理方案如下，主要参考 NCCN 指南。

1. 由于多数肿瘤是单侧发生，对于早期、年轻的患者可行单侧附件切除术及分期手术，保留生育功能。对于期别较晚或已经完成生育的年龄较大患者，适合行全子宫双侧附件切除（TH/BSO）的分期手术，或行肿瘤细胞减灭手术。对于肿瘤局限于卵巢的患者，不必行淋巴结切除术。

2. 具有高危因素的 FIGO I 期患者（IC 期肿瘤破裂，分化差，肿瘤直径＞ 10～15 cm），术后可以观察或考虑铂类为基础的化疗。无高危因素的 FIGO I 期患者，术后推荐观察。FIGO II～IV期患者，术后辅助治疗包括放疗（病灶局限）或铂类为基础的化疗。

3. 最常见的化疗方案是 TC（紫杉醇和卡铂联合）、BEP 联合化疗（博来霉素、依托泊苷和顺铂），其他方案包括：EP（依托泊苷和顺铂），CAP（环磷酰胺、阿霉素和顺铂），或铂类单药。

4. 因为这类肿瘤多数具有低度恶性、晚期复发的特点，故应坚持长期随诊。

【预后】

颗粒细胞肿瘤的 10 年生存率：I 期为 84%～95%，II 期为 50%～65%，III～IV 期为 17%～33%。支持细胞 – 间质细胞肿瘤的 5 年存活率为 70%～90%。

第四节　输卵管良性肿瘤

【概述】

输卵管良性肿瘤较恶性肿瘤更少见。输卵管原发性良性肿瘤来源于副中肾管或中肾管。输卵管良性肿瘤的组织类型繁多，其中以输卵管腺瘤样瘤最常见，其他如乳头状瘤、血管瘤、平滑肌瘤、脂肪瘤、畸胎瘤等均较罕见，由于肿瘤体积小，常无症状，术前难以诊断，预后良好。

【临床表现】

1. 不育为常见的症状，在生育年龄伴有不育者。

2. 通常表现为阴道排液增多，浆液性，无臭。

3. 肿瘤较大时，如发生输卵管扭转，或肿瘤破裂，或输卵管部分梗阻，多量液体通过时可引起腹绞痛可继发急腹痛及腹膜刺激症状。

4. 妇科检查　肿瘤小时检查不一定可触及，稍大时可触及附件形成的肿块。

【诊断要点】

1. 临床表现

2. 辅助检查

（1）B 超检查：不同的肿瘤表现出不同的图像。

（2）腹腔镜检查：直视下见到输卵管肿瘤即可诊断。

（3）病理检查：手术切除标本送病理检查，即可明确诊断。

【治疗原则及方案】

手术治疗为主。可选腹腔镜下输卵管切除术或肿瘤剥出术保留输卵管。

第十章 妊娠滋养细胞疾病

妊娠滋养细胞疾病(gestational trophoblastic disease,GTD)是一组与异常妊娠相关的不常见疾病。包括良性的葡萄胎,可以为部分性葡萄胎或完全性葡萄胎,以及侵蚀性葡萄胎或转移性葡萄胎、绒毛膜癌、胎盘部位滋养细胞肿瘤(placental site trophoblastic tumor,PSTT)和上皮样滋养细胞肿瘤(epithelia trophoblastic tumor,ETT),其中后三者称为妊娠滋养细胞肿瘤(gestational trophoblastic neoplasia,GTN)。侵蚀性葡萄胎的治疗基本与 GTN 相同。

若病变局限于子宫,称为无转移性滋养细胞肿瘤;若病变出现在子宫以外部位,称为转移性滋养细胞肿瘤。胎盘部位滋养细胞肿瘤和上皮样滋养细胞肿瘤同属于中间型滋养细胞肿瘤(intermediate trophoblastic neoplasia,ITT),由于 ITT 在临床表现、发病过程及处理上与其他常见妊娠滋养细胞肿瘤存在明显不同,故分别单列。

第一节 葡 萄 胎

【概述】

葡萄胎(hydatidiform mole)由妊娠后胎盘绒毛滋养细胞增生、间质水肿而形成,也称水泡状胎块。葡萄胎可分为完全性葡萄胎和部分性葡萄胎两类。

【临床表现】

葡萄胎最常见的表现是妊娠期异常阴道流血,随着超声的普及,葡萄胎通常在孕早期间得到诊断。因此,妊娠剧吐、子痫、甲状腺功能亢进症、肺动脉滋养细胞栓塞、子宫大小比孕周大等经典的临床表现目前已不多见。在孕早期行超声检查完全性葡萄胎也不会出现典型的"落雪征",一些葡萄胎妊娠仅在自然流产后清宫的组织病理学检查中得到诊断,甚至相当多的患者在清宫前超声诊断为胚胎停育。因此,所有清宫组织均应常规送病理检查。

【诊断要点】

常选择下列辅助检查以进一步明确诊断。

(1)超声检查:是诊断葡萄胎的一项可靠和敏感的辅助检查,完全性葡萄胎的典型超声影像学表现为子宫明显大于相应孕周,无妊娠囊或胎心搏动,宫腔内充满不均质密集状或短条状回声等,常可测到两侧或一侧卵巢囊肿。部分性葡萄胎可在胎盘部位出现由局灶性水泡状胎块引起的超声图像改变。

(2)血清绒毛膜促性腺激素(hCG)测定:葡萄胎患者血清中 hCG 水平通常高于正常妊娠相应孕周的值,且在停经 8~10 周后仍继续持续上升。约 45% 完全性葡萄胎患者的血清 hCG>10^5 mIU/ml,少数甚至 >10^6 mIU/ml。少数葡萄胎,尤其是部分性葡萄胎因绒毛退行性变,hCG 升高不明显。

(3)组织病理学诊断:是葡萄胎的确诊金标准。完全性葡萄胎组织病理学特征与部分性葡萄胎有所不同(表 10-1)。

(4)细胞遗传学诊断:染色体核型检查有助于完全性和部分性葡萄胎的鉴别(见表 10-1)。

（5）母源表达印迹基因检测部分性葡萄胎拥有双亲染色体，所以父源印迹、母源表达的印迹基因表达产物 p57^{KIP2} 呈阳性表达，而完全性葡萄胎无母源染色体，故不表达该基因，因此检测母源表达印迹基因的产物 p57^{KIP2} 可区分完全性和部分性葡萄胎。

表 10-1 完全性葡萄胎和部分性葡萄胎的鉴别

特征	完全性葡萄胎	部分性葡萄胎
核型	常为 46, XX 和 46, XY	常为 69, XXX 和 69, XXY
印迹基因表达 p57^{KIP2}	阴性	阳性
病理特征		
胎儿组织、胎膜、胎儿红细胞	缺乏	存在
绒毛水肿	弥漫	局限，大小和程度不一
扇贝样轮廓绒毛	缺乏	存在
滋养细胞增生	弥漫，轻～重度	局限，轻～中度
滋养细胞异型性	弥漫，明显	局限，轻度
临床特征		
诊断	葡萄胎妊娠	易误诊为流产
子宫大小	50% 大于停经月份	小于停经月份
黄素化囊肿	15%～25%	少
并发症	＜25%	少
GTN 发生率	6%～32%	＜5%

【治疗原则及方案】

治疗原则：葡萄胎一经诊断，应尽早清宫。若存在休克、子痫前期、甲状腺功能亢进、水电解质紊乱及重度贫血等严重并发症时应先对症处理，稳定病情。

（1）清宫：清宫应由有经验的医生操作，一般选用吸刮术。应在手术室内，在输液、备血准备下进行，充分扩张宫颈管，选用大号吸管吸引。待葡萄胎组织大部分吸出、子宫明显缩小后，改用刮匙轻柔刮宫。为减少出血和预防子宫穿孔，可在充分扩张宫颈管和开始吸宫后使用缩宫素静脉滴注（10U 加入 5% 葡萄糖 500 ml 中），并不增加转移风险。子宫体积小于妊娠 12 周大小可一次清净，子宫体积大于妊娠 12 周大小或术中感到一次清净有困难时，可于 1 周后行二次清宫。建议子宫体积大于妊娠 16 周大小的葡萄胎患者应转送至有治疗妊娠滋养细胞疾病经验的医院进行清宫。在清宫过程中应注意积极处理肺栓塞、急性呼吸窘迫、甚至急性右心衰竭等并发症。一旦发生，应及时给予心血管及呼吸功能支持治疗。每次清宫的组织物均须送病理检查，并应注意选择近宫壁种植部位且新鲜无坏死的组织送检。

（2）卵巢黄素囊肿的处理：一般不需处理，若发生急性扭转，可在超声或腹腔镜下作穿刺吸液。扭转时间较长可发生坏死，则需切除患侧附件。

（3）预防性化疗：葡萄胎是否需要预防性化疗尚存争议，常规应用会使约 80% 葡萄胎患者接受不必要的化疗。因此，不常规推荐。预防性化疗仅适用于随访困难和有下列高危因素之一的完全性葡萄胎患者：① hCG ＞ 500 000 mIU/ml；②子宫明显大于停经月份；③卵巢黄素囊肿直径＞ 6 cm。即使有上述高危因素，如果患者能够严密随诊则无需预防性化疗。预防性化疗选择单药化疗，在葡萄胎清宫前 2～3 日或清宫时开始，hCG 正常后停止。前瞻性随机对照研究显示对高危葡萄胎患者给予预防性化疗可使妊娠滋养细胞肿瘤的发生率从 50% 下降至 10%～15%，但不能完全防止葡萄胎恶变，化疗后仍需定期随访。部分性葡萄胎不作预防性化疗。

（4）预防性子宫切除：单纯子宫切除只能去除葡萄胎侵入子宫肌层局部的危险，不能预防子宫外转移的发生，因此并非首选，一般仅限于子宫穿孔或难以控制的大出血等情况。手术后仍需定期随访血 hCG。

（5）清宫后处理完全性葡萄胎发生子宫局部浸润和／或远处转移的概率约为 15% 和 4%。部分性葡萄胎发生子宫局部浸润的概率约为 4%，远处转移发生率较低。因此，清宫后需要随访，可早期发现滋养细胞肿瘤并及时处理。随访内容包括：①hCG 定量测定：清宫术后第 1 日，以后每周 1 次，直至连续 3 次阴性；以后每 2 周 1 次，至正常后 3 个月；以后每月 1 次，至正常后 6 个月，再每 2 个月 1 次，至正常后 1 年；②注意月经是否规律，有无异常阴道流血、咳嗽、咯血及其他转移灶症状，并作妇科检查；③定期或出现 hCG 异常或有临床症状或体征时行影像学检查。

随访期间应严格避孕，hCG 自然降至正常后 6 个月可以妊娠。对于预防性化疗的患者，仍然推荐避孕一年，以防化疗药物对后代的不良影响。避孕方法首选避孕套或口服避孕药。不选宫内节育器，以免子宫穿孔或混淆子宫出血的原因。

单次葡萄胎后复发的风险较低，约为 0.6%～2%，多次葡萄胎后再发葡萄胎的风险大大提高，复发葡萄胎的妇女，尤其有家族史者，有可能是特殊类型的双亲来源完全性葡萄胎（biperantal complete hydatidiform mole, BiCHM），存在 *NLRP7* 和 *KHDC3L* 基因突变。因此，有葡萄胎妊娠史的患者再次妊娠时应在孕早期行超声检查和 hCG 测定，以排除葡萄胎妊娠，分娩后胎盘常规送病理检查，并需随访 hCG 直至转阴。

第二节　侵蚀性葡萄胎和绒毛膜癌

【概述】

葡萄胎排空后可能发生人绒毛膜促性腺激素（hCG）持续升高，其中完全性葡萄胎发病率为 15%～20%，部分性葡萄胎发病率为 0.1%～5%，也可能进展为绒毛膜癌。恶性妊娠滋养细胞疾病（GTD）也称为妊娠滋养细胞肿瘤（GTN）。绒毛膜癌的发病率难以估算，因其发生率低，约为 1/40 000～9/40 000 次妊娠，并且临床上由于缺乏组织病理学证据，发生于葡萄胎后的绒毛膜癌难以与侵蚀性葡萄胎相区分；胎盘部位滋养细胞肿瘤（PSTT）和上皮样滋养细胞肿瘤（ETT）比绒毛膜癌更为罕见，详见本章第三节。

【临床表现】

滋养细胞肿瘤的临床表现各异，常见停经后或各种妊娠终止后阴道不规则流血，不具有特异性，或转移病灶出血所致的各种症状。

【诊断要点】

根据葡萄胎排空后或流产、足月分娩、异位妊娠后出现阴道流血和／或转移灶及其相应症状和体征，应考虑 GTN 可能。滋养细胞肿瘤可仅根据临床作出诊断，影像学证据和组织学证据并非必需。当有组织获得时，应作出组织学诊断并以组织学诊断为准。不管是侵蚀性葡萄胎还是绒毛膜癌，在镜下均由细胞滋养细胞和合体滋养细胞组成。若在子宫肌层内或子宫外转移灶组织中见到绒毛或退化的绒毛"鬼影"，则诊断为侵蚀性葡萄胎；若仅见成片细胞滋养细胞和合体滋养细胞浸润及坏死出血,未见绒毛结构者,则诊断为绒毛膜癌。若原发灶和转移灶诊断不一致,只要在任一组织切片中见有绒毛结构,均诊断为侵蚀性葡萄胎。为避免出血风险,转移灶的活检既非必需、也不被推荐。

滋养细胞肿瘤根据 hCG 水平升高作出诊断,若有组织学或影像学证据支持诊断。

1. 葡萄胎后滋养细胞肿瘤诊断标准 ①每周监测血 hCG,间隔 3 周、4 次测定持续平台,即:第 1、7、14、21 日;②每周监测血 hCG,连续 2 周、3 次均较前一周上升,即:第 1、7、14 日;③葡萄胎清宫术后 6 个月以上 hCG 仍然处于高水平;④有组织病理学诊断为妊娠滋养细胞肿瘤。

需要指出的是,目前已经取消了肺部 X 线检查的诊断标准,这是由于近年来临床研究发现有部分葡萄胎患者会在清宫前、后的肺 CT 检查中发现典型的"肺转移"结节,按照以往的指南,这些患者都会诊断为侵蚀性葡萄胎而接受化疗,然而其中有一部分患者如果不给予化疗,在严密随访过程中可以看到,随着血 hCG 自然的下降,肺内"转移瘤"亦会随之缩小和消失,因此,被称为良性葡萄胎肺转移。另外,诊断时需注意排除妊娠物残留和再次妊娠所致的 hCG 升高。

2. 非葡萄胎妊娠后滋养细胞肿瘤诊断标准 流产、足月产、异位妊娠后 4 周以上,血 hCG 水平持续在高水平,或曾经一度下降后又上升,已排除妊娠物残留或排除再次妊娠。

当 hCG 低水平升高($<200\ \text{mIU/ml}$)时,应注意排除 hCG 试验假阳性,也称幻影 hCG(phantom hCG)。有条件的医疗单位可采用下列方法鉴别 hCG 假阳性:①尿液 hCG 试验:若血 hCG $>50\ \text{mIU/ml}$,而尿液阴性,可考虑假阳性;②血清稀释试验:若血清稀释试验无线性关系,则可能为异嗜性抗体干扰;③应用异源性抗体阻断剂:在 hCG 试验进行前,使用阻断剂预处理待测定血清,若结果为阴性,判断为异源性抗体导致的假阳性;④不同实验室、不同实验方法重复测定;⑤测定 hCG 结构变异体,包括 hCG-H、hCG 游离 β 亚单位及其代谢产物 β 亚单位核心片段等。

3. 治疗前评估 在滋养细胞肿瘤诊断成立后,必须在治疗前对患者作全面评估。评估内容包括两个方面。第一,评估肿瘤的病程进展和病变范围,确定 GTN 的临床分期和预后评分,为治疗方案的制定提供依据;第二,评估一般状况及重要脏器功能状况,以估计患者对所制定的治疗方案的耐受力。

临床分期标准:参照 FIGO 分期系统(2000 年),包括解剖学分期(表 10-2)和预后评分系统(表 10-3)。

表 10-2 妊娠滋养细胞肿瘤 FIGO 临床分期(2000)

Ⅰ 期	妊娠滋养细胞肿瘤局限于子宫
Ⅱ 期	妊娠滋养细胞肿瘤扩散到附件或阴道,但仍局限于生殖系统
Ⅲ 期	妊娠滋养细胞肿瘤扩散到肺,伴或不伴有生殖系统受累
Ⅳ 期	所有其他部位转移

表 10-3 滋养细胞肿瘤的 FIGO 预后评分系统(2000)

预后因素	计分			
	0	1	2	4
年龄(岁)	<40	≥40		
末次妊娠	葡萄胎	流产	足月产	

续表

预后因素	计分			
	0	1	2	4
妊娠终止至化疗开始的间隔（月）	<4	4~6	7~12	>12
hCG（IU/L）	$<10^3$	$>10^3$~10^4	$>10^4$~10^5	$>10^5$
肿瘤最大直径（cm）		3~4	≥5	
转移部位	肺	脾、肾	胃肠道	脑、肝
转移瘤数目[*]		1~4	5~8	>8
曾否化疗			单药化疗	多药化疗
总计分 0~6 低危；≥7 高危				

[*] 肺内转移瘤超过3cm者予以记数。

临床分期标准说明：①总分≤6分者为低危，≥7分者为高危；②诊断书写：例如一患者为肺转移，预后评分为6分，则该患者的诊断描述为妊娠滋养细胞肿瘤（Ⅲ：6）；③分期中的肺转移根据肺 CT 检查，预后评分系统中的肺部病灶数目以胸部 X 线片检查可见或大于 3cm 作为标准予以计数；④肝转移以超声或 CT 检查为标准，脑转移以 CT 或 MRI 检查为标准。

【治疗原则及方案】

治疗原则以化疗为主，辅以手术和放疗等其他治疗手段。治疗方案的选择根据 FIGO 分期、预后评分、年龄、对生育的要求和经济情况综合考虑，实施分层治疗。

1. 低危滋养细胞肿瘤的治疗　常用于初治、低危患者的一线化疗方案有氟尿嘧啶（fluorouracil）、甲氨蝶呤（methotrexate, MTX）或放线菌素 D（actinomycin, ACT-D）单药化疗等。

低危转移性 GTN 患者单药化疗失败的危险因素为：治疗前 hCG 水平>10 000 mIU/ml，年龄>35 岁，FIGO 评分>4，以及较大的阴道转移病灶。另外，由于 2000 版的 FIGO 评分将 0~6 分均归为低危，全部采用单药化疗似乎并不合适，一般而言，0~4 分单药化疗效果较好，而 5~6 分者单药化疗失败率为 80%，需要改为联合化疗方可达到临床缓解。因此，建议对低危患者进行分层，5~6 分者或治疗前血清 β-hCG 水平较高者（≥10 000 IU/L）直接选用联合化疗更为合适。

如果对第一种单药化疗有反应，但 hCG 不能降至正常水平，一般 hCG 小于 100 或 300 IU/L，或者由于毒性阻碍了化疗的足够剂量或治疗频率，则可改为另一种单药化疗。如果对单药化疗无反应，例如出现化疗期间血清 hCG 水平升高或出现新的转移灶，或对两种单药化疗均反应不佳，hCG 一直无法降至正常，则应改为联合化疗。血清 hCG 降至正常水平后，还需要原化疗方案巩固 2~3 个疗程，可以减少复发机会。低危 GTN 患者的完全缓解率接近 100%。

2. 高危滋养细胞肿瘤的治疗　高危滋养细胞肿瘤通常包括评分≥7分的Ⅱ~Ⅲ期和Ⅳ期病例，治疗原则是以联合化疗为主，结合放疗和/或手术等其他治疗的综合治疗。

（1）化疗：高危 GTN 多采用多药联合化疗方案，最常用的是 EMA-CO（依托泊苷、甲氨蝶呤、放线菌素-D、环磷酰胺、长春新碱）和 5-Fu 为主的联合化疗，完全缓解率约为 85%，5 年总生存率为 75%~90%，高危患者 hCG 降至正常后应巩固 3~4 个疗程化疗。合并肝和/或脑转移的Ⅳ期患者预后较差（如 FAV 和 FAEV 方案）。

（2）手术：主要作为辅助治疗，对控制大出血等各种并发症、消除耐药病灶、减少肿瘤负荷和缩短化疗疗程等方面有一定作用,在一些特定的情况下应用。

子宫切除术适应于大病灶、耐药病灶或病灶穿孔出血者,应在化疗的基础上给予手术。手术范围为全子宫切除,生育期年龄妇女应保留卵巢。对于有生育要求的年轻妇女,若血清 hCG 水平不高、耐药病灶为单个及子宫外转移灶已控制,可考虑作病灶剜除术。

（3）放射治疗:主要用于肝、脑转移和肺部耐药病灶、无法手术切除病灶的治疗,根据不同转移部位选择剂量。

3. 特殊转移部位的处理 GTN 主要经血液播散,转移发生早且广泛。最常见的转移部位是肺（80%）,其次是阴道（30%）,盆腔（20%）,肝（10%）和脑（10%）,另外尚可见脾、肾、消化道、膀胱、骨、皮肤等部位转移。全身性化疗是转移性 GTN 的主要的和基础的治疗方法,并且大多数病例通过全身化疗就可获得完全缓解,但根据不同转移部位的相应临床特点,采用特殊治疗措施有助于提高疗效。

（1）肺转移:全身性化疗可使 90% 以上的肺部病灶得到完全缓解。对多次化疗未能吸收的孤立的耐药病灶,可考虑做肺叶切除,其指征为:①全身情况良好;②子宫原发病灶已控制;③无其他转移灶;④肺部转移灶孤立;⑤ hCG 呈低水平,尽可能接近正常。另外,需注意肺部病灶获得完全缓解后可形成纤维化结节,在 X 线或 CT 片上持续存在。因此,当 hCG 阴性而肺部阴影持续存在时应注意排除纤维化结节。为防止术中扩散,需于术前术后应用化疗。但肺叶切除的作用是有限的,只有严格掌握指征,才能取得预期效果。

对多次化疗未能吸收的孤立、耐药病灶,也可考虑放射治疗,剂量一般为 40Gy,放疗对于直径小于 2 cm 的病灶效果好,大于 2 cm 的病灶效果差。

如肺转移破裂,发生胸腔积血,可在全身性化疗同时加用胸腔内注射 5-Fu（先抽出部分胸腔积液再注入）。如发生大咯血,可静脉滴注垂体后叶素（20IU 加入 5% 葡萄糖 500 ml 中,滴速逐渐加快至患者出现轻度腹痛为止）使血管收缩。必要时止血后可考虑肺叶切除。如合并气胸,则需行胸腔闭式引流。在局部化疗的同时应给予全身化疗。

（2）阴道转移:阴道转移常发生在阴道前壁下段,破溃后可引起大出血,也易致感染。一般全身化疗 1~2 个疗程后可完全消失。如有较大的破溃出血,可在全身化疗的基础上,用纱布条压迫止血。也可采用选择性髂内动脉栓塞治疗阴道结节破溃大出血,该方法常适用于病灶位置较高位于穹窿部、合并盆腔严重病变或纱布填塞效果差的患者。对较大的病灶也可给予局部化疗,方法主要为 5-Fu 250 mg 病灶周围注射,并注意避开血管,每 2~3 日注射一次。

（3）脑转移:脑转移是 GTN 的主要致死原因,均继发于肺转移后。一般在全身联合化疗的基础上给予放射治疗、局部化疗（鞘内注射甲氨蝶呤）,必要时需急诊或择期开颅手术。脑转移患者的预后与脑转移发生的时间有关,曾经治疗或正在治疗中出现脑转移者的疗效不佳。

1）全身联合化疗:全身联合化疗方案首选 EMA-CO 方案或 5-Fu 为基础的联合方案（FAV 或 FAEV）。值得注意的是对于病情十分危急的脑转移患者或超高危患者（预后评分 ≥ 13 分）,化疗初期可选择较弱的化疗方案（如 EP 方案或 AE 方案）诱导化疗,待病情有所缓解后再给予强烈的联合化疗。

2）放射治疗:应在全身化疗的同时,给予全脑放疗,或采用立体定向放疗。其目的主要是杀灭肿瘤细胞和控制病灶出血。

3）开颅手术:急诊开颅手术一般适用于出现颅内压急剧升高或出现脑疝前期症状者,以降低颅内压、控制颅内出血。择期开颅手术一般用于化疗耐药孤立病灶的切除。

4）局部化疗：主要为鞘内化疗，常选择 MTX，总量 50 mg，一般为 15 mg、15 mg、10 mg、10 mg 隔日分 4 次注射，与全身化疗同步进行。腰穿时需预防脑疝发生。

5）应急治疗：应急治疗也是一个重要部分。主要目的是控制症状，稳定病情，赢得时间使化疗药物有机会发挥充分作用。治疗包括以下几方面：①降低颅压：可以每 4～6 小时给甘露醇 1 次（20% 甘露醇 250 ml 静脉快速点滴，半小时滴完），持续 2～3 日，至症状缓解，然后逐步减量至停药；也可静脉注射呋塞米 20 mg 和甘露醇每 6 小时交替应用。②镇静止痛：肌内注射地西泮 15～20 mg，以后酌情给予维持量，以控制反复抽搐等症状。若同时有头痛，也可用哌替啶 100 mg 即刻，2 小时后再用 100 mg 缓慢静脉滴注，共 12 小时。③控制液体摄入量，以免液体过多，增加颅内压，每日摄入量宜限制在 2 500 ml 之内，并忌用含钠的药物。所用葡萄糖水也以 10%（高渗）为宜。④防止并发症如咬伤舌头、跌伤、吸入性肺炎以及压疮等，急性期应有专人护理。

（4）肝转移：肝转移是 GTN 不良预后因素之一，死亡率极高。EMA-CO 联合化疗或 5-Fu 为基础的联合方案是其主要和首选的治疗方案。GTN 肝转移最大的危险是肝出血，尤其是在第一个疗程化疗期间，所以最初的 1～2 个疗程可考虑选用毒副作用较轻的方案，如：AE 方案，即：放线菌素 D 500 μg，第 1～3 日给药；依托泊苷（100 mg/m²），第 1～3 日给药。为了减少肝转移灶出血的发生率和致死率，可在全身化疗同时联合全肝放疗。发生大出血时，立即采用肝动脉栓塞止血是非常行之有效的。肝动脉插管化疗联合全身化疗，对肝转移瘤的治疗也有效，并有助于改善生存率。

4. 耐药和复发 GTN 的处理

（1）耐药标准：目前尚无公认的耐药标准。一般认为，化疗过程中出现如下现象应考虑为耐药：经过 1 个疗程化疗后，血清 hCG 未呈对数下降，提示有耐药可能；若经连续 2 个疗程化疗后，血清 hCG 未呈对数下降或呈平台状甚至上升，或影像学检查提示病灶不缩小甚至增大或出现新的病灶。

（2）复发标准：治疗后血清 hCG 连续 3 次阴性，影像学检查提示病灶消失 3 个月后出现血 hCG 升高（除外妊娠）或影像学检查发现新病灶则提示复发；若 1 年后出现上述情况为晚期复发；若 3 个月内出现上述情况则诊断为 GTN 未控，也有研究认为可归类为复发。

（3）耐药、复发 GTN 治疗方案选择：低危患者对单药连续 2 个疗程化疗后出现耐药，可改为另一种单药化疗。若对两种单药化疗耐药则改为联合化疗，如 AE 或 FAV 方案。高危患者对初次化疗耐药的，原则上建议转至有治疗 GTN 经验的医院处理，具体方案由治疗 GTN 丰富经验的专家们讨论决定。推荐的化疗方案有：EMA-EP、ICE、VIP、TE/TP、FAEV 等。动脉灌注化疗可提高耐药/复发患者的疗效。

5. 随访与妊娠　治疗结束后应严密随访，第 1 个月每周随访 1 次，1 个月后每 2 周 1 次，3 个月后每月 1 次，1 年后每 3 个月 1 次直至 3 年，以后每年 1 次共 5 年。随访内容同葡萄胎。随访期间应严格避孕 1 年。若有生育要求者，停止化疗 1 年后可以妊娠。

第三节　中间型滋养细胞肿瘤

【概述】

中间型滋养细胞肿瘤（ITT）包括胎盘部位滋养细胞肿瘤（placental site trophoblastic tumor,

PSTT）和上皮样滋养细胞肿瘤（epithelioid trophoblastic tumor，ETT），肿瘤几乎完全由中间型滋养细胞组成。PSTT 起源于胎盘种植部位的中间型滋养细胞，临床罕见，多数不发生转移，预后良好。但少数病例可发生子宫外转移，预后不良。ETT 起源于绒毛膜型中间型滋养细胞，偶尔与绒毛膜癌或 PSTT 合并存在。ETT 更为罕见，多发生于育龄女性，临床表现与 PSTT 相似，约 70% 出现阴道流血，血 hCG 水平轻中度升高。ETT 对化疗也不敏感，手术是其主要治疗手段。

【临床表现】

ITT 的临床表现各异，可以表现为良性行为，也可以表现为致命的侵袭性疾病。常见表现包括不规则阴道流血、停经，其他表现有葡萄胎清宫术后 hCG 下降不满意、宫腔占位、CS 术中见胎盘部位异常结节、双胎之一胎死宫内、腹痛等。

【诊断要点】

确诊靠组织病理学检查，可通过刮宫标本作出组织学诊断，但诊刮结果阴性不能排除 ITT 的诊断。如要全面、准确判断瘤细胞侵入子宫肌层的深度和范围，必须靠手术切除的子宫标本。

血 hCG 水平多数轻度升高，影像学检查均缺乏特异性，超声、MRI、CT 等检查可用于辅助诊断。

ITT 采用解剖学分期，但预后评分不适用，hCG 水平也不与肿瘤负荷、疾病转归相关。一般认为，当出现下列情况之一者为高危 ITT，预后不良：①有丝分裂指数＞ 5 个 /HPF；②发病距先前妊娠终止＞ 2 年；③具有子宫外转移病灶。

【治疗原则及方案】

1. 手术 是首选的治疗方法，手术范围为全子宫切除及双侧附件切除。年轻妇女若病灶局限于子宫、卵巢外观正常可保留卵巢。对于非高危 PSTT 患者，手术后不必给予任何辅助治疗。而 ETT 患者术后多需联合化疗。

2. 化疗 主要作为高危患者子宫切除后的辅助治疗，应选择联合化疗，首选的化疗方案为 EMA-CO 或 5-Fu 为主的联合化疗方案，实施化疗的疗程数同高危 GTN。

3. 保留生育功能治疗 目前文献仅限于个例报道，不作首先推荐。对年轻、渴望生育、低危且病灶局限的 PSTT 患者，可在充分知情同意的前提下，采用彻底刮宫、子宫病灶切除和 / 或联合化疗等方法，保守性治疗后若出现持续性子宫病灶和 hCG 水平异常，则应考虑子宫切除术。

4. 随访 内容基本同滋养细胞肿瘤，但由于 hCG 水平常常不高，影像学检查更为重要。有条件的医疗单位可选择 MRI。另外，由于 ITT 有远期复发的可能，故应终身随诊。

附：滋养细胞肿瘤的化疗方案

一、常用单药化疗方案

1. 5-Fu 8～10 天为一个疗程，间隔 12～14 天。

用法： 5-Fu 28～30 mg/kg BW/D

i.v.，滴注，q.d.

5%GS 500 ml

每天 8～10 小时，匀速滴入

本方案为北京协和医院首创,主要用于低危患者,亦可用于预防性化疗患者。主要副作用为骨髓抑制、腹泻、口腔溃疡、脱发等。

2. MTX 5 天为一疗程,疗程间隔 9 天。

用法:

| MTX | 0.4 mg/kg(最大剂量 25 mg) | i.m., q.d. |
| NS | 4 ml | (化疗第 1~5 天用) |

化疗期间用小苏打 1g q.i.d., 记尿量, 测尿 pH 值, b.i.d.

尿量要求在 2 500ml 以上,尿 PH 值 > 6.5

本方案 MTX 药量较小,无须使用 CVF 解救。主要用于低危患者,亦可用于预防性化疗患者。主要副作用为骨髓抑制、恶心呕吐和肝功能损害等。

3. MTX+CVF 8 天为一疗程,疗程间隔 14 天。

用法:

MTX	50 mg	i.m., q.o.d.
NS	4 ml	(化疗第 1, 3, 5, 7 天用)
CVF	1/10 MTX 量	i.m., q.o.d.(用 MTX 24 小时后开始)
NS	4 ml	(第 2, 4, 6, 8 天用)

化疗期间用小苏打 1 g, q.i.d., 记尿量, 测尿 pH 值, b.i.d.

尿量要求在 2 500 ml/ 以上,尿 pH 值 > 6.5

本方案须使用 CVF 解救。主要用于低危患者,亦可用于预防性化疗患者。主要副作用为骨髓抑制、恶心呕吐和肝功能损害等。

4. KSM(actinomycin-D)

(1)5 天为一疗程,每疗程间隔 9 天。

用法:

| KSM | 500 μg | i.v., 滴注, q.d.×5 |
| 5%GS | 200 ml | |

本方案主要用于低危患者,亦可用于预防性化疗患者。主要副作用为骨髓抑制、脱发等。

(2)单次给药,每 2 周重复。

用法:

| KSM | 1.25 mg/m^2 | i.v., 滴注, 单次给药 |
| 5%GS | 500 ml | |

本方案主要用于低危患者,亦可用于预防性化疗患者。主要副作用为骨髓抑制、脱发等。

二、常用联合方案

1. FAV(VCR+5-Fu+KSM) 6~8 天为一个疗程,间隔 17~21 天。

用法:

| VCR | 2 mg + NS 30 ml | i.v., 推注, 化疗前 3 小时 |

		（第 1 天用）床旁化药
5-Fu	24～26 mg/（kg·d）	i.v., 滴注，q.d.（匀速，8 小时）
5% GS	500 ml	
KSM	4～6 μg/（kg·d）	i.v., 滴注，q.d.（1 小时）
5% GS	200 ml	

注意：有脑转移的患者用 10% GS

本方案为北京协和医院首创，主要用于Ⅲ期以上的患者或低分期之高危患者。副作用主要为骨髓抑制、腹泻、口腔溃疡、脱发等。

2. AE（VP16+KSM）　3 天为一个疗程，每疗程间隔 11 天。

用法：		
VP16	100 mg/（m²·d）	i.v., 滴注，q.d.（1 小时）（化疗第 1～3 天用）
NS	300 ml	
KSM	500 μg	i.v., 滴注，q.d.（化疗第 1～3 天用）
5% GS	200 ml	

注意：骨髓抑制严重的病人减除第 1～2 天的 VP16

本方案为主要用于评分为 4～6 的患者，超高危患者的诱导治疗以及围手术期的化疗主要副作用为骨髓抑制、脱发等。

3. FAEV（VCR +5-Fu+KSM+Vp16）　5 天为一个疗程，间隔 17～21 天。

用法		
VCR	2 mg + NS 30ml	i.v., 推注，化疗前 3 小时（仅第 1 天用）
VP16	100 mg/（m²·d）	i.v., 滴注，q.d.（1 小时）
NS	300 ml	
KSM	200 μg/（m²·d）	i.v., 滴注，q.d.（1 小时）
5% GS	200 ml	
5-Fu	800～900 mg/（m²·d）	i.v., 滴注，q.d.（匀速，8 小时）
5% GS	500 ml	

注意：有脑转移的患者用 10% GS

本方案为北京协和医院首创，主要用于高危和 / 或耐药病例。主要副作用为骨髓抑制、腹泻、口腔溃疡、脱发等。

4. EMA/CO　包括 EMA 及 CO 二部分。

EMA 部分

第1天	KSM	500 μg	i.v., 滴注（1 小时）
	5% GS	200 ml	
	VP16	100 mg/m²	i.v., 滴注（1 小时）
	NS	300 ml	
	MTX	100 mg/m²	i.v., 缓慢推注
	NS	30 ml	
	MTX	200 mg/m²	i.v., 匀速滴注（12 小时）
	NS	1 000 ml	

日补液总量 2 500~3 000 ml，尿量应＞2 500 ml/d，不足者应补液

化疗当日小苏打 1 g，q.i.d.，记尿量，测尿 pH 值 b.i.d.，共 4 天

尿 pH 值＜6.5 者，补 NaHCO₃

脑转移的患者用 10% GS

第2天	KSM	500 μg	i.v., 滴注（1 小时）
	5% GS	200 ml	
	VP16	100 mg/m²	i.v. 滴注（1 小时）
	NS	300 ml	
	CVF	15 mg	i.m.q.12h.（从静脉推 MTX 开始 24 小时后开始，共 4 次）
	NS	4 ml	

CO 部分

第8天	VCR/VDS	2 mg + NS 30 ml	i.v., 推注，化疗前 3 小时
	CTX	600 mg/m²	i.v., 滴注（2 小时）
	（或 IFO	1 600~1 800 mg/m²）	

NS   500 ml

补液 1 500～2 000 ml（用 IFO 时）

第 15 天   重复下一疗程第 1 天

本方案由英国 Charing Cross 医院首创，要用于高危和 / 或耐药病例。MTX 用量较大，应注意水化并使用 CVF 解救。主要副作用为骨髓抑制、口腔溃疡、肝肾功能损害、脱发等。

5. EMA/EP 化疗

第 1 天 EMA 同 EMA/CO 方案第 1 天用药，第 2 天只用 CVF

第 8 天 EP   VP16   150 mg/m^2

                       i.v.，滴注

              NS   300 ml

              DDP   75 mg/m^2

                       i.v.，滴注

              3% NaCl   300 ml

第 15 天   重复下一疗程第 1 天

使用 DDP 时应水化

本方案由英国 Charing Cross 医院首创，主要用于高危和 / 或耐药病例，尤其是对 EMA/CO 耐药的患者或转移性 ITT 患者。MTX 用量较大，应注意水化并使用 CVF 解救。使用 DDP 时应水化。主要副作用为骨髓抑制、口腔溃疡、肝肾功能损害、脱发等。

第十一章　子宫内膜异位症和子宫腺肌病

第一节　子宫内膜异位症

【概述】

子宫内膜异位症是指子宫内膜组织（腺体和间质）在子宫腔被覆内膜及子宫以外的部位出现、生长、浸润，反复出血，继而引发疼痛、不孕及结节或包块等。子宫内膜异位症是生育年龄妇女的多发病、常见病。子宫内膜异位症病变广泛、形态多样、极具侵袭性和复发性，具有性激素依赖的特点。

子宫内膜异位症常用的分类方法是按照临床病理类型分类。

1. **腹膜型子宫内膜异位症或腹膜子宫内膜异位症**　腹膜型子宫内膜异位症或腹膜子宫内膜异位症（peritoneal endometriosis）指盆腔腹膜的各种子宫内膜异位症种植病灶，主要包括红色病变（早期病变）、蓝色病变（典型病变）以及白色病变（陈旧性病变）。

2. **卵巢型子宫内膜异位症或卵巢子宫内膜异位囊肿**　卵巢型子宫内膜异位症或卵巢子宫内膜异位囊肿（ovarian endometrioma）。

3. **深部浸润型子宫内膜异位症**　深部浸润型子宫内膜异位症（deep infiltrating endometriosis）指病灶浸润深度 ≥ 5 mm，包括位于宫骶韧带、直肠子宫陷凹、阴道穹窿、直肠阴道隔、直肠或者结肠壁的子宫内膜异位症病灶，也可以侵犯至膀胱壁和输尿管。

4. **其他部位的子宫内膜异位症**　其他部位的子宫内膜异位症（other endometriosis）包括瘢痕子宫内膜异位症（腹壁切口及会阴切口）以及其他少见的远处子宫内膜异位症，如肺、胸膜等部位的子宫内膜异位症。

【临床表现】

1. **典型临床症**　状子宫内膜异位症的临床症状具有多样性，最典型的临床症状是盆腔疼痛，70%~80% 的患者有不同程度的盆腔疼痛，包括痛经、慢性盆腔痛（CPP）、性交痛、肛门坠痛等。痛经常为继发性，进行性加重。临床表现中也可有月经异常。妇科检查典型的体征是宫骶韧带痛性结节以及附件粘连包块。

2. **侵犯特殊器官时常伴有的症状**　肠道子宫内膜异位症常有消化道症状如便频、便秘、便血、排便痛或肠痉挛，严重时可出现肠梗阻。膀胱子宫内膜异位症常出现尿频、尿急、尿痛甚至血尿。输尿管子宫内膜异位症常发病隐匿，多以输尿管扩张或肾积水就诊，甚至出现肾萎缩、肾功能丧失。如果双侧输尿管及肾受累，可有高血压症状。

3. **不孕**　40%~50% 的患者合并不孕。

4. **盆腔结节及包块**　17%~44% 的患者合并盆腔包块（子宫内膜异位囊肿）。

5. **其他表现**　肺及胸膜子宫内膜异位症可出现经期咯血及气胸。剖宫产术后腹壁切口、会阴切口子宫内膜异位症表现为瘢痕部位结节、与月经期密切相关的疼痛。

【诊断要点】

2021年发布的《子宫内膜异位症中国诊治指南》中强调了子宫内膜异位症的临床诊断。

1. 临床表现 同前述。

2. 妇科查体 子宫位置正常或呈后位,活动或固定,大小正常或稍增大,病变累及卵巢者可在一侧或两侧扪及囊性肿块,壁稍厚,张力高,与子宫、阔韧带、盆腔、后腹膜粘连而固定。典型体征是在后陷凹或宫骶韧带部位扪及一个或多个大小不等质硬的结节,伴或不伴触痛,月经期结节增大,压痛更明显。

3. 辅助检查

1)影像学检查:彩超检查,主要对卵巢子宫内膜异位囊肿的诊断有价值,典型的卵巢子宫内膜异位囊肿的超声影像为无回声区内有密集光点;经阴道或直肠超声、CT及MRI检查对浸润直肠或直肠阴道隔的深部病变的诊断和评估有一定意义。

2)腹腔镜检查:目前,子宫内膜异位症诊断的通行手段是腹腔镜下对病灶形态的观察,术中要仔细观察盆腔,特别是宫骶韧带、卵巢窝。确诊需要病理检查,组织病理学结果是确诊的基本证据(但临床上有一定病例的确诊未能找到组织病理学证据);病理诊断标准为病灶中可见子宫内膜腺体和间质,伴有炎症反应及纤维化。

3)血清CA125水平检测:CA125水平检测对早期子宫内膜异位症的诊断意义不大。CA125水平升高更多见于重度子宫内膜异位症、盆腔有明显炎症反应、合并子宫内膜异位囊肿破裂或子宫腺肌病者。

4)可疑膀胱子宫内膜异位症或肠道子宫内膜异位症,术前应行膀胱镜或肠镜检查并行活检,以除外器官本身的病变特别是恶性肿瘤。活检诊断子宫内膜异位症的概率为10%~15%。

【治疗原则及方案】

1. 治疗目的 减灭和消除病灶,减轻和消除疼痛,改善和促进生育,减少和避免复发。

2. 治疗的基本考虑 治疗方案要基于以下因素:①年龄;②生育要求;③症状的严重性;④既往治疗史;⑤病变范围;⑥患者的意愿。治疗措施应个体化。对盆腔疼痛、不孕及盆腔包块的治疗要分别对待。

3. 治疗方法 可分为手术治疗、药物治疗、介入治疗、中药治疗及辅助治疗(如辅助生殖技术治疗)等。

手术治疗包括病灶切除术、全子宫及双侧附件切除术、子宫全切术、神经阻断手术等。药物治疗各种方案疗效基本相同,但副作用不同,所以,选择药物时要考虑药物的副作用、患者的意愿及经济能力。可供选择的药物主要分为非甾体抗炎药(NSAID)、复方口服避孕药、高效孕激素、雄激素衍生物以及促性腺激素释放激素激动剂(GnRH-a)五大类。

常用的药物治疗方案、作用机制及副作用如下。

(1)NSAID:根据需要应用,间隔不少于6小时。

(2)复方口服避孕药:周期或连续用药,持续6个月及以上,可较长时间用药。40岁以上或有高危因素(如糖尿病、高血压、血栓史及吸烟)的患者,要警惕血栓的风险。

(3)高效孕激素:连用6个月或长期维持治疗。副作用主要是突破性出血、乳房胀痛、体质量增加、消化道症状及肝功能异常。地诺孕素是新一代的孕激素制剂,可直接抑制子宫内膜细胞增殖,减少芳香化酶、环氧化酶2及前列腺素的合成,从而抑制子宫内膜异位病灶的发生发展,抑制疼痛。地屈孕酮与孕酮结构相似,具有单纯孕激素活性,无雌激素、雄激素或盐皮质激素活性,在青春期痛经、有生育要求及围绝经期患者的疼痛治疗方面具有独特的优势,对肝脏功能影响小,是子宫内膜异位症长期药物治疗的新选择。

（4）GnRH-a:依不同的制剂有皮下注射或肌内注射,每 28 天 1 次,共用 3～6 个月或更长时间。副作用主要是低雌激素血症引起的围绝经期症状,如潮热、阴道干燥、性欲下降、失眠及抑郁等。长期应用则有骨质丢失的可能。

（5）GnRH-a+ 反向添加（add-back）方案:①雌孕激素方案:雌孕激素连续联合用药。戊酸雌二醇 0.5～1.5 mg/d,或结合雌激素 0.3～0.45 mg/d,或每日释放 25～50 μg 的雌二醇贴片,或雌二醇凝胶 1.25 g/d 经皮涂抹;孕激素多采用地屈孕酮 5 mg/d 或醋酸甲羟孕酮 2～4 mg/d。也可采用复方制剂雌二醇屈螺酮片,每日 1 片。②单用孕激素方案:每日醋酸炔诺酮 1.25～2.5 mg。③连续应用替勃龙,推荐 1.25～2.5 mg/d。

反向添加方案的注意事项:①何时开始反向添加尚无定论。②应用反向添加可以延长 GnRH-a 使用时间。治疗剂量应个体化,有条件者应监测雌激素水平。

第二节 子宫腺肌病

【概述】

子宫肌层内存在子宫内膜腺体和间质,在激素的影响下发生出血、肌纤维结缔组织增生,形成弥漫性病变或局限性病变,也可形成子宫腺肌瘤（adenomyoma）。病灶内部可以出现含咖啡色液体的囊腔,如果囊腔直径＞5 mm 称为囊性子宫腺肌病,虽然较少见,但可以发生于年轻妇女,患者常有明显的痛经,有时需要与残角子宫积血鉴别。

【临床表现】

1. **痛经** 半数以上患者有继发性痛经,渐进性加重。

2. **月经异常** 月经过多、经期延长或不规则出血。

3. **不孕**

4. **子宫增大** 多为均匀性增大,呈球形,也可为突起不平,质硬。可合并子宫肌瘤和子宫内膜异位症。

【诊断要点】

1. **临床表现** 同前述

2. **辅助检查** 根据症状、盆腔检查及以下的辅助检查可作出初步诊断:①超声检查显示子宫增大,肌层增厚,后壁更明显,子宫内膜线前移。病变部位为等回声或回声增强,其间可见点状低回声,病灶与周围无明显界限。② MRI 检查显示子宫内存在界限不清、信号强度低的病灶,T_2 加权像可有高信号强度的病灶,子宫内膜 – 肌层结合带变宽,＞12 mm。③血清 CA125 水平多数可升高。④病理检查是诊断的"金标准"。

【治疗原则及方案】

应视疾病的严重程度、患者的年龄及有无生育要求而定。

1. **期待疗法** 用于无症状、无生育要求者。

2. **药物治疗** 用法同子宫内膜异位症治疗。对于年轻、希望保留子宫者使用口服避孕药或 LNG-IUS;子宫增大明显或疼痛症状严重者,可应用 GnRH-a 治疗 3～6 个月后,再使用口服避孕药或 LNG-IUS。LNG-IUS 治疗初期部分患者会出现淋漓出血、LNG-IUS 下移甚至脱落等,需加强随诊。某些中药对痛经有明显的缓解作用,可以试用。

3. **手术治疗** 年轻要求保留生育功能者可以进行病灶切除或子宫楔形切除术,也可合并使用子宫动脉阻断术;对已经完成生育,年龄较大且症状明显者应行子宫切除术,可根治本病。对无生育要求伴月经量增多者,可行选择子宫内膜去除术;痛经明显者可以选择子宫动脉栓塞术(UAE)。关于 UAE,具有可保留子宫、操作简便、患者术后恢复快、术后并发症少的特点。进行 UAE 时,常规插管操作成功后,先行动脉造影检查,明确腹盆腔血管的结构、有无变异、子宫动脉开口及病灶的血供和血管网情况。术中并发症包括局部出血或血肿、动脉痉挛、动脉穿刺伤等。术后并发症包括疼痛、栓塞后综合征、血栓形成、动脉破裂或动脉夹层、误栓血管、感染、过敏反应或皮疹、阴道分泌物、月经过少、闭经等。

4. **高强度聚焦超声(HIFU)消融** 是一种非侵入性的局部消融治疗技术,其原理是利用超声波的良好穿透性,在影像学技术的实时监控下,将由体外超声换能器产生的超声波精确聚焦于体内病灶靶点,通过在靶点产生的瞬间高热量,使靶区组织产生凝固性坏死,达到消灭病灶、缓解症状的治疗目的。HIFU 也是一种治疗子宫腺肌病的选择。

第十二章 妇科内分泌疾病

第一节 性 早 熟

【概述】

女性性早熟指女孩在 8 岁前出现第二性征发育或 10 岁前月经来潮。根据下丘脑－垂体－卵巢轴是否激活，性早熟可以分为 GnRH 依赖性性早熟（真性或中枢性性早熟）和非 GnRH 依赖性性早熟（假性或外周性性早熟）。生殖器官过早发育，可能导致骨骺提前闭合、最终成人身高低于正常值。同时，性早熟会导致患者的心理障碍。根据与性别是否相符，分为同性性早熟与异性性早熟。

【临床表现】

1. **第二性征发育** 8 岁以前第二性征发育，可有乳房发育、阴毛和腋毛出现。

2. **生殖系统发育** 外生殖器发育，大阴唇丰满隆起，小阴唇变厚，着色，出现白色阴道分泌物，卵巢容积增大，卵泡发育（＞4 mm 卵泡）。10 岁前有月经来潮。

3. **生长速度与骨龄** 体格增长过早加速，身高突增；体重增长加快。骨龄超前 1 岁或以上，骨骺提前闭合。如果发病时身高较低，可能导致成年身高低于遗传靶身高。

【诊断要点】

1. **临床表现** 8 岁前出现第二性征发育或 10 岁前月经来潮。

2. **性激素测定** LH ＞ 3.0-5.0 IU/L，可以确定性腺轴启动。LH 小于 0.1 IU/L，提示性腺轴没有启动。凭基础值诊断不明确时，可考虑进行 GnRH 激发试验确诊。

3. **血 hCG、AFP、甲状腺功能检测** 应纳入基本筛查。

4. **GnRH 激发试验** 基础 LH 不稳定或者不确定时，可以进行该试验以确诊。使用 GnRH 2.5 μg 每公斤体重，皮下或静脉注射，分别在 0、30、60、90 分钟采血检查 LH 和 FSH。如果 LH 峰值＞5 IU/L 或 LH 峰值/FSH 峰值＞0.6，可以确定性腺轴已启动。

5. **盆腔超声** 卵巢容积＞1 ml，可见多个直径超过 4 mm 的卵泡。

6. **头颅磁共振** 当怀疑有颅内病变相关的性早熟时，进行头颅磁共振以评估是否存在下丘脑疾病。

【治疗原则及方案】

治疗目的是使第二性征消退、性激素恢复至青春期前水平，延缓骨骺提前愈合，改善最终成人身高。

治疗方式上以药物治疗为主，针对骨龄大于年龄 2 岁或以上，但骨龄 ≤ 11.5 岁者的中枢性性早熟，最常用的药物为促性腺激素释放激素类似物（GnRHa）。首次剂量 80～100 μg/kg，最大剂量 3.75 mg，每 4 周 1 次。建议在年龄 11.0 岁，或骨龄 12.0 岁时停药。给予心理咨询及营养膳食指导，及时给予足够的钙剂和维生素 D。

对于外周性性早熟，去除外源性因素，针对原发病进行治疗。

第二节 异常子宫出血

【概述】

异常子宫出血（abnormal uterine bleeding，AUB）是指与正常月经的周期频率、规律性、经期长度、经期出血量任何一项不符的、源自子宫腔的异常出血。AUB 不包括妊娠和产褥期相关的出血，也不包括青春发育前和绝经后出血。

【临床表现】

AUB 是描述任何偏离正常月经或正常月经周期模式的总体术语，涵盖了周期频率、规律性、经期长度、经期出血量异常的全部症状（表 12-1）。这些异常可以单独出现，也可能同时存在几种。近年来，国际上对月经过多（heavy menstrual bleeding，HMB）的诊断更注重患者的主观感受，英国国家卫生和临床技术优化研究所（NICE）指南提出如果月经出血量过多影响女性生活质量、需要医疗干预即可诊断月经过多。

表 12-1　异常子宫出血（AUB）术语的范围

	临床表现	范围
周期频率异常	月经频发	＜ 21 天
	月经稀发	＞ 35 天
周期规律性异常	不规律月经	≥ 7 天
（近 1 年的周期之间的变化）	闭经	≥ 6 个月无月经
经期长度异常	经期延长	＞ 7 天
	经期过短	＜ 3 天
经期出血量异常	月经过多	＞ 80 ml
	月经过少	＜ 5 ml

*异常子宫出血诊治指南（中华医学会妇产科分会妇科内分泌学组，2014 年）

【诊断要点】

通过详细询问月经改变的病史，确认其 AUB 的出血模式。结合查体及必要的辅助检查，明确 AUB 病因。根据国际妇产科联盟（FIGO）提出的育龄期非妊娠妇女 AUB 病因分类 PALM-COEIN 系统（表 12-2），对 AUB 进行病因诊断（图 12-1）。

表 12-2　PALM-COEIN 分类系统

结构性异常	子宫内膜息肉所致 AUB（AUB-P）
	子宫腺肌病所致 AUB（AUB-A）
	子宫平滑肌瘤所致 AUB（AUB-L）
	子宫内膜恶变和不典型增生所致 AUB（AUB-M）
非结构性异常	全身凝血障碍相关疾病所致 AUB（AUB-C）
	排卵障碍相关的 AUB（AUB-O）
	子宫内膜局部异常所致 AUB（AUB-E）
	医源性 AUB（AUB-I）
	未分类的 AUB（AUB-N）

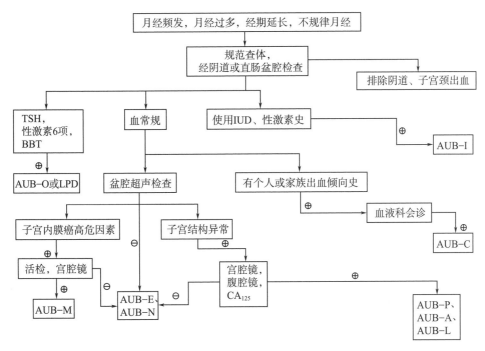

图 12-1 异常子宫出血诊断流程图

【治疗原则及方案】

根据 AUB 的病因分类诊断,结合患者个体情况,进行相应的 AUB 治疗。本节重点介绍非结构性异常导致的 AUB,结构异常类型的 AUB 治疗详见相应疾病章节。

1. AUB-C 与凝血障碍原发病相关的科室负责积极治疗原发病,妇科负责控制 AUB。首选药物治疗,包括大剂量高效孕激素、短效口服避孕药、GnRHa、氨甲环酸等。用药前需与相应科室会诊除外药物使用禁忌。如果原发病不能治愈,必要时考虑手术治疗,手术方式包括子宫内膜切除术和子宫切除术。

2. AUB-O 治疗原则为药物止血、调经,必要时手术治疗。药物止血根据出血的具体情况,分为慢性出血的止血和急性期止血。无论哪种情况,均需告知患者停药后撤退性出血。性激素治疗的同时,可以必要时辅助止血药。

(1)慢性出血的止血:孕激素子宫内膜撤退法:适合一般情况好、血红蛋白 ≥ 90 g/L 者。常用药物包括肌内注射黄体酮 20 mg/d,用药 3 日;地屈孕酮 10～20 mg/d,用药 10～14 日;微粒化黄体酮 200～300 mg,用药 10～14 日;甲羟孕酮 6～10 mg,用药 7～10 日。

(2)急性期止血

1)大剂量孕激素子宫内膜萎缩法:适合出血多、血红蛋白 < 90 g/L 者。目标为用药 48～72 小时血止。常用药物包括炔诺酮 5～15 mg/d、甲羟孕酮 10～30 mg/d,q.8h. 分 3 次使用,用药 21 日、贫血纠正后停药。也可在出血完全停止 3 日后逐渐减量,减量不超过原剂量的 1/3,直至炔诺酮 5 mg/d、甲羟孕酮 10 mg/d 为维持量,维持至血止、贫血纠正后停药。

2)短效口服避孕药:止血效果好,止血速度快,但禁用于有避孕药使用禁忌者。常用药物包括炔雌醇环丙孕酮片、屈螺酮炔雌醇片、屈螺酮炔雌醇片Ⅱ(4 片白色安慰剂不需服用）、去氧孕烯炔雌醇片、复方左炔诺孕酮等。方案为 1 片 / 次，q.6～8h.，出血完全停止 3 日后逐渐减量，减量不超过原剂量的 1/3，直至 1 片 /d。维持至血止、贫血纠正后停药。

（3）调经

1）孕激素定期撤退：建议天然孕酮或接近天然的合成孕激素类药物。常用药物例如地屈孕酮 10～20 mg/d，用药 10～14 日、微粒化黄体酮 200～300 mg，用药 10～14 日，月经第 10～15 日起。

2）短效口服避孕药：适合有避孕要求的患者，尤其适用于月经过多、痛经、痤疮的患者。对于年龄大于 40 岁、肥胖的患者，长期应用避孕药可能导致发生血栓的风险增加，用药前需要谨慎考虑。

3）LNG-IUS：既可以长期保护子宫内膜，又能有效减少月经量，同时起到避孕作用。外周血药浓度很低，全身副作用少。

4）促排卵治疗：仅适合有生育要求的患者。药物包括来曲唑、氯米芬、促性腺激素等。

（4）手术：长期 AUB-O、存在子宫内膜病变高危因素、药物治疗效果不满意的患者，需要行诊刮术除外子宫内膜病变。对于有诊刮指征或者药物使用禁忌者，建议诊刮术或宫腔镜检+诊刮术。

3. AUB-E 当 AUB 发生在有规律且有排卵的周期，特别是经排查未发现其他原因可解释时，可能是原发于子宫内膜局部异常所致 AUB，建议药物治疗为主，主要包括：①LNG-IUS；②氨甲环酸抗纤溶治疗或非甾体抗炎药；③短效口服避孕药；④孕激素子宫内膜萎缩法，如炔诺酮 5 mg 每日 3 次，月经第 5 天起，连续用到月经周期第 21 天。对于无生育要求者，如果药物治疗不满意，可以考虑子宫内膜切除术。

4. AUB-I 对于性激素药物引起的 AUB，通过仔细询问用药历史、分析服药与出血时间的关系后确定。必要时应用宫腔镜检查，排除其他病因后，调整用药方案。因放置宫内节育器所致出血，治疗首选抗纤溶药物，例如氨甲环酸。应用 LNG-IUS 或皮下埋置剂引起的出血可对症处理或期待治疗，应注意做好放置前咨询与告知工作。

第三节 闭 经

闭经分原发闭经和继发闭经。原发闭经是指年龄>14 岁，第二性征未发育；或者年龄>16 岁，第二性征已发育但月经未来潮。继发闭经是指正常月经周期建立后，月经停止 6 个月以上；或按原有月经周期停经 3 个周期以上。

WHO 将闭经的内分泌类型分为 3 个类型：Ⅰ型（无内源性雌激素产生，FSH 正常或低下，PRL 正常，无下丘脑－垂体器质病变）、Ⅱ型（有内源性雌激素产生，FSH 及 PRL 正常）、Ⅲ型（FSH 升高，卵巢功能衰竭）。

根据患者原发或继发性闭经，结合病史、查体及必要的辅助检查。在诊断中，应掌握以下原则：①应首先明确病变的部位；②然后再进行具体疾病的查找。

在具体的临床实施时也应该遵循这样的顺序：①首先应留取激素测定血标本，以避免药物对激素测定结果的影响，但不要急于分析结果；②进行孕激素撤退试验，如果有撤退

出血,则无需进行雌孕激素试验,属于 WHO 的 Ⅱ 型闭经,需根据激素水平确定具体疾病;
③如果孕激素撤退试验没有出血,则应该进行大剂量雌激素的雌孕激素试验,如果仍无撤退出血,则属于生殖道性闭经,如果雌孕激素试验有撤退性出血,再通过分析血激素测定结果确定是 WHO 的 Ⅰ 型还是 Ⅲ 型闭经。如此即可明确病变的部位,进而在该部位去寻找原因。具体流程见图 12-2,图 12-3。

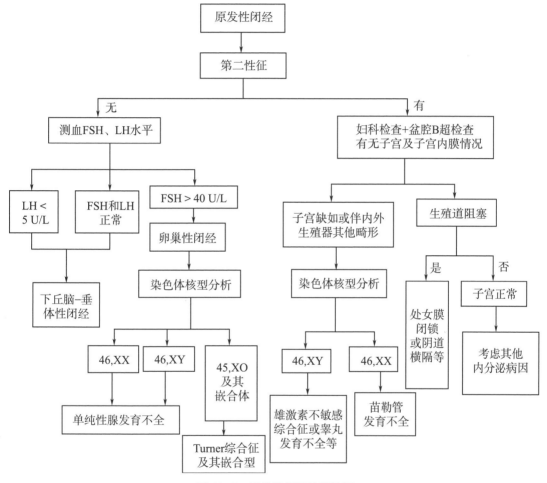

图 12-2　原发性闭经诊断流程

虽然大多数的原发或继发闭经均可以按照上述临床诊疗路径进行位置判断,但某些并不少见的特殊情况应该引起注意。如多囊卵巢综合征也可表现为原发闭经,从而有可能孕激素撤退试验有出血;原发闭经由于长期没有雌激素作用,子宫很可能很小,在超声下无法见到,而被误认为无子宫。所以对于闭经患者,无论原发还是继发,留取血标本后,进行孕激素撤退试验,如果没有撤退出血,再进行雌孕激素试验都是需要的。

在明确病变部位及原因的前提下,对闭经患者进行相应的治疗。治疗也应该本着缺哪种激素就补充哪种激素,不要补充不缺乏的激素。

本节接下来将继续阐述特发性低促性腺性闭经、高催乳素血症、早发型卵巢功能不全,其他原因导致的闭经参见相应疾病章节。

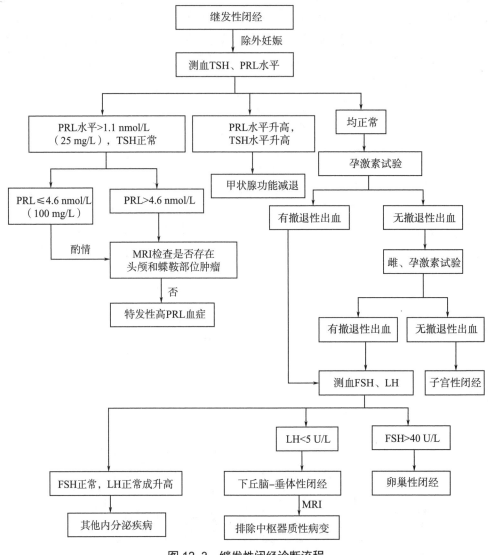

图 12-3 继发性闭经诊断流程

一、特发性低促性腺性闭经

【概述】

特发性低促性腺性闭经(idiopathic hypogonadotropic hypogonadism，IHH)，是因先天性 GnRH 神经元功能受损，导致 GnRH 合成、分泌或作用障碍，引起性腺功能不足。根据患者是否合并嗅觉障碍可以将 IHH 分为两大类：伴有嗅觉受损者，亦称为卡尔曼综合征(Kallmann syndrome)；嗅觉正常的 IHH(normosmic IHH，nIHH)。

【临床表现】

1. 年龄达到 14 岁，第二性征未发育，无月经来潮。

2. 骨骺闭合延迟，指间距 > 身高，易患骨质疏松症。

3. **嗅觉障碍** 即卡尔曼综合征。因嗅球和嗅束发育异常，患者不能识别气味或嗅觉下降。

4.**其他**　唇/腭裂,孤立肾,短指/趾或并指/趾畸形,骨骼发育畸形,齿发育不良等。

【诊断要点】

1.年龄>14岁,第二性征未发育,无月经来潮。

2.孕激素试验无撤退出血,雌孕激素试验有撤退出血。

3.雌二醇水平低下、LH低下(通常<0.7 IU/L)。

4.头颅MRI检查未见占位病变。

5.嗅觉测试用于鉴别诊断卡尔曼综合征。

【治疗原则及方案】

根据患者生育要求,分别给予个体化评估和治疗。注意心理评估及心理支持。评估监测的内容包括子宫和卵巢体积、卵泡数量、骨密度等。

1.**无生育要求者**　给予雌孕激素替代治疗。身高尚未达标时,起始给予小剂量雌激素(例如戊酸雌二醇0.5 mg,q.d.),逐渐至戊酸雌二醇2 mg,q.d.,待乳腺和子宫发育接近正常大小,部分患者有雌激素突破性子宫出血。随后可行周期性雌孕激素替代治疗。

2.**有生育要求者**　给予促排卵治疗(FSH+LH或HMG)/hCG促排卵,必要时行IVF-ET辅助生殖或采用GnRH泵脉冲治疗。

二、高催乳素血症

【概述】

血清催乳素(prolactin, PRL)由垂体前叶PRL分泌细胞合成及分泌。PRL分子由198个氨基酸组成的,以单体为主,生物活性最高;二聚体及多聚体分别占8%~20%及1%~5%,生物活性减低,免疫活性不变。因此,血PRL水平可能与临床表现不一致。

垂体PRL分泌呈脉冲式,频率约为90分钟1次;PRL的分泌受下丘脑PRL抑制因子(PIF)和PRL释放因子(PRF)双相调节。

由于各种原因引起的外周血PRL持续增高的状态成为高催乳素血症。

【临床表现】

1.**月经紊乱及不孕**　90%的高催乳素血症有月经紊乱,其中以月经量减少或继发闭经多见。

2.**异常溢乳**　包括自发溢乳及触发溢乳。

3.**肿瘤压迫症状**

(1)其他垂体激素分泌减低相关症状:如生长迟缓、青春期延迟、尿崩症、甲状腺功能减退、肾上腺皮质功能减低等。

(2)神经压迫症状:包括头痛、视野缺损、视力下降等脑神经压迫症状。

4.**影像学变化**

【诊断要点】

正常育龄期妇女血清PRL水平一般低于30 ng/ml。当PRL持续升高时,应分析其病因(生理性、药理性、病理性)。根据详细询问病史、查体及相关辅助检查,明确高催乳素血症的病因。具体诊断步骤见图12-4。

1.**生理性**　妊娠期PRL升高约10倍。如果不哺乳,产后3~4周恢复正常;哺乳者,因乳头刺激促使PRL分泌,在产后6~12个月逐渐恢复正常。PRL的分泌有昼夜节律;应激(如情绪紧张、寒冷、运动等)时垂体释放PRL水平升高。

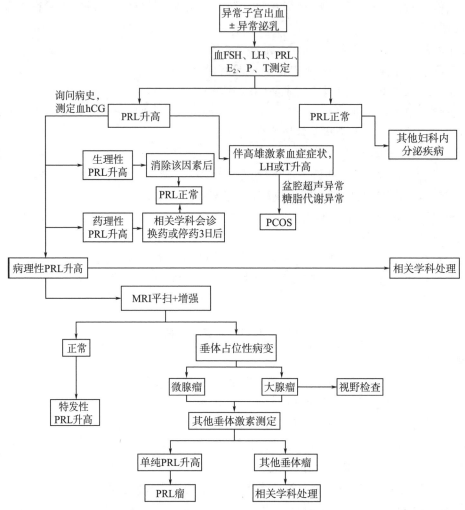

图 12-4 高 PRL 血症的病因及诊断步骤

2. 药理性 多种药物可以通过拮抗下丘脑 PIF(常见为多巴胺)或增强 PRF 作用,导致高催乳素血症。常见药物见表 12-3。

表 12-3 影响血 PRL 水平的常用药物

种类	药物名称
多巴胺受体拮抗剂	酚噻嗪类、丁酰苯类(氟哌啶醇)、甲氧氯普胺(其他名称:胃复安)、多潘立酮、舒必利等
多巴胺耗竭剂	甲基多巴、利血平
多巴胺转化抑制剂	阿片肽、吗啡、可卡因等麻醉药
多巴胺重吸收阻断剂	诺米芬辛
二苯氮类衍生物	苯妥因、地西泮等
组胺和组胺 H_2 受体拮抗剂	西咪替丁(其他名称:甲氰咪胍)等
单胺氧化酶抑制剂	苯乙肼等
激素	雌激素、口服避孕药、抗雄激素类药物、TRH
其他	异烟肼等

3. 病理性　常见病因包括下丘脑或邻近部位疾病、垂体疾病（垂体腺瘤、空泡蝶鞍症）、甲状腺功能减退、慢性肾功能不全、肝硬化、异位 PRL 分泌等。

4. 特发性　指血 PRL 轻度增高伴有症状，但未发现明确导致血 PRL 水平升高的原因。

【治疗原则及方案】

总体治疗目标：抑制泌乳、恢复正常月经、恢复排卵及生育功能，减少远期并发症。对于垂体腺瘤患者改善相关神经系统症状，必要时手术或放疗治疗。预防复发及并发症。

1. 药物治疗　主要药物为多巴胺受体激动剂，建议长期用药。常用药物有溴隐亭，其他药物还有 α-二氢麦角隐亭、卡麦角林。以溴隐亭为例，主要不良反应为胃肠道副作用（恶心、呕吐、便秘等）和直立性低血压（头晕）。为减轻不良反应，溴隐亭起始剂量从小剂量开始，1.25 mg/d 餐中服用，每 3～7 天增加 1.25 mg/d，常用有效剂量为 5.0～7.5 mg/d。如果对溴隐亭不敏感或者副作用明显，可以更换其他药物治疗。

2. 随诊及药物减量　药物治疗 1 个月后开始定期复查。复查血 PRL 水平，并进行药物剂量的调整。监测卵泡发育和月经恢复情况。有垂体占位者，定期复查垂体 MRI。伴视野缺损或垂体大腺瘤患者，定期复查视野和 MRI，必要时手术或放疗治疗。PRL 大腺瘤应先治疗肿瘤控制满意后再考虑妊娠。

PRL 垂体微腺瘤患者，如果血 PRL 水平正常、症状好转后，可以考虑逐渐减量。PRL 垂体大腺瘤患者，确认肿瘤明显缩小、PRL 正常后方可逐渐减量。通常每 1～2 个月减量 1.25 mg/d，直到维持剂量 1.25 mg q.d. 或 1.25 mg q.o.d.。维持剂量使用 2 年以上、MRI 检查肿瘤占位消失或空泡蝶鞍改变后，可以考虑酌情停药。停药后仍需定期复查。如果停药后复查期间 PRL 又升高，仍需溴隐亭长期维持量治疗。

3. 妊娠期用药管理　尽量缩短妊娠期胎儿暴露药物的时间，不推荐整个孕期常规服用溴隐亭。如果是垂体大腺瘤，孕期需全程应用溴隐亭，防止复发。目前文献提示孕期全程用药，不增加新生儿的出生缺陷等。不推荐孕期常规监测血 PRL 水平或 MRI 检查。停止哺乳后仍需服用溴隐亭，促进月经恢复，预防低雌激素相关远期影响。

三、早发性卵巢功能不全

【概述】

早发性卵巢功能不全（premature ovarian insufficiency，POI），是指女性在 40 岁以前出现卵巢功能减退，导致月经紊乱、促性腺激素水平升高、雌激素水平波动性下降。根据是否曾经出现过自主月经，分为原发性 POI 和继发性 POI。常见病因包括遗传因素、医源性因素、免疫因素、环境因素等。半数以上 POI 患者病因不明，称为特发性 POI。

【临床表现】

1. 月经改变　原发或继发性闭经。继发性闭经患者中，会先后出现月经周期不规律、月经量减少、月经稀发、闭经。少数患者可能出现无明显诱因的月经突然终止。

2. 孕激素撤退试验　多无撤退出血，但处于过渡期者，可有一定的内源性雌激素分泌而有孕激素撤退出血。

3. 生育力减退或不孕

4. 低雌激素表现　原发性 POI 表现为女性第二性征不发育或发育差。继发性 POI 可伴有潮热、盗汗等血管舒缩症状，焦虑、抑郁等情绪障碍，性欲减退，泌尿生殖道黏膜萎缩相关症状。远期影响包括心血管疾病、骨质疏松、认知功能改变等。

5. **其他伴随症状** 常因病因不同而异,包括心血管发育畸形、智力障碍、肾上腺或甲状腺功能减退等。

【诊断要点】

1. 年龄＜40 岁。

2. 月经稀发或停经＞4 个月。

3. 间隔 4 周以上、至少 2 次基础 FSH ＞ 25U/L。

具体诊治流程见图 12-5。

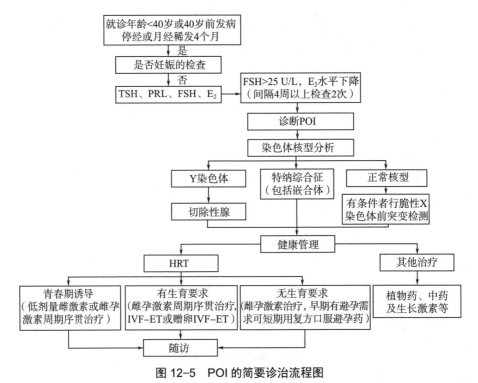

图 12-5　POI 的简要诊治流程图

引自:中华医学会妇产科学分会绝经学组.早发型卵巢功能不全的激素补充治疗专家共识.中华妇产科杂志,2016,51(12):6.

【治疗原则及方案】

1. **健康生活方式管理** 平衡膳食、规律运动锻炼、戒烟、避免大量饮酒。适当补充钙剂及维生素 D。需要评估患者的心理健康状态,缓解因卵巢功能减退给患者带来的心理压力。

2. **性激素替代治疗**(hormone replacement therapy,HRT) 对于原发性 POI,青春期开始给予小剂量雌激素,剂量约为成人剂量的 1/8～1/4,必要时联合使用生长激素,促进身高生长。逐渐增加雌激素剂量,有子宫有阴道出血时开始加用孕激素,使用雌孕激素序贯治疗,之后的治疗同继发性 POI。

对于继发性 POI,若无禁忌证,应尽早给予 HRT,鼓励患者至少坚持治疗至平均自然绝经年龄。对于有避孕需求者可以应用短效口服避孕药。如果仅为改善泌尿生殖道的萎缩症状时,可以阴道局部使用雌激素。

（1）单纯雌激素治疗：适用于无子宫的 POI 患者。推荐剂量 17β-雌二醇 2 mg/d、结合雌激素 1.25 mg/d、经皮雌二醇 75～100 μg/d。

（2）雌孕激素序贯治疗：适用于有完整子宫、希望有月经出血的 POI 患者。模拟生理周期，在使用雌激素基础上，每周期加用孕激素 10～14 天。根据雌激素应用时间，分为周期序贯和连续序贯，前者每周期停用雌激素 2～7 天，后者雌激素连续应用。常用的雌激素：17β-雌二醇 2 mg/d、结合雌激素 1.25 mg/d、经皮雌二醇 75～100 μg/d。推荐孕激素。常用的孕激素：地屈孕酮 10～20 mg/d，微粒化黄体酮 200～300 mg/d。也可以采用复方制剂，例如雌二醇-雌二醇地屈孕酮（2/10）片，每周期前 14 天含 17β-雌二醇 2 mg，后 14 天含 17β-雌二醇 2 mg+地屈孕酮 10 mg。

3. **生育问题**　POI 患者并非一定不能生育，在诊断的早期，约 5% 的 POI 患者可能自然妊娠。目前的促排卵方案虽然一定程度上可能改善辅助生殖治疗的结局，尚无明确的循证证据支持其效果。赠卵体外受精-胚胎移植（IVF-ET）是 POI 的适应证，妊娠成功率与常规 IVF-ET 者近似。

对于年轻恶性肿瘤患者，可考虑在放/化疗之前冷冻卵母细胞、卵巢组织或胚胎以保存其生育力。有 POI 家族史者，虽然目前技术无法预测其未来的卵巢功能，亦可考虑上述技术保护生育力。

第四节　多囊卵巢综合征

【概述】

多囊卵巢综合征（polycystic ovary syndrome，PCOS）是一种常见的生殖内分泌代谢疾病，具有一系列生殖、心理、代谢特征。目前为止病因不明、机制不清，临床表现存在异质性。PCOS 对患者生活质量、生育及远期健康产生不同程度的影响。对 PCOS 患者的长期综合管理至关重要。

【临床表现】

1. **高雄激素表现**　①多毛：特别是男性型黑粗毛，常见乳晕、脐周、下腹部、大腿内侧等。②痤疮：主要累及面颊下部、颈部、前胸和上背部，为炎症性皮损。③脂溢性脱发。④少数患者存在黑棘皮征。

2. **稀发排卵或不排卵**　主要表现为月经稀发，少数患者表现为原发或继发性闭经。常伴有月经期延长、月经淋漓不尽。部分患者合并不孕症。

3. **超重或肥胖**　约占 PCOS 患者的 50%，多表现为中心性肥胖。

4. **高雄激素血症**　血清总睾酮水平正常或轻度升高，通常不超过正常范围上限的 2 倍。

5. **超声检查**　卵巢多囊样改变（polycystic ovarian morphology，PCOM），一侧或双侧卵巢内直径 2～9 mm 的卵泡数≥12 个，和/或卵巢体积≥10 ml（卵巢体积=0.5× 长径 × 横径 × 前后径）。

【诊断要点】

不同学术组织对于 PCOS 的诊断标准尚未统一。目前比较公认的是 2013 年鹿特丹标准：①月经周期不规律；②临床高雄激素表现或生化高雄激素血症；③超声提示卵巢多囊样改变。上述 3 项中至少符合 2 项，同时排除其他疾病导致的高雄激素血症，方可诊断 PCOS。

2018 年国际循证新指南指出：在青春期，由于本身卵巢多囊样改变非常常见，不建议常规对初潮后 8 年内的青春期少女利用超声诊断 PCOS。

【治疗原则及方案】

由于 PCOS 患者不同年龄和治疗需求不同，且临床表现的高度异质性，因此治疗应根据患者症状、治疗需求、代谢改变，进行个体化综合治疗。治疗原则为：缓解临床症状、解决生育问题、维护健康和提高生命质量。

1. 生活方式干预 饮食控制、合理运动、行为干预。2018 年国际新指南中更加强调了对患者心理健康的管理。

2. 调整月经周期 适合于无生育要求的月经稀发患者，调整月经周期，预防子宫内膜病变。治疗方案包括：①短效复方口服避孕药（combined oral contraception, COC），用药时注意 COC 的禁忌证和血栓等风险。②周期性使用孕激素，月经周期的后 10～14 天连续使用，具体药物有地屈孕酮（10～20 mg/d）、微粒化黄体酮（200～300 mg/d）等。

3. 高雄激素症状的治疗 短效 COC 是青春期和育龄期轻中度痤疮、多毛的首选治疗。治疗时间 3～6 个周期。对于中重度痤疮，可到皮肤科就诊，给予相关的药物局部治疗或物理治疗。其他药物包括螺内酯，长期或大剂量使用需注意电解质紊乱等。

4. 代谢管理 大多数 PCOS 患者伴有内分泌代谢异常，需要调整生活方式，肥胖患者需合理减重。二甲双胍为胰岛素增敏剂，尤其适用于合并胰岛素抵抗的 PCOS 患者。

5. 促进生育 尽量纠正肥胖、胰岛素抵抗等代谢问题的前提下，仍未纠正稀发排卵或无排卵患者，考虑药物诱导排卵。①来曲唑，是目前 PCOS 诱导排卵的一线药物，自月经第 2～5 天开始，2.5 mg/d，共 5 日。用药期间注意监测排卵。如无排卵，每周期增加 2.5 mg/d，最大剂量 7.5 mg/d。②枸橼酸氯米芬（氯米芬，CC），是诱导排卵的传统一线药物，自月经第 2～5 天开始，50 mg/d，共 5 日。如无排卵，每周期增加 2.5 mg/d，最大剂量 150 mg/d。③促性腺激素，可以作为来曲唑或氯米芬的辅助用药，也可作为二线治疗。④体外受精 - 胚胎移植（IVF-ET），是 PCOS 不孕的三线方案。

6. 远期并发症的预防与随访 PCOS 为慢性生殖内分泌综合征，定期随访管理患者的月经、内分泌代谢情况，预防高血压、糖尿病等代谢性疾病、子宫内膜病变。

第五节 经前期综合征

【概述】

经前期综合征（即经前期紧张综合征）是指反复发生在经前，涉及躯体、精神、行为三方面的症状，影响妇女的日常生活和工作；通常月经来潮后症状立即消失。常在 30 岁以后的妇女中发生。发病原因有众多学说，如雌、孕激素比例异常、维生素 B_6 缺乏、内啡肽波动等，尚无一致意见。

【临床表现】

可涉及 150 种症状，严重程度不一。症状常在经前 1～2 周开始，逐渐加重，至月经前最后 2～3 天最为严重，月经来潮后消失；症状可分为精神、躯体、行为三大类。

1. 精神症状 焦虑，紧张，情绪波动，易怒，急躁，不能自制；或抑郁，无精打采，闷闷不乐,情绪淡漠,失眠,健忘,甚至精神错乱,产生自杀念头。

2.躯体症状 手足与眼睑水肿、乳房胀痛、腹部胀满、头痛、盆腔痛、全身痛、疲乏、潮热、出汗、心慌等。

3.行为症状 食欲增加、喜甜食、烦渴、爱吵架、健忘、思想不集中等。

【诊断要点】

1. 必须发生在有排卵的月经周期时,症状必须在经前期(黄体期)出现,月经来潮后缓解消失,因为无实验室指标作为诊断依据,因此必须前瞻性地在月经日记卡上记录各种症状的出现与消退、严重程度及变化,连续2~3个周期。

2. 应除外其他原因引起的精神心理异常,除外其他疾病或药物的影响。如痛经、乳腺疾病、子宫内膜异位症、偏头痛、精神病等。

【治疗原则及方案】

1.支持疗法 包括情感支持,调整心态,减少来自环境的刺激,饮食和行为纠正等。

2.药物选用

(1)精神症状:酌情选用抗抑郁药,如氟西汀(fluoxetine)20 mg/d;帕罗西汀(paroxetine)10~30 mg/d;氯丙嗪(clomipramine)25~75 mg/d。或抗焦虑剂,如阿普唑仑(alprazolam)0.25 mg,2~3次/d,逐渐递增,平均剂量为2.25 mg/d。

(2)躯体症状:黄体晚期用黄体酮或短效口服避孕药抑制排卵,其疗效报道不一。前列腺素合成抑制剂:氟芬那酸丁酯200 mg,3次/d,经前12天开始用药,以减轻疼痛症状。溴隐亭1.25~2.5 mg,2次/d,月经后半周期使用,减轻乳房胀痛。利尿药如螺内酯25 mg,2~3次/d,减轻水肿。补充维生素 B_6、维生素 E、维生素 A 等。

第六节 绝 经

【概述】

绝经是指月经永久性停止,绝经的本质是卵巢功能衰竭。伴随卵巢功能衰退,女性出现一系列绝经相关症状、组织萎缩退化和代谢功能紊乱,导致一系列身心健康问题。随着人类预期寿命的延长,绝经管理对于提高和改善女性绝经过渡期和绝经后期的生命质量至关重要。

【临床表现】

1.月经紊乱 进入绝经过渡期的标志是月经周期长短不一,即月经紊乱。因为稀发排卵或无排卵,部分患者合并月经周期延长、月经量异常。

2011 年发表的生殖衰老研讨会分期 +10(Stages of Reproductive Aging Workshop+10,STRAW+10)是国际性的生殖衰老分期的金标准。该分期系统将女性的生殖衰老周期分为3个大阶段:生育期、绝经过渡期和绝经后期,每个阶段又进一步划分为早期和晚期,育龄期还增加了峰期,对于生育期晚期和绝经后期早期因其复杂再进一步细分为2~3个亚阶段,共组成 10 个特定分期。进入绝经过渡期早期(−2)的标准是月经周期长度长短不一,在 10次月经周期中发生两次邻近月经周期长度改变 ≥ 7 天;进入绝经过渡期晚期(−1)的标准是月经周期长度 ≥ 60 天,并且 FSH > 25U/L。绝经后期早期的 +1a 阶段为最终一次月经(final menstrual period,FMP)至其后 1 年,+1a 结束方能明确绝经。+1b 为 +1a 后的 1 年。在 +1a

和 +1b 阶段,激素水平仍然波动较大。进入 +1c 阶段,FSH 稳定升高、E_2 持续低值。+2 为绝经后期晚期,在此阶段对女性健康影响更大的是老龄化后各种组织器官的退行性改变导致的疾病,包括骨质疏松症、心脑血管疾病、认知功能障碍等。需注意的是,STRAW+10 分期标准可适用于大多数女性,但对于多囊卵巢综合征、早发性卵巢功能不全、子宫内膜切除和子宫切除、慢性疾病及化疗影响了卵巢功能的女性则不能采用该系统分期,这些情况下应采用内分泌指标和窦卵泡技术等支持标准确定其生殖分期。

2. 绝经相关全身症状 包括血管舒缩症状和情绪障碍。多数患者出现不同程度的潮热多汗、睡眠障碍、疲倦感。更年期的情绪障碍包括易激动、烦躁、焦虑、抑郁、紧张、低落等。

3. 生殖泌尿道萎缩局部症状 阴道干涩、外阴阴道疼痛、瘙痒,性交痛,反复发作的萎缩性阴道炎,以及反复发作的下尿路感染等。

4. 低骨量及绝经后骨质疏松症

【诊断要点】

1. 绝经 40 岁以上女性,末次月经后 12 个月仍未出现月经,排除妊娠后可以临床诊断为绝经。绝经属于回顾性临床诊断,同时需要排除卵巢衰竭因素之外的导致闭经的其他疾病。

2. 月经紊乱 10 次月经中有 2 次或以上邻近周期改变 ≥ 7 日。

【治疗原则及方案】

1. 绝经健康管理 对绝经过渡期和绝经后女性开展全面健康管理。包括每年体检、推荐合理饮食、增加社交脑力活动和健康锻炼。

2. 绝经激素治疗(menopause hormone therapy, MHT) 在有适应证、无禁忌证,并且患者有通过 MHT 改善生活质量的意愿前提下尽早开始。年龄 < 60 岁或绝经 10 年内的女性,MHT 对于缓解血管舒缩症状、减缓骨量丢失的受益 / 风险比最高。不推荐仅为预防心血管疾病和老年认知障碍的目的使用 MHT。有子宫的女性,在补充雌激素时,必须足量足疗程添加孕激素以保护子宫内膜。切除子宫的女性,通常不必加用孕激素。

(1)MHT 的适应证:①绝经相关全身症状;②生殖泌尿道局部症状;③低骨量及骨质疏松症。

(2)MHT 的禁忌证:①已知或怀疑妊娠;②原因不明的阴道出血;③已知或可疑患乳腺癌;④已知或可疑患性激素依赖性恶性肿瘤;⑤最近 6 个月内患活动性静脉或动脉血栓栓塞性疾病;⑥严重肝肾功能不全;⑦血卟啉症、耳硬化症;⑧现患脑膜瘤(禁用孕激素)。

(3)常用方案

1)雌孕激素序贯方案:常用复方制剂包括雌二醇 / 雌二醇地屈孕酮片(1/10 或 2/10),每盒 28 片,每片含雌二醇 1 mg 或 2 mg,后 14 片除雌二醇外还含有 10 mg 地屈孕酮。也可以配伍用药,方案为连续口服或经皮雌激素 28 日,后 10~14 日加用孕激素。如果治疗过程中每天用药,为连续序贯方案;每周期中有 3~7 日不用药,为周期序贯方案。

2)雌孕激素连续联合方案:复方制剂有雌二醇 / 屈螺酮片,每盒 28 片,每片含雌二醇 1 mg 和屈螺酮 2 mg,持续应用不停药。也可以配伍用药,方案为戊酸雌二醇 1 mg 和地屈孕酮 10 mg,连续联合用药。

3)替勃龙:有效成分为 7- 甲基 – 异炔诺酮,口服后在体内的代谢产物在不同组织中分别起雌、孕、雄激素活性。常用方法是为口服 1.25~2.5 mg/d,连续应用。

　　4）单孕激素补充方案：适用于月经过渡早期的月经问题。常用药物如地屈孕酮 10～20 mg/d 或微粒化黄体酮 200～300 mg/d 或醋酸甲地孕酮 4～6 mg/d，每月经周期后半期使用 10～14 日。亦可使用左炔诺孕酮宫内系统（levonorgestrel intrauterine system，LNG-IUS）。

　　5）单雌激素方案：适合子宫切除的患者，常用药物如口服戊酸雌二醇 0.5～2 mg q.d.、17β-雌二醇 1～2 mg q.d.、结合雌激素 0.3～0.625 mg q.d.、经皮雌激素给药。避免了口服药物的肝脏首过效应，减少了对肝脏合成蛋白质及凝血因子生成的影响。常用经皮雌激素如雌二醇凝胶，每日 2.5 g（含雌二醇 1.5 mg）。

　　6）阴道局部应用雌激素：用于缓解生殖泌尿道萎缩症状，无需加用孕激素。常用药物包括普罗雌烯阴道胶丸、结合雌激素软膏等。

　　3. 非激素治疗　用于有 MHT 禁忌证或不宜或不愿使用 MHT 者。

　　（1）选择性 5-羟色胺再摄取抑制剂、选择性 5-羟色胺和去甲肾上腺素双重再摄取抑制剂、可乐定。对缓解血管舒缩症状有一定效果。

　　（2）中成药和植物药。某些中成药对缓解绝经相关症状有效。某些植物药（如黑升麻）对缓解生殖泌尿道萎缩相关症状及其他绝经症状可能有效，适用于有 MHT 禁忌的患者。

　　（3）其他：正念减压疗法、星状神经节阻滞、针灸、催眠等对更年期症状可能起到辅助治疗作用。

第十三章 不 孕 症

【概述】

不孕症(Infertility)是一种复杂的疾病,其诊治对于医学、社会心理以及经济发展均有重大影响。

【临床表现】

有规律性生活、未采取任何避孕措施至少1年仍未受孕。既往没有妊娠史者为原发性不孕;若曾有妊娠史,而后未避孕至少1年未孕者为继发性不孕。

【诊断要点】

1. **女方排卵障碍** 排卵功能障碍存在约40%的不孕妇女中,经常表现为月经紊乱,常见原因包括PCOS、甲状腺疾病、高催乳素血症和体重变化引起的下丘脑闭经。月经周期正常是有规律排卵的标记,可用以初步评估有否排卵。其他方法包括基础体温(BBT)、尿黄体生成素(LH)试剂盒、黄体中期血清孕酮的测定和内膜活检。

(1)BBT是花费最小的检测方法,但是依从性差,很难坚持。

(2)尿LH监测指导性生活,尽管并不能改善自然受孕的概率,但对于一些不能经常同房的夫妇,采用尿LH监测确定同房时间是有意义的。

(3)在月经周期为28天的妇女的第21天进行黄体中期孕酮水平的测定,血清孕酮水平高于3 ng/mL表明排卵发生,高于10 ng/ml是最佳的。

(4)子宫内膜活检以前用于诊断黄体功能不全,目前不再作为不孕的常规检查。

(5)B超检测,推荐使用经阴道超声检测,包括:子宫内膜厚度及分型、卵巢的基础状态(卵巢的体积、双侧卵巢内2~10 mm直径的窦卵泡数计数、卵巢内的回声情况)、优势卵泡的发育、成熟卵泡的大小以及排卵的发生,有无卵泡不破裂黄素化综合征(luteinized unrup tured follicle syndrome, LUFS)以及是否有输卵管积水的征象。卵巢储备功能的评价是评估不孕不育的一线方法,根据2012年ASRM指南卵巢储备评估应该包括月经第3天的血清卵泡刺激素(FSH)和雌二醇(E_2)水平、克罗米酚兴奋试验、超声监测卵巢窦卵泡数(antral follicle count, AFC)。我国《高龄女性不孕诊治指南》指出卵巢储备功能评估的指标:①年龄;②基础性激素及细胞因子水平测定:基础性激素包括基础卵泡刺激素(FSH)、黄体生成素(LH)、雌二醇(E_2)、睾酮(T)、催乳素(PRL),一般在月经第2~4日进行抽血检测。细胞因子包括血清抗米勒管激素(AMH)和抑制素B(INH-B);③影像学指标:超声检查卵巢大小、基础窦卵泡数目和卵巢基质血流等;④卵巢刺激试验。但最近有相关文献对卵巢储备(AMH, AFC)评价存在争议,认为这些检查结果不能提示不孕症,只是其水平异常与促排卵药物治疗低反应有关,可降低IVF-ET后的活产率。

共识推荐评估排卵检查:①B超监测卵泡发育(证据等级GPP);②黄体中期孕酮测定(≥3 ng/ml)(证据等级GPP);③尿LH监测(证据等级C);④月经规则的女性,有排卵的可能性大(证据等级B)。

不推荐用基础体温、子宫内膜活检评估排卵(证据等级GPP)。

推荐年龄≥35岁的女性,可尽早进行卵巢储备功能的评估:包括基础性激素、AMH、超声监测基础卵巢窦卵泡数等(证据等级GPP)。

2. 女方输卵管因素

(1)子宫输卵管通液术:简便、廉价,但准确性不高,不能确定是一侧或双侧输卵管病变,也不能准确判定病变的具体部位及是否有粘连。是一种盲性操作,无直视指标,更不能进行不孕的病因诊断,只能作为临床初步评估输卵管通畅度的筛选方法,不能代替子宫输卵管碘油造影或腹腔镜检查评价输卵管的通畅性以及结构和功能。目前其应用很有限。

(2)子宫输卵管造影(hysterosalpingography, HSG):X线下子宫输卵管造影(HSG)是通过宫颈管注射显影介质对子宫腔和输卵管进行影像学评价,是检查输卵管通畅度的首选方法。与腹腔镜相比具有更微创、更廉价和并发症少的优势。Broeze等的研究发现HSG在诊断输卵管通畅度中的敏感性和特异性分别为53%和87%。HSG检测远端病变较近端病变更敏感,其中近端病变假阳性更容易发生,通过输卵管壶腹部周围出现对比造影剂池判断输卵管周围粘连,评估输卵管周围病变及子宫内膜异位症相对更不可靠。然而HSG中显示输卵管通畅并不表明拾卵功能正常。例如,患有严重子宫内膜异位症的妇女,可能有粘连于直肠子宫陷凹的卵巢和正常解剖位置的输卵管。有上述合并症的女性患者,应考虑腹腔镜下行输卵管亚甲蓝通液术。

(3)腹腔镜下行输卵管通液术:腹腔镜可在直视下检查盆腔生殖解剖,以弥补HSG在检测输卵管通畅性及功能方面的不足,发现输卵管结构异常如输卵管周围及伞端粘连等。根据2013年NICE临床指南指出输卵管通畅评估,对于既往合并盆腔炎性疾病、异位妊娠、子宫内膜异位症等病史的女性,腹腔镜下行输卵管亚甲蓝通液术可以同时对输卵管和其他盆腔情况进行评估,可以弥补HSG的不足。根据美国生殖医学会指南,在下列情况下需行腹腔镜检查。①不明原因不孕的妇女;②有子宫内膜异位症体征和症状;③怀疑存在输卵管粘连的因素。腹腔镜输卵管通畅度检查应在有指征的情况下进行,不建议常规进行。

(4)超声子宫输卵管造影(hysterosalpingo-contrast sonography, HyCoSy):是在经阴道超声引导下向子宫腔内注入造影剂,通过观察造影剂在子宫腔、输卵管内的流动以及进入盆腔后弥散的情况来判断输卵管的通畅程度。HyCoSy不仅可以显示宫腔、输卵管、盆腔的情况,而且还可以发现子宫肌层和卵巢疾病。有研究已经证实HyCoSy和HSG与宫腹腔镜下亚甲蓝通染液在评价诊断结果准确性方面有较好的一致性。

(5)宫腔镜检查:宫腔镜不是输卵管通畅度的基本评估检查,但可发现宫腔粘连、黏膜下肌瘤、息肉、子宫畸形等,并实施手术,对不孕症的检查有实用价值。通常用于HSG和超声异常的进一步评估和治疗。2015年ASRM提到宫腔镜下插管通液可以对HSG提示的输卵管近端梗阻进行确认和排除。但2016年发表的TROPHY等的研究和inSIGHT等的研究证明对于宫腔影像学检查正常的不孕症患者,辅助生殖技术的术前进行宫腔镜检查术不会使其获益。因此,在不孕基本评估检查中,不建议宫腔镜是常规检查手段。

3. 男方因素　　男性不育作为唯一不孕的因素约占不孕夫妇的30%,同时合并其他不孕因素的情况约占另外的20%~30%。男性不育诊疗可以通过病史、体格检查以及精液分析来评估男性生育能力。病史主要包括婚育史,是否有隐睾症,是否有性功能障碍、内科和外科病史,是否使用任何药物、烟草、酒精或非法毒品等。体检时重点检查外生殖器,注意发育情况、是否存在炎症、畸形或瘢痕、精索静脉曲张或输精管缺如。精液检查需按照WHO

第 5 版标准,以确保检查的结果可靠。根据 2013 年 NICE 临床指南,如果第一次的精液分析异常,应该 3 个月后复查。但对于一个严重少精子症或无精子症的患者应该尽早复查。如果上述的复查结果显示正常,可暂时排除男性因素导致的不孕不育。性交后试验(post coital test, PCT)即评估性交后宫颈黏液样本中精子的运动情况,曾被认为是基本的不孕症评估的重要组成部分。然而,目前多项系统评价和临床试验的结果均表明 PCT 的诊断价值有限,对妊娠能力的预测较差。ASRM 指南中,PCT 不再推荐为常规不孕症评估的一部分。

共识推荐男性不育的基本评估检查为:①推荐进行 ≥ 2 次精液检查,其中精液分析方法和结果评价参考《世界卫生组织人类精液检验与处理实验室手册》第 5 版(证据等级 GPP);②不推荐性交后试验为不孕不育夫妇的基本评估检查(证据等级 A)。

4. **免疫因素**　免疫性不孕是由 Meaker1922 年首次提出。免疫因素在生殖中的作用已备受关注,据文献报道一些证据来支持免疫因素在女性不孕中的相关作用。文献报道多达 20% 的男性和女性受到自身免疫性疾病的影响。目前发现与不孕有关的自身抗体分两类:非器官特异性自身抗体(如抗心磷脂抗体、抗核抗体等),和器官特异性自身抗体(如抗精子抗体、抗子宫内膜抗体、抗卵巢抗体、抗绒毛膜促性腺激素抗体等)。目前研究仅停留在基础理论推导阶段,其具体机制尚未阐明;大多临床研究也只证明免疫因素与不孕有相关性,没有证据证明它们存在因果关系。美国生殖医学会指出常规免疫测试对于不孕不育的夫妇是昂贵的,且不能预测妊娠结局,因此不孕常规评估中不推荐免疫因素的检查。

5. **原因未明**　约占 10%～20%。指经过上述各项检查(包括腹腔镜检查、宫腔镜检查)都未发现异常的不孕患者。

【治疗原则及方案】

1. **精神治疗**　心理安慰,解说受孕知识和易孕期,必要时指导性生活。

2. **妇科疾病的治疗**

(1)生殖道感染,包括特异性感染和性病等,应予相应的治疗。

(2)生殖道畸形影响生殖功能者,应做手术矫正。

(3)子宫肌瘤瘤体较大、位于黏膜下(2011 版 FIGO 分型 0～3 型)或输卵管开口处,应先行开腹或者腹腔镜肌瘤剔除术,术后避孕 6～12 个月后争取妊娠。基于协和医院经验的专家共识甚至提出,孕前肌瘤体积超过 4 cm 者,建议先行肌瘤剔除,再考虑妊娠。

(4)轻度子宫内膜异位症患者可短期观察自然妊娠,若未孕,经手术及药物治疗后积极助孕。严重子宫内膜异位症患者应先行手术清除病灶、适当药物治疗后,积极助孕。

3. **促排卵治疗**

(1)枸橼酸氯米芬

1)适应证:无排卵或稀发排卵导致不育,要求怀孕,血 PRL 水平正常,男方正常及女方输卵管正常。

2)禁忌证:妊娠、肝脏疾患、不明原因的异常子宫出血、卵巢增大或囊肿。

3)用法:常规首次剂量为 50 mg/d,在周期第 5 天或孕激素撤药性出血第 5 天起共用 5 天,排卵多发生在停药 7～10 天时,应嘱患者及时性交,争取妊娠。必须测量 BBT 以观察效果。若 BBT 无双相,可用黄体酮撤退,出血第 5 天起再递加至 100～150 mg/d,共 5 天,以观察疗效。可按原量连服 3 个周期。若用 3 个周期仍无排卵,可认为耐药,改用其他药物。若用药后卵泡达成熟标准,但未发生排卵者,可加用 hCG 5000U,一次肌内注射,诱发排卵。若雄激素过高,枸橼酸氯米芬的治疗效果较差,可先给抗雄激素或口服避孕药治疗,再给枸橼酸氯米芬,疗效较好。如有排卵,维持最低有效剂量共4~6个周期。如仍未妊娠,应进一步检查。

4)副作用:当用一般剂量枸橼酸氯米芬时副作用很少,主要为卵巢增大、潮热、腹部不适等。副作用的发生和严重性与个体敏感性的高低有关,不一定与剂量相关,过度刺激综合征非常罕见。多胎妊娠约为8%~10%。

(2)来曲唑:使用方法与氯米芬类似。有专家指出,因其对子宫内膜影响较小,故妊娠率相对较高。

(3)溴隐亭:适用于高催乳素血症所致的无排卵不孕症。根据血 PRL 水平决定所需剂量。初次 1.25 mg/d,进餐时口服,如无反应,每 1~3 天增加 1.25 mg,直到足量,一般为5~7.5 mg/d。必要时可与克罗米酚或 HMG 合用诱发排卵。常见的副作用有恶心、头痛、头晕、腹痛、呕吐、鼻充血、便秘、腹泻等。

(4)FSH 或 HMG / hCG

1)适应证:适用于除卵巢早衰以外的不排卵、耐枸橼酸氯米芬者,或有排卵妇女超排卵准备助孕术。

2)禁忌证:卵巢早衰、无监测卵泡发育条件的单位。

3)用法:不同个体对促性腺激素的敏感性不同,因此应在医生的指导下,根据患者的年龄、诊断决定用药方案。在月经周期第 3 天起用 1~2 支肌内注射,5 天后开始 B 超监测卵泡发育情况,测血雌二醇水平,调整用量和时间,当最大的卵泡直径达 17~18 cm 时,肌内注射 hCG 5 000~10 000IU。34~36 小时内性交争取妊娠。如卵泡发育过多、雌二醇水平过高、已出现 LH 峰,则应取消该周期。如在继续用药时卵泡不发育,也应取消该周期。

4)并发症:卵巢过度刺激综合征:是常见、较严重的并发症。重度卵巢过度刺激可危及患者的生命,应尽量避免。其他如多胎妊娠、流产。

4. 治疗其他因素导致不孕

(1)输卵管性不孕:由于输卵管复通术的成功率低,现多选择体外受精胚胎移植。

(2)男性不育:可选择夫精人工授精(AIH)、供精人工授精(AID)、体外受精胚胎移植(IVF-ET)、卵细胞质内单精子注射(ICSI)等。

(3)免疫性不育:可用避孕套6~12个月或 AIH。

(4)原因不明性不育:可选择宫腔内人工授精(IUI)、IVF-ET 等。

第十四章　性分化发育异常及生殖道畸形

性发育异常（disorders/ differences of sex development, DSD）是一组先天性异常疾病，表现为性染色体、性腺或解剖性别不典型，包含一系列代谢异常和畸形，主要表现为原发闭经、身材矮小、外生殖器异常等。

第一节　性分化发育异常

性发育过程是一个复杂的连续过程。受精是双方染色体的组合，46, XY 核型的 Y 染色体短臂上有睾丸决定因子（SRY），在正常情况下决定性腺发育为睾丸，46, XX 核型决定性腺发育为卵巢。男性睾丸在胚胎早期分泌睾酮与副中肾管抑制因子（MIS），睾酮使中肾管系发育为男性内生殖器，睾酮在 5α 还原酶的作用下转化为双氢睾酮，使外生殖器发育为男性，副中肾管抑制激素抑制副中肾管，使其退化。女性胚胎早期性腺不分泌睾酮与副中肾管抑制因子，副中肾管发育为女性内生殖器。女性外生殖器的发育不依赖于卵巢分泌的激素。性发育异常可分为三大类。

1. 性染色体数量与结构异常　在某些物理因素、化学因素、生物因素、母亲年龄效应、遗传因素以及自身免疫性疾病的作用下，细胞中的性染色体可以发生数量或结构上的改变，称为染色体畸变。染色体数量畸变包括整倍体和非整倍体畸变，结构畸变包括缺失和易位等。有 Turner 综合征、XO/XY 性腺发育不全、真两性畸形（嵌合型性染色体）、46, XX/46, XY 性腺发育不全。

2. 性腺发育异常　有单纯性腺发育不全（46, XX; 46, XY）、真两性畸形（46, XX 或 46, XY）、睾丸退化。

3. 性激素与功能异常　有雄激素过多（先天性肾上腺皮质增生、孕早期外源性雄激素过多）、雄激素缺乏（17α–羟化酶缺乏、5α–还原酶缺乏症）、雄激素功能异常即雄激素不敏感综合征（完全型，不完全型）。

一、性染色体数目与结构异常

（一）先天性卵巢发育不全（Turner 综合征）

【概述】

Turner 于 1938 年首先描述此类患者而命名，又称先天性卵巢发育不全。发生率为新生女婴的 22.2/100 000，是一种最为常见的性发育异常。单一的 X 染色体多数来自母亲，因此失去的另一条性染色体可能由于父亲的精母细胞性染色体不分离所造成。仅 0.2% 的 45, X 胎儿达足月，其余的在孕 10～15 周死亡。

【临床表现】

1. 女性，原发闭经，性幼稚，不育。卵巢多数呈条索状，无卵泡，内、外生殖系统幼稚型。

2. 身材矮小,通常不超过 150 cm。智力一般尚可,但常比同胞低,常表现为听力与理解力差。

3. 皮肤多痣,面部呈典型面容,上颌骨窄,下颌骨小;眼部常有内眦赘皮,偶有上睑下垂,眼距宽;耳大而位低;口呈鲨鱼样,上唇弯,下唇平直,后发际低。

4. 50% 有颈蹼,桶状或盾形胸,乳房不发育,乳距宽。

5. 35% 有心血管畸形,主动脉弓狭窄最多见,偶有原发性高血压。

6. 肘外翻,婴儿期手与足背淋巴水肿,指甲营养不良;第 4 或 5 掌骨或跖骨短,第 5 手指短、弯曲;掌纹通贯手,下肢淋巴水肿,胫骨内侧外生骨疣。

7. X 线检查锁骨外端与骶骨翼发育不全,阔脊椎,长骨干,骨骺发育不全,骨密度低下。

【诊断要点】

1. 特殊的体貌特征。

2. 染色体核型检查为 45,X,可有多种嵌合体,如 45,X/46,XX、45,X/47,XXX,或 45,X/46,XX/47,XXX 等。临床表现异常体征的多少与嵌合体中异常染色体的多少有关。亦可为性染色体结构异常,如 X 染色体长臂等臂 X,i(Xq)、短臂等臂 X,i(Xp)、长臂或短臂缺失 XXq-,XXp-,形成环形 X,r(X)或易位。临床表现与缺失多少有关。缺失少者仍可有残留卵泡,可有月经来潮,但数年后即闭经。

【治疗原则及方案】

治疗目的是促进身高,刺激乳房与生殖器发育,防治骨质疏松。

1. 促生长,增身高

(1)国外建议从骨龄 9 岁起用小剂量雄激素。如苯丙酸诺龙,25 mg 肌内注射,每 2 周 1 次,3～6 个月,停药半年,骨骺未愈合可重复治疗。

(2)生长激素:可从 4 或 5 岁开始使用,剂量 0.5～1.0 IU/(kg·w),有报道第 1～2 年身高增长明显,第 3 年疗效减低。亦有病例无效。由于目前费用过高,需每天皮下注射,尚难以推广。

2. 促进第二性征发育 过早应用雌激素促使骨骺早期愈合。一般先促进身高,待骨龄 13 岁后或骨骺愈合后,再用雌激素使乳房和生殖器发育。对有子宫的 Turner 综合征患者,应采用雌、孕激素周期疗法,并从小剂量开始。可用结合雌激素 0.3 mg/d,或可增加至 0.625 mg/d,或戊酸雌二醇 1 mg/d,或可增加至 2 mg/d,促使乳房发育,数个周期后加用孕激素,可有月经来潮。剂量可根据患者的反应进行调整,以小剂量有效为度。

3. 生育问题 需要借卵助孕。45,X/46,XX 嵌合型,正常细胞系占多数者可能生育,但妊娠后预后多不良。

(二)XO/XY 性腺发育不全

【概述】

此类染色体异常的性腺可有多种情况,所以不能用一侧条索状性腺、一侧发育不全睾丸的混合性性腺来概括,规范的命名为 XO/XY 性腺发育不全。

【临床表现】

大部分患者有与 Turner 综合征相同的临床表现。外生殖器:25% 表现为女性外阴,59% 表现为外生殖器模糊,16% 表现为男性外生殖器。

【诊断要点】

临床表现及染色体核型为 45,X/46,XY。

【治疗原则及方案】

腹腔镜探查,如为条索状性腺或睾丸,则行性腺切除;术中如发现有功能的卵巢,应尽量予以保留。术后处理主要为促进身高生长及促进第二性征发育,同 Turner 综合征。

(三)真两性畸形

此类患者的性染色体可有数目异常与各种嵌合型,因此列入本类。但亦可有正常性染色体核型,如 46,XX 或 46,XY,性腺既有睾丸也有卵巢,因此亦列入性腺发育异常。

二、性腺发育异常

此类患者的性染色体正常,由于某些因素的影响,胚胎不同时期性腺发育不全或发生不同程度的退化,造成性发育异常。46,XX 者若卵巢发育不全,生殖器仍为女性;46,XY 者睾丸发育不全或退化,男性生殖器可表现为从完全女性型到男性尿道下裂等各种异常。目前总称为睾丸退化综合征(testicular regression syndrome)。

(一)46,XY 单纯性腺发育不全(Swyer 综合征)

【概述】

Swyer 于 1955 年首先描述此类疾病而命名。目前认为主要病因是由于 *SRY* 基因异常或 SRY 蛋白作用所必需的另一种基因功能丧失。

【临床表现】

社会性别为女性。生长和智力正常,部分患者身材较高,指距大于身高 5 cm。原发闭经,青春期无女性第二性征发育,阴、腋毛无或稀少。女性内、外生殖器发育幼稚,有输卵管、子宫与阴道。用人工周期可来月经。

【诊断要点】

典型的临床表现。血清促性腺激素水平升高,雌激素水平低下。双侧性腺呈条索状,组织学上表现为纤维性结缔组织,有时类似于波状的卵巢间质,但无卵泡。染色体核型为 46,XY。骨密度显著低于正常。鉴别诊断需与完全型 17α-羟化酶缺乏(46,XY)和雄激素不敏感综合征(完全型睾丸女性化)鉴别。详见本节"雄激素不敏感综合征"。

【治疗原则及方案】

性腺切除。周期法行激素替代治疗,详见绝经后激素替代章节。

(二)46,XX 单纯性腺发育不全

【概述】

本病是由于胚胎早期卵巢不发育,原因不清,有学者认为是卵巢功能早衰的极端形式。

【临床表现】

社会性别为女性。生长和智力正常。原发闭经,青春期无女性第二性征发育,阴、腋毛无或稀少。内、外生殖器发育幼稚,有输卵管、子宫与阴道。用人工周期可来月经。

【诊断要点】

典型的临床表现。成年后血清促性腺激素水平升高,雌激素水平低下。骨密度显著低于正常。双侧性腺呈条索状,组织学上表现为纤维性结缔组织,有时类似于波状的卵巢间质,但无卵泡。染色体核型为 46,XX。

【治疗原则及方案】

周期法行激素替代治疗,详见第十二章第六节。

（三）睾丸退化综合征

【概述】

男性胚胎从妊娠 8～9 周开始外生殖器分化，在 18～20 周时完成。若胚胎期睾丸在退化之前一段时间有功能，分泌一段时期的睾酮和副中肾管抑制因子，则外生殖器可有不同程度的男性化和副中肾管不全退化。1977 年 Edman 等将多种临床解剖分类的病理基础归为胚胎期睾丸退化所造成的外生殖器畸形后，将此类患者统称为睾丸退化。

【临床表现】

社会性别多数为女性，少数为男性。智力发育正常。外生殖器模糊，可有多种表现形式，通常为阴蒂增大，会阴部融合，双大阴唇似阴囊，尿道口与阴道口共同开口于泌尿生殖窦，盆腔内无子宫。无月经来潮，小便不畅，乳房未发育，无阴毛、腋毛。

【诊断要点】

典型的临床表现。腹腔镜探查见双侧有或无发育不全的输卵管，一般无子宫。双侧性腺为条索状，病理检查见不发育的性腺。染色体核型为 46,XY。促性腺激素水平升高，雌激素与雄激素均处于低水平。

【治疗原则及方案】

性腺切除术。用雌激素促使第二性征发育。成年后考虑阴道成形术。

（四）真两性畸形

【概述】

染色体可以正常，性腺同时具有睾丸和卵巢两种成分。性腺可以是单独的卵巢或睾丸，亦可以是卵巢与睾丸在一起，称为卵睾（ovotestis）。真两性畸形中性腺以卵睾为多见。性腺分布多种多样，可以是一侧为卵巢，一侧为睾丸；或双侧均为卵睾；或一侧为卵巢或睾丸，另一侧为卵睾；或一侧为卵睾，另一侧无性腺。

【临床表现】

社会性别约 2/3 为男性，1/3 为女性。外生殖器的形态很不一致，有时不易分辨男女。绝大多数患者有阴蒂增大或小阴茎，为发育不良的男性，有尿道下裂，单侧有阴囊及性腺。约半数性腺在腹股沟内，有时被误认为是疝气，在疝修补术时可发现有性腺。约 2/3 的真两性畸形有成年后乳房发育。有一部分能来月经，亦有男性按月尿血。其他部位的畸形较为少见，无智力低下。

【诊断要点】

外生殖器有阴茎或阴囊而性染色体为 46,XX 时，应考虑真两性畸形。诊断必须通过腹腔镜探查从外观辨认出卵巢与睾丸两种组织，并对性腺进行活检，送病理检查，明确两种性腺组织的存在。

内生殖器的发育与同侧性腺有关。若性腺为卵睾，副中肾管多数不被抑制。卵巢或卵睾侧可有子宫，发育的程度不一。有发育良好的子宫，成年后能来月经；亦有双角或发育不良的子宫。真两性畸形染色体多数为 46,XX，也可为 46,XY（约占 12%）或其他各种嵌合，如 46,XX/46,XY、45,X/46,XY、46,XX/47,XXY、46,XX/47,XXY/49,XXYYY 等。真两性畸形有时不易与 45,X/46,XY 性腺发育不全和先天性肾上腺皮质增生相鉴别，它们均有类似的外生殖器发育异常。

【治疗原则及方案】

1.腹腔镜探查，术时应保留与社会性别相同的正常性腺。对异常位置或发育不全的睾丸均应切除。若社会性别为女性,对发育不正常的子宫应考虑修补,不能矫正者应予切除。

2.生殖器应综合根据外生殖器的形态、社会性别以及患者的要求考虑矫形或切除,以便患者能结婚或生育。作为女性生活者应行阴蒂缩小复位术。

3.阴道成形手术,视畸形的情况可于患者婚前进行。

三、性激素与功能异常

此类患者的性染色体和性腺无明显异常,主要表现为性激素的合成与/或功能异常。性激素的产生需要分泌激素的细胞、性激素的合成酶,性激素起作用需要相应的受体。合成酶缺乏、受体异常或受体后异常将影响性激素的产生和作用,形成各种性发育异常。

（一）雄激素过多

【概述】

有内源性和外源性两类。内源性主要是先天性肾上腺皮质增生症。肾上腺皮质缺乏 21- 羟化酶,使皮质醇生成减少,引起代偿性促肾上腺皮质激素（ACTH）分泌增加,皮质醇分泌可正常,但产生过多的雄激素,女性染色体为 46,XX,性腺为卵巢,内生殖器有输卵管和子宫,但外生殖器可有不同程度的男性化。男性表现为假性性早熟。属常染色体隐性遗传病,部分患者有阳性家族史。外源性为母亲在早期妊娠期间服用有雄激素活性的药物所致。

1.先天性肾上腺皮质增生症 21- 羟化酶缺乏。

【临床表现】

（1）社会性别大都为女性。染色体核型为 46,XX。女性异性性早熟:如阴毛、腋毛、胡须、毳毛、喉结、音低、痤疮等在儿童期即出现。肌肉发达,体力较同龄者强。乳房不发育。

（2）外阴不同程度的男性化。①Ⅰ型:仅阴蒂稍大;②Ⅱ型:阴蒂较大,阴道口为漏斗型,仍与尿道口分开;③Ⅲ型:阴蒂显著增大,阴道与尿道开口于共同的尿生殖窦;④Ⅳ型:阴蒂似阴茎,基底部似尿道下裂,生殖隆起部分融合;⑤Ⅴ型:男性阴茎,尿道口在阴茎头部,生殖隆起完全融合,常被误认为有隐睾与尿道下裂的男性。但阴囊内无睾丸。

（3）生长快,骨龄提前,骨骺愈合早,最终的身高比正常同龄低,一般在 140～150 cm。

（4）抵抗力及应激能力差,易感冒、发热等。

（5）失盐型:21- 羟化酶完全缺乏型尚有失盐的表现,约占患者的 1/2～1/3。一般在出生后 2 个月内出现呕吐、脱水、不进食、体重下降或伴有休克。血钾增高,血钠与氯减低,尿素氮浓度增高。

【诊断要点】

（1）新生儿有外生殖器畸形、高血压或呕吐、脱水、失盐等表现,或成年女性有原发或继发性闭经伴男性化表现,应考虑先天性肾上腺皮质增生的可能。

（2）血 17α- 羟孕酮与睾酮水平升高。中剂量地塞米松抑制试验（0.75 mg, q.6h., 5 天,服药前、后测定血 17α- 羟孕酮与睾酮水平）可被抑制。

【治疗原则及方案】

（1）内科治疗:应补充足量肾上腺皮质激素以抑制 ACTH 的分泌,从而抑制肾上腺产生过多的雄激素,纠正电解质平衡紊乱。临床常用醋酸可的松、氢化可的松或泼尼松治疗。

开始用大剂量 5～7 天, 与抑制试验相仿, 以后减至最小维持剂量, 保持血 17α-羟孕酮在正常范围。4 岁以内的患者每日用醋酸可的松 12.5～25 mg, 5～10 岁每日 25～37.5 mg, 10 岁以上每日 37.5 mg。一日量分 2～3 次口服, 最好在早上服 40% 的剂量。遇应激时, 如感染、外伤、手术等, 需增加激素剂量 1～3 倍。开始时每月测一次血 17α-羟孕酮协助调整剂量, 稳定后可 3～6 个月复查。女性患者需终身服药, 一旦停药, 男性化将反复。绝大部分患者可有月经来潮。

（2）失盐型患者如及时诊断和抢救可挽救生命, 否则多数在 3 个月内死亡。治疗需静脉滴注氢化可的松 25～100 mg/d 与生理盐水。呕吐停止, 脱水纠正, 可改为口服并逐渐减量至维持量。有时需用醋酸去氧皮质酮（DOCA）, 以纠正脱水与低钠。此类患者一般在内分泌科治疗。

（3）手术治疗: 女性外生殖器畸形需手术整形, 行阴蒂缩小复位术, 并扩大融合的会阴。早手术对患者的心理创伤较少。阴道矫形手术应在发育后进行。术后可结婚并妊娠。

2. 外源性雄激素过多　此类并不多见。若母亲于孕早期因先兆流产或其他原因服用合成孕激素类药物, 如炔诺酮、异炔诺酮或睾酮等, 可造成女胎外生殖器男性化。孕 12 周前用药可出现阴囊融合。阴蒂增大需用上述药一段时间。合用雌激素并不能对抗雄激素的作用。天然黄体酮不影响外生殖器。

【临床表现】

社会性别可为男性或女性。外阴表现为不同程度的男性化。母亲孕早期有服用合成孕激素类或雄激素类药物史。有月经来潮。

【诊断要点】

染色体核型为 46, XX。母亲孕早期有服用合成孕激素类或雄激素类药物史。外阴表现为不同程度的男性化。性激素水平符合女孩相应年龄的水平。内生殖器为正常子宫、输卵管和卵巢。

【治疗方案与原则】

外阴整形手术。应行阴蒂缩小复位术, 必要时可与泌尿科共同手术。手术后一般可与正常女性一样生活。

（二）雄激素缺乏

1. 17α-羟化酶缺乏症

【概述】

是另一种类型的先天性肾上腺皮质增生症。17α-羟化酶存在于肾上腺和性腺, 缺乏时 17α-羟化作用受阻, 肾上腺合成皮质醇、睾酮和雌二醇及其他相应的代谢产物明显减少。皮质醇低时 ACTH 增多, 不需 17α-羟化酶参与生物合成的激素, 如 11-去氧皮质酮、皮质酮和 18-羟皮质酮均明显升高, 它们均有保钠排钾作用。

【临床表现】

患者的外生殖器为女性, 按女性生活, 性腺为发育不全的睾丸或卵巢, 性腺可位于盆腔、腹股沟或阴唇。女性患者雌激素合成受阻, 外生殖器及第二性征不发育。由于缺乏雌激素的抑制, 骨骺愈合晚, 身材偏高。有高血压和低血钾, 抵抗力弱, 易感冒、发烧。有时 17α-羟化酶并非完全缺乏, 临床表现将不典型。染色体核型可为 46, XY 或 46, XX。

【诊断要点】

典型的临床表现。染色体核型为 46,XY 者的内生殖器无子宫与输卵管,阴道呈盲端。染色体核型为 46,XX 者有子宫、输卵管、阴道。

【治疗方案与原则】

在内分泌科治疗,补充适量肾上腺皮质激素。46,XY 型应剖腹探查,切除性腺,术后雌激素补充治疗。46,XX 型则须周期序贯补充雌、孕激素。

2.5α-还原酶缺乏症

【概述】

男性外生殖器的分化与发育,依赖于靶器官内的 5α-还原酶将循环的睾酮转化为双氢睾酮。在双氢睾酮的作用下,生殖结节增大形成阴茎龟头,尿道褶增大融合为阴茎体,生殖隆起增大融合为阴囊,泌尿生殖窦分化为前列腺。5α-还原酶缺乏症是由于基因组中Ⅱ型酶基因缺损,导致Ⅱ型 5α-还原酶缺乏,而Ⅰ型酶的结构和活性及基因结构是正常的。染色体为 46,XY 者缺乏Ⅱ型 5α-还原酶,在胚胎发育过程中外生殖器不发育,出生时外生殖器多为女性表现,阴道为盲端,无子宫。中肾管分化良好,前列腺不发育,性腺为睾丸,睾酮分泌和作用正常。是一种家族性常染色体隐性遗传病。患者的分布呈现一定的区域性,较为少见。

【临床表现】

大部分社会性别为女性。5α-还原酶完全缺乏时,外生殖器是完全女性型;5α-还原酶部分缺乏时,青春期发育时睾酮分泌增多,转化为双氢睾酮亦增多,男性化改变明显。肌肉发达,音低,睾丸下降,阴茎发育能勃起,阴囊增大、着色、出现皱褶。相反,前列腺仍不发育,面部无须,颞部发际不退缩,乳房不发育。当睾酮分泌减少时,阴茎又萎缩。可有双侧腹股沟疝或阴唇内睾丸。

【诊断要点】

内生殖器无子宫和输卵管等,性腺为睾丸。染色体核型为 46,XY。双氢睾酮水平下降是诊断此病的最终标准。

【治疗方案与原则】

早期诊断对患儿性别的确定十分重要,对具有一定大小阴茎的患者应做男孩抚养,因青春期后可发育为正常男性。对外生殖器畸形者,可做整形,修补尿道下裂,并注射 DHT 以促进阴茎生长。外阴表现为女性者、手术变性有困难者应按女性抚养,应除术睾丸切以避免青春期男性化,并给予女性激素补充治疗以提供第二性征发育。

3.雄激素不敏感综合征

【概述】

原称睾丸女性化,这是一种雄激素受体缺陷引起的性发育异常。由于雄激素受体部分或完全丧失功能,临床观察到有两大类:完全型与不完全型。

【临床表现】

(1)完全型雄激素不敏感(complete androgen insensitive syndrome, CAIS):自幼均按女性生活。外生殖器为女性外阴,大、小阴唇发育较差,阴道呈盲端,无宫颈及子宫。原发闭经。青春期乳房发育良好,但乳头发育差,阴、腋毛无或稀少。性腺可位于大阴唇、腹股沟或腹腔内。患者常因原发闭经或大阴唇、腹股沟包块而就诊,行疝修补术时发现疝内容物为睾丸。应注意与腹股沟疝相鉴别。

（2）不完全型雄激素不敏感（incomplete androgen insensitive syndrome，IAIS）：社会性别可为男性或女性。与完全型的主要区别在于有不同程度的男性化，包括阴蒂增大和阴唇部分融合，青春期有阴、腋毛发育。外生殖器表现为Ⅰ～Ⅴ各型（详见21-羟化酶缺乏症）。体态和乳房发育亦随男性化表现的程度有所不同。原发闭经，人工周期无月经。

【诊断要点】

（1）染色体核型为46，XY。部分患者可有家族史。临床表现是诊断的重要依据，特别是完全型雄激素不敏感综合征。LH水平高于正常男性；FSH的分泌与正常男性水平相同或升高。睾酮水平同正常男性，但也可能较低。雌激素可能略高于正常男性。

（2）鉴别诊断

1）不完全型雄激素不敏感综合征患者必要时可行hCG刺激试验。hCG刺激后睾酮和双氢睾酮均明显升高提示睾丸合成雄激素的能力正常，常见于IAIS。睾酮明显升高而双氢睾酮无改变，睾酮/双氢睾酮之比明显上升时提示5α-还原酶缺乏。

2）完全型雄激素不敏感综合征患者需与XY单纯性腺发育不全和46，XY的17α-羟化酶缺乏鉴别，见表14-1。

表14-1　完全型雄激素不敏感综合征与XY单纯性腺发育不全和46，XY的17α-羟化酶缺乏的鉴别

临床表现	CAIS	46，XY单纯性腺发育不全	46，XY的17α-羟化酶缺乏
原发闭经	＋	＋	＋
乳房发育	＋	－	－
阴、腋毛	－	－	－
外生殖器	女性	女性	女性
阴道	盲端	有	盲端或有
宫颈	无	有	无或有
子宫	无	有	无或有
人工周期出血	无	有	无
性腺	睾丸/（外观正常）	条索状性腺	小睾丸/（发育不全）
染色体	46，XY	46，XY	46，XY
雄激素	正常或升高	低下	低下
雌激素	正常或升高	低下	低下
高血压	无	无	有
低血钾	无	无	有

【治疗方案与原则】

不完全型者应于诊断后即行性腺切除；如阴蒂过大，应行阴蒂缩小复位术。但在完全型雄激素不敏感综合征患者，由于雄激素对生长发育仍有一定的作用，而且此病癌变发生较晚，因此可待青春发育后，即15岁以后再行手术切除性腺。切除性腺后应进行雌激素替代治疗。

第二节　生殖道畸形

一、外阴畸形

（一）处女膜闭锁

【概述】

处女膜闭锁又称无孔处女膜，是由于发育过程中泌尿生殖窦上皮未贯穿前庭部而引起。

【临床表现】

青春期第二性征发育正常后无月经来潮。周期性下腹痛，病程久者有持续性下腹胀痛。严重者伴便秘、肛门坠胀、尿频或尿潴留等。

【诊断要点】

有上述临床表现，超声显像提示阴道积血、子宫增大、宫腔内积血或附件处肿块。在膨隆的处女膜中心用7~8号针穿刺，抽出积血可明确诊断。

妇科检查：外阴发育正常，但未见阴道口，处女膜无孔，向外膨隆，呈蓝紫色。肛指检查时可扪及阴道内肿块，向直肠膨隆。有时子宫增大，在下腹部扪及阴道肿块上方另有一盆腔肿块。

【治疗原则及方案】

理想的手术时间包括新生儿期、青春期发生周期性下腹痛时。如果阴道积血可导致子宫、输卵管积血，继发盆腔子宫内膜异位症或感染，一经确诊应尽快手术。治疗包括手术切开处女膜并清除阴道积血，应在闭锁的处女膜最为突出部切开。在无菌操作下，将处女膜做"X"形切开，并切除部分处女膜使处女膜口呈环形，缝合或电凝止血。保持外阴部清洁，必要时用抗感染药物。术后注意保留导尿管1~2日。每日用消毒液擦洗外阴1~2次。术后用抗生素预防感染。

（二）外生殖器男性化

【临床表现】

外生殖器男性化主要表现为阴蒂增大。

【诊断要点】

根据上述临床表现可做出诊断。

【治疗原则及方案】

按女性生活愿意或要求进行。建议青春期手术。手术应选择保留血管神经的阴蒂整形术，同时手术矫正外阴其他畸形等。同时注意性腺的处理和内分泌的治疗。

（三）小阴唇融合

【临床表现】

青春期月经正常来潮，经血和尿液自同一孔道流出，常被误认为是"周期性血尿"，青春期后可伴阴道或宫腔积血、盆腔包块。

【诊断要点】

根据上述临床表现及以下查体可做出诊断。

妇科查体：会阴开口与正常肛门开口之间被覆1层会阴皮肤组织，阴道前庭和尿道、阴道开口被其掩盖。妇科检查可及正常子宫、子宫颈及双侧附件。

【治疗原则及方案】

一经诊断均需手术矫正。经期手术有利于通过经血流出路径明确阴道开口位置。手术需切开增高的会阴体，纵切横缝。术后需防止小阴唇再次粘连。

二、阴 道 畸 形

（一）阴道横隔

【概述】

阴道横隔是由于胚胎组织吸收不全，两侧副中肾管融合后与尿生殖窦相接未贯通所致。在阴道中上部或中部有一软组织横隔，大多数横隔的中央有孔，大小不一，少数为无孔或完全性横隔。

【临床表现】

有孔横隔一般无症状，若横隔位置较低可有性生活障碍。无孔横隔，可在横隔以上部分形成月经血潴留，出现闭经、痛经。下腹部肿块可因阴道、子宫和输卵管积血所致。

【诊断要点】

有上述临床表现，经阴道对无孔横隔做穿刺，抽出积血可明确诊断。

1. **妇科检查**　阴道较短，其中上部见一小孔，但看不到宫颈或仅见阴道盲端。肛诊时可触及子宫颈及子宫体，在相当于阴道中上部可触及质中包块，可有压痛，此为月经血潴留所致。

2. **超声显像**　显示宫颈以下部位有积血，适合未婚者。

【治疗原则及方案】

完全性横隔患者在阴道发育成熟后或青春期月经来潮后出现腹痛症状，一旦明确诊断，应尽早进行手术治疗。不完全性横隔患者若生育前出现临床症状或影响生育，则需行手术治疗。对于妊娠期发现的不完全阴道横隔，若横隔薄者可于临产时处理，可在宫颈口近开全时或于产程中胎头下降时压迫横隔使其伸展（有时组织呈薄膜状），做多处切开以利胎儿下降。分娩后检查伤口有无出血，按需缝合；若横隔较厚处理困难，可选择剖宫产术。一般选择行"阴道横隔切开术"，尽可能切除阴道横隔，创面上下端的阴道黏膜可吸收缝线间断缝合。术后定期扩张，防止阴道狭窄。

（二）阴道纵隔

【概述】

阴道纵隔是胚胎发育期两侧副中肾管会合后，其尾端未消失或未完全消失所致。分为完全纵隔和不完全纵隔，前者即形成双阴道，双阴道常与双子宫并存。

【临床表现】

大多数妇女无症状，可发生性交困难。分娩时可导致先露下降困难，产程进展缓慢。若一侧纵隔无开口，则导致月经血潴留。妇科检查见阴道被一纵行黏膜分成两条纵行通道。黏膜上端近宫颈，下端达阴道口或未达阴道口。

【诊断要点】

根据上述临床表现可做出诊断。

【治疗原则及方案】

阴道纵隔不影响性生活及分娩者无需手术(如完全性阴道纵隔合并双子宫颈者)。有不孕或反复流产史的完全性或部分性阴道纵隔影响性生活或分娩时阻碍胎先露下降者,应行阴道纵隔切开或切除。产科手术时,当先露下降压迫纵隔时可先切断纵隔的中部,待胎儿娩出后再切除纵隔。术后注意创面的愈合,抗生素预防感染。

(三)阴道斜隔综合征

【概述】

阴道斜隔综合征(oblique vaginal septum syndrom,OVSS)是指双子宫、双子宫颈、双阴道,一侧阴道完全或不完全闭锁的先天性畸形,多伴闭锁阴道侧的泌尿系统畸形,以肾缺如多见。

OVSS分为以下3种类型(图14-1)。

Ⅰ型——无孔斜隔型:一侧阴道完全闭锁,隔后的子宫与外界及对侧子宫完全隔离,两子宫间和两阴道间无通道,宫腔积血聚积在隔后阴道腔。

Ⅱ型——有孔斜隔型:一侧阴道不完全闭锁,隔上有一个直径数毫米的小孔,隔后子宫也与对侧隔绝,经血可通过小孔滴出,但引流不畅。

Ⅲ型——无孔斜隔合并子宫颈瘘管型:一侧阴道完全闭锁,在两侧子宫颈之间或隔后阴道腔与对侧子宫颈之间有一小瘘管,有隔一侧的经血可通过另一侧子宫颈排出,但引流也不畅。

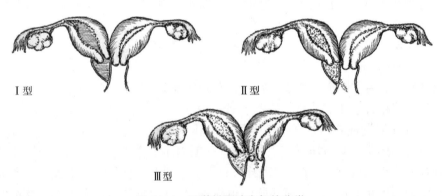

图14-1 阴道斜隔综合征的分类

【临床表现】

1. 有痛经或阴道流脓史。

2. 盆腔检查一侧阴道壁有囊性肿物,有时可触及子宫、双子宫或中隔子宫。

3. 分型

(1)Ⅰ型:无孔斜隔可行隔后腔穿刺,抽出黏稠经血以助诊断。

(2)Ⅱ型:有孔斜隔应以探针探测隔后腔的大小、深度,必要时进行隔后腔造影。

(3)Ⅲ型:以探针或造影了解宫颈瘘孔的情况及位置。

【诊断要点】

有上述临床表现,超声检查可有助于了解子宫情况及合并的泌尿系畸形,绝大多数为斜隔一侧肾缺如。腹腔镜检查可了解子宫畸形的性质。

【治疗原则及方案】

一经确诊应尽早行阴道斜隔切除术,缓解症状和防止并发症的发生,并保留生育能力。治疗若不及时,则可继发盆腔子宫内膜异位症,盆腔感染。手术选择月经期进行,阴道壁肿物或闭锁侧宫腔积血张力大,易于定位。阴道斜隔切除术是理想的手术方式,手术的关键在于充分切除斜隔,保证引流通畅。如为Ⅲ型斜隔,可根据情况行宫颈瘘修补术。

(四)MRKH综合征

【概述】

MRKH综合征(Mayer-Rokitansky-Küster-Hauser syndrome)是双侧副中肾管未发育或其尾端发育停滞而未向下延伸所致的无阴道表现。解剖学特征为单个或双侧实性始基子宫结节,极少数患者可有有功能的子宫内膜,阴道闭锁,阴道前庭结构正常,性腺结构正常。

MRKH分为2型。

Ⅰ型(单纯型):单纯子宫、阴道发育异常,泌尿系统、骨骼系统发育正常。此型常见。

Ⅱ型(复杂型):除子宫、阴道发育异常外,伴有泌尿系统或骨骼系统发育畸形。

【临床表现】

性征发育正常,但无月经来潮。周期性下腹痛,提示子宫腔积血。性生活困难。合并其他器官畸形或异常,泌尿系统畸形常见。

【诊断要点】

有上述临床表现。

妇科检查:无阴道开口,有时呈一浅凹或深约2～3cm的凹陷。直肠指诊可扪及一小子宫(始基子宫)、正常子宫或扪不到子宫,也可扪及增大的子宫和/或盆腔肿块。

超声显像了解子宫及盆腔肿块情况。肾盂静脉造影除外并存的泌尿道畸形。

【治疗原则及方案】

1. **顶压扩张法**　直接用木质或塑料模具在发育较好的外阴的舟状窝向内顶压成形阴道,使之扩张并延伸到接近正常阴道的长短。适用于无子宫且凹陷松弛者,成功率可达90%,无手术相关并发症。

2. **人工阴道成型术**　目前常用的人工阴道成形术包括羊膜法、腹膜法、肠道法和生物补片法等。人工阴道成形术即是在直肠与膀胱之间隙造穴,铺垫腹膜等自身组织或生物补片等完成阴道成形术。可选择乙状结肠代阴道术、盆腔腹膜阴道成形术、皮瓣阴道成形术、羊膜阴道成形术。各有利弊。若有正常子宫,应使阴道与子宫颈沟通。按不同手术,术后不同时间进行随访。了解术后伤口愈合情况和阴道口的松紧程度。推荐18岁后进行治疗(如有特殊要求,建议有性生活要求前进行手术)。

(五)阴道闭锁

【概述】

阴道闭锁为泌尿生殖窦及米勒管末端发育异常而未形成贯通的阴道所致。分为阴道下段闭锁(即Ⅰ型)和阴道完全闭锁(即Ⅱ型)两类。

【临床表现】

无月经初潮、周期性腹痛及盆腔包块。症状出现的早晚、严重程度与子宫内膜的功能有关。阴道下段闭锁患者子宫正常,子宫内膜功能好,症状出现较早且严重;而阴道完全闭锁患者往往子宫发育及子宫内膜功能均稍差,症状可能出现稍晚。

【诊断要点】

1. 有上述临床表现。

2. **妇科检查**

(1)阴道下段闭锁:外阴外观正常,但前庭无阴道开口。闭锁处黏膜表面色泽正常,也不向外隆起。阴道上段扩张积血,检查时发现包块位于直肠前方,可凸向直肠,包块下极位置较低但未达处女膜水平。

(2)阴道完全闭锁:外阴表现与阴道下段闭锁相同。通常因子宫腔积血而致子宫体增大。由于经血逆流严重,同时存在附件区包块,为输卵管积血、卵巢子宫内膜异位囊肿以及重度盆腔粘连。

3. 超声显像了解子宫及盆腔肿块情况。

【治疗原则及方案】

一经诊断,应尽早手术治疗。可直接行闭锁段切开,阴道上段开放,引流经血。如切开的闭锁阴道不长,可直接把上方黏膜间断缝合至处女膜。一般术后无需佩戴模具,定期扩张预防挛缩即可。阴道完全闭锁的手术应选在"经期"(即有腹痛)时进行。阴道完全闭锁处理的关键为是否有保留子宫可能,目前主张直接行子宫切除术。阴道完全闭锁有保留子宫可能者,需"上下结合",行子宫阴道贯通及宫颈成形术。

三、子宫畸形

【概述】

两条副中肾管在发育、融合或中隔吸收演变过程中,任何时期出现停滞都可导致子宫发育异常而出现子宫畸形。

【临床表现】

约25%的患者无症状,亦无生殖障碍。如果从无月经来潮,提示始基子宫、无子宫内膜或无子宫。可表现为月经稀少、痛经,逐渐加重,有月经血潴留、不孕、反复流产、胎位异常、早产和死胎等。

【诊断要点】

1. 有上述临床表现。

2. **妇科检查**　子宫小,为始基子宫或幼稚子宫;若子宫偏向一侧可能为残角子宫或单角子宫;子宫底部较宽提示有纵隔子宫或弓形子宫;子宫底部有凹陷可能为双角子宫或弓形子宫;子宫呈分叉状为双角子宫或双子宫。

3. 超声显像子宫轮廓较清楚,可清楚地显示子宫腔积血。显示为单子宫或双子宫,以及子宫的大小。子宫梭形且偏向一侧可能为单角子宫;一侧圆钝形实质性肿块提示可能为残角子宫;显示子宫体较宽且子宫腔内有纵隔者可能为纵隔子宫或双角子宫、弓形子宫。

盆腔充气和子宫输卵管碘油双重造影检查,同时了解盆腔内有无子宫、子宫外形和子宫腔形态,可诊断单角子宫、弓形子宫、双角子宫、纵隔子宫(完全型或不完全型)和双子宫。双子宫时必须两个宫腔均注入造影剂,方可显示两个宫腔影。若一个子宫显影,在其一侧有实质性肿块应考虑伴有残角子宫的可能。子宫腔探查用探针探到两个宫腔或纵隔可协助诊断。

当影像诊断有困难时，可由腹腔镜直接观察子宫的轮廓。用宫腔镜直接观察子宫腔内的情况，如有无中隔、半中隔、双角或弓形子宫。

静脉肾盂造影了解是否合并泌尿道畸形。

【治疗原则及方案】

始基子宫、实体子宫或残角子宫可不予处理，若痛经严重、有积血则行子宫切除。幼稚子宫有痛经者可对症治疗。双子宫、双角子宫或弓形子宫一般不予处理。纵隔子宫影响生育时可切除纵隔。子宫畸形者妊娠后应预防流产、早产。根据胎儿大小、胎位及产道情况决定分娩方式。如超声检查于残角子宫内见到胎芽、胎心，应及时手术切除残角子宫，以免一旦破裂造成严重的内出血。

第十五章 盆底功能障碍性疾病及生殖器官损伤性疾病

第一节 盆腔器官脱垂

【概述】

1. **概念** 盆腔器官脱垂（pelvic organ prolapse，POP）是由于盆底肌肉和筋膜组织薄弱造成的盆腔器官下降而引发的器官位置及功能异常，主要症状为阴道口组织物脱出，可伴有排尿、排便和性功能障碍，不同程度地影响患者的生命质量。POP是中老年妇女的常见疾病。

2. **病因** POP来源于支持结构的损伤，病因包括：①分娩损伤；②绝经后雌激素减低、盆底组织萎缩退化，或者盆底组织先天发育不良；③在上述病因基础上，长期腹内压增加。

3. **POP的分度和分类**

（1）POP的分度

1）传统的子宫脱垂分度：患者取膀胱截石位，根据屏气时宫颈、宫体的位置对子宫脱垂进行分度。

Ⅰ度轻：子宫颈外口达坐骨棘水平以下，但未达到处女膜缘。

Ⅰ度重：子宫颈已达处女膜缘，但未超过该缘，检查时在阴道口见到子宫颈。

Ⅱ度轻：子宫颈已脱出于阴道口外，但宫体仍在阴道内。

Ⅱ度重：子宫颈及部分宫体已脱出于阴道口外。

Ⅲ度：子宫颈及子宫体全部脱出于阴道口外。

2）阴道前壁、后壁膨出分度：以患者用力屏气时膨出的程度来分度。

Ⅰ度：阴道壁达处女膜缘，但未膨出于阴道外。

Ⅱ度：部分阴道壁已膨出于阴道外。

Ⅲ度：阴道壁已全部膨出于阴道外。

目前国内外较为广泛接受和采用的盆腔器官脱垂定量分期法（pelvic organ prolapse quantitation，POP-Q）。利用解剖指示点与处女膜的关系来界定盆腔器官的脱垂程度。与处女膜平行以0表示，位于处女膜以上用负数表示，处女膜以下则用正数表示。测量值均为厘米表示（表15-1，图15-1）。

阴裂的长度（gh）为尿道外口中线到处女膜后缘的中线距离；会阴体的长度（pb）为阴裂的后端边缘到肛门中点距离；阴道总长度（TVL）为总阴道长度。

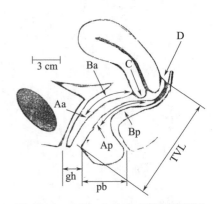

图15-1 POP-Q的6点解剖位置及阴裂、会阴体、阴道长度示意图

表 15-1　盆腔器官脱垂评估指示点（POP-Q）

指示点	内容描述	范围
Aa	阴道前壁中线距尿道外口 3cm 处，相当于尿道膀胱沟处	−3 至 +3 cm 之间
Ba	阴道顶端或前穹窿到 Aa 点之间阴道前壁上段中的最远点	在无阴道脱垂时，此点位于 −3 cm，在子宫切除术后阴道完全外翻时，此点将为 +TVL
C	宫颈或子宫切除后阴道顶端所处的最远端	−TVL 至 +TVL 之间
D	有宫颈时的后穹窿的位置，它提示了子宫骶骨韧带附着到近端宫颈后壁的水平	−TVL 至 +TVL 之间或空缺（子宫切除后）
Ap	阴道后壁中线距处女膜 3cm 处，Ap 与 Aa 点相对应	−3 至 +3 cm 之间
Bp	阴道顶端或后穹窿到 Ap 点之间阴道后壁上段中的最远点，Bp 与 Ap 点相对应	在无阴道脱垂时，此点位于 −3 cm，在子宫切除术后阴道完全外翻时，此点将为 +TVL

POP-Q 按以下的 3×3 格表（表 15-2）记录，将盆腔器官脱垂按脱垂程度分为 5 期（表 15-3）。

表 15-2　记录 POP-Q 的 3×3 格表

阴道前壁（anterior wall，Aa）	阴道前壁（anterior wall，Ba）	宫颈或穹窿（cervix or cuff，C）
阴裂大小（genital hiatus，gh）	会阴体长度（perineal body，pb）	阴道总长度（total vaginal length，tvl）
阴道后壁（posterior wall，Ap）	阴道后壁 Bp（posterior wall，Bp）	阴道后穹窿（posterior fornix，D）

表 15-3　盆腔器官脱垂分度（POP-Q 分类法）

分度	内容
0	无脱垂 Aa、Ap、Ba、Bp 均在 −3 cm 处，C、D 两点在阴道总长度和阴道总长度 −2 cm 之间，即 C 或 D 点量化值 ≤（TVL−2）cm
I	脱垂最远端在处女膜平面上 >1 cm，即量化值 < −1 cm
II	脱垂最远端在处女膜平面上 <1 cm，即量化值 ≥ −1 cm，但 ≤ +1cm
III	脱垂最远端超过处女膜平面 >1 cm，但 <阴道总长度 −2 cm，即量化值 > +1 cm，但 <（TVL−2）cm
IV	下生殖道呈全长外翻，脱垂最远端即宫颈或阴道残端脱垂超过阴道总长 −2cm，即量化值 ≥（TVL−2）cm

（2）POP 的分类：既往根据脱垂的部位，POP 可以分为子宫脱垂、阴道穹窿脱垂、阴道前壁膨出、阴道后壁膨出及直肠子宫陷凹疝等。膀胱膨出、直肠膨出的传统提法由于应用广泛，也仍然适用。

【诊断要点】

1. **症状**　仔细询问病史，全面了解患者的临床症状及严重程度。

（1）盆腔坠胀感或压迫感。

（2）性功能改变。

（3）尿路症状。

（4）排便异常症状。

建议采用经中文验证的国际标准化问卷了解症状的严重程度及对患者生命质量的影响。如盆底障碍影响简易问卷 7（PFIQ-7），盆底功能障碍问卷（PFDI-20）及盆腔脏器脱垂 / 尿失禁性功能问卷（PISQ-12）等。

2. **体格检查**　包括全身检查、专科检查和神经肌肉检查。

（1）专科检查：患者取膀胱截石位，观察患者放松状态下以及屏气用力状态下的最大脱垂情况，看脱垂阴道的暴露上皮有无溃疡或糜烂。如果患者提示脱垂不能达到最大程度，可取站立位向下用力检查。三合诊检查鉴别是否合并肠疝。

（2）神经系统检查：主要包括会阴部感觉以及球海绵体肌反射、肛门反射等。还应判定盆底肌功能。

3. **辅助检查**　POP 是临床诊断，通过病史和盆腔检查即可获得诊断。结合患者的实际情况酌情选择其他辅助检查。

（1）下尿路功能检查：对于 POP 且无压力性尿失禁症状者，可行脱垂复位后的隐匿性尿失禁试验。对于合并尿失禁的患者，建议术前常规行尿动力学检查或尿失禁的临床检查。行 POP 手术治疗前建议测定残余尿量和尿流率。

（2）影像学检查：对于复杂病例建议行影像学检查。

【治疗原则及方案】

1. **一般原则**　POP 的处理基于它所产生的影响生活质量的症状，包括随诊观察、非手术治疗和手术治疗。对于无自觉症状的轻度脱垂（POP-Q Ⅰ～Ⅱ度，尤其是脱垂最低点位于处女膜之上）患者，可以选择随诊观察，也可以辅助非手术治疗。治疗分为非手术治疗和手术治疗，只适用于有症状的患者。

2. **非手术治疗**　非手术治疗应该是首先推荐给所有 POP 患者的一线治疗方法，包括生活方式干预、盆底肌肉锻炼和放置子宫托。

（1）生活方式干预：避免便秘、咳嗽、负重等腹腔压力一过性或慢性增高，采取正确的负重姿势，超重者鼓励减轻体重等。

（2）盆底肌锻炼（pelvic floor muscle exercise，PFME）：对于训练效果不满意者还可辅以生物反馈治疗或电刺激等方法来增强锻炼效果。

（3）子宫托：基本上所有的 POP 女性都可以选择尝试子宫托。适应证包括：患者不愿意手术治疗或者全身状况不能耐受手术治疗，孕期或未完成生育者，POP 术后复发或者症状缓解不满意者，术前试验性治疗。禁忌证包括：包括急性盆腔炎症性疾病、阴道炎；严重的阴道溃疡和阴道异物；对子宫托材料过敏；不能确保随访的患者。

3. **手术治疗**　手术主要适用于非手术治疗失败或者不愿意非手术治疗的有症状的患者，最好为完成生育且无再生育愿望的患者。手术路径包括经阴道、经腹部和腹腔镜 3 种，必要时联合路径。手术治疗分为重建手术和封闭性手术。

（1）阴道封闭性手术：将阴道管腔部分或全部关闭从而使脱垂的器官回纳至阴道内，术后失去性生活功能。特别适用于无阴道性生活要求且有合并症、手术风险大的高龄人群。包括 LeFort 部分阴道缝合术和全阴道封闭术。

（2）重建性手术

1）中盆腔缺陷的重建手术：术式主要有 3 种，即阴道 / 子宫 / 子宫颈骶骨固定术（sacrocolpopexy/ sacrohysteropexy/ sacrocervicopexy）、骶棘韧带固定术（sacrospinous ligament fixation，SSLF）和宫骶韧带悬吊术（uterosacral ligament suspension，ULS）。传统的曼式手术也属于针对中盆腔缺陷的手术，适合症状性 POP-Q Ⅱ 度以上伴子宫颈延长，无子宫病变，不存在重度阴道前、后壁膨出，要求保留子宫的患者。

2）前盆腔缺陷的重建手术：中央型缺陷手术包括传统的阴道前壁修补术和特异部位的修补术，对于前壁缺损严重或复发患者可酌情加用网片。

3）后盆腔缺陷的重建手术：手术方法分为传统的阴道后壁修补术和特异部位的修补术，以及会阴体修补术。阴道后壁修补时不常规使用网片。大便失禁或肛门括约肌严重缺陷可行肛门括约肌成形术。

第二节 泌尿生殖道瘘

【概述】

泌尿生殖道瘘是指生殖器与泌尿系统之间任何部位形成的异常通道。多见于难产、产伤，也可发生于妇科手术损伤、外伤、恶性肿瘤转移、盆腔放射治疗或阴道内子宫托应用不当及阴道内使用腐蚀性药物后。

【临床表现】

1. **漏尿** 尿液不受控制地自阴道流出。瘘的位置、大小和形成原因均对漏尿的临床特点有所影响。

2. 由于尿液长期刺激可致外阴及臀部皮炎。

3. 多伴有泌尿系感染。

【诊断要点】

1. **病史** 有难产、妇产科手术、盆腔外伤、妇科恶性肿瘤、盆腔放射治疗后阴道尿液漏出等病史。

2. **临床表现** 见上述。

3. **妇科检查** 通过妇科检查可了解瘘孔的位置、大小及其周围瘢痕的程度。如瘘孔位于耻骨联合后方难以暴露者，或瘘孔极小无法探及，可嘱患者取胸膝卧位，并利用单叶阴道直角拉钩，将阴道后壁向上牵引，直视下再进一步明确瘘孔及其与邻近组织或器官的解剖关系。

4. **辅助检查**

（1）首先需要明确的是漏出的液体为尿液，这可以通过生化检查来比较漏出液与尿液、血液中的电解质和肌酐来明确。尿液中的电解质和肌酐水平为血液中的数倍，如果漏出液的电解质和肌酐水平接近尿液则高度怀疑有尿瘘的存在。

（2）用金属导尿管自尿道口插入膀胱，于瘘孔处可触及导尿管或探针。

（3）将稀释、消毒的亚甲蓝溶液 200 ml 注入膀胱，然后夹紧导尿管，扩张阴道进行鉴别。凡见到蓝色液体经阴道壁小孔流出者为膀胱阴道瘘；自宫颈口流出者为膀胱子宫颈瘘；如阴道内流出清亮尿液则不除外输尿管阴道瘘。

（4）膀胱镜检查可了解膀胱容量、黏膜状况、瘘孔数目、位置、大小，以及瘘孔与输尿管开口的关系。

（5）静脉肾盂造影静脉注入泛影葡胺后摄片，并根据肾盂、输尿管及膀胱显影情况，了解双侧输尿管有无梗阻畸形、异位及瘘孔部位等情况，以决定手术方式。

（6）CT 尿路造影：对于怀疑输尿管损伤的患者，可行增强腹 / 盆 CT 尿路造影。可优选10 分钟延迟成像，以便更完整地评估上泌尿道。

【治疗原则及方案】

1. 非手术治疗 手术损伤后 7 天之内发现的小的、非恶性的膀胱阴道瘘、尿道阴道瘘和输尿管阴道瘘可以通过持续引流促使瘘管组织最终瘘口上皮化从而自然愈合。留置导尿管于膀胱内，2～4 周膀胱阴道瘘和尿道阴道瘘有愈合可能。在膀胱镜下插入输尿管导管（DJ管），经 2～4 周输尿管阴道瘘有愈合可能。在病人诊断尿瘘明确后实施非手术治疗和等待手术治疗的过程中，要给予病人相应的对症治疗。

2. 手术治疗 除了很少的一部分非手术治疗的尿瘘可自愈外，大部分尿瘘需要手术治疗。局部病变（结核、癌肿）造成者先治疗病因，然后再根据病情考虑修补术。

（1）手术时间的选择

1）新鲜瘘孔，一旦发现应立即修补。

2）如因组织坏死感染等引起，当时不能手术或第一次手术已经失败者，应在 3～6 个月后待局部炎症水肿充分消退、组织软化后再行修补。

3）手术宜在月经后 3～5 日进行，有利于伤口愈合。

4）随着抗生素的应用、缝合材料和手术技术的进步，促使医生尝试早期手术修补。手术通常是成功的，而且避免了延期手术患者的长期病态及不适。此外，社会效益和心理益处显而易见。

（2）术前准备

1）积极控制炎症，如尿路感染等。

2）术前做尿液培养及药物敏感试验，以利术后选用抗生素。

（3）手术途径的选择

1）一般行经阴道修补术。

2）瘘孔较大、部位较高时可经腹切开膀胱进行修补，或经阴道腹部联合修补。

3）输尿管阴道瘘则应经腹行输尿管膀胱吻合术。

4）随着微创技术的发展，腹腔镜 / 机器人腹腔镜修补术的指征与开腹手术相似。

（4）术后处理

1）应用抗生素，积极防治感染。

2）保持外阴清洁，防止上行感染。

3）放置导尿管 12～14 日，拔管后令患者定时排尿，多饮水增加尿量，以达到自身冲洗膀胱的目的。

4）保持大便通畅，以免因用力排便而影响伤口愈合。

5）保证患者营养和蛋白的摄入，以利于组织的生长和创面的愈合。

第三节　直肠阴道瘘

【概述】

直肠阴道瘘是指生殖道与肠道内的异常通道,大都因分娩困难胎头压迫阴道后壁与直肠过久、引起软组织坏死所致。也可因会阴Ⅲ度裂伤未缝合或虽缝合但未愈合所致,或缝合会阴时缝线穿透直肠黏膜、感染后形成瘘管。少数由于炎症性肠病、先天性畸形、会阴部外伤(骑跨伤)、手术损伤、癌症晚期或放射治疗后引起。

【临床表现】

1.症状　稀薄粪便及肠中气体不能控制地由阴道排出,外阴和阴道因受粪便刺激而引起慢性炎症。

2.妇科检查　大的瘘孔可在阴道窥诊时见到或在触诊时证实。小的瘘孔往往仅在阴道后壁见到一鲜红肉芽组织。

【诊断要点】

1.病史　如难产、会阴裂伤、会阴部外伤,及盆腔放射治疗史后阴道内有气体及大便漏出。

2.临床表现　见上述。

3.辅助检查

(1)从阴道后壁肉芽组织处插进子宫探针,另一手手指伸入肛门,手指与探针相遇,即可确诊。

(2)阴道内放置无菌干纱布一块,用导尿管自肛门内注入稀释亚甲蓝溶液,如见纱布及瘘孔部位染成蓝色,即可确诊。

(3)小肠和结肠阴道瘘需行钡剂灌肠检查方能确诊,尤其是炎性肠病引起的粪瘘,不仅可以评价疾病的程度还可以明确是否有内瘘的形成。磁共振成像和肛门内超声是常用的影像学手段,尤其有助于对评估括约肌是否损伤有帮助。

【治疗原则及方案】

1. 直肠阴道瘘的治疗需要考虑病史长短、症状、病因、瘘管大小和位置、周围组织的情况、保守治疗效果以及合并症等因素。

2. 手术创伤或会阴裂伤、外伤的新鲜伤口,应立即行修补术。

3. 小的无症状的直肠阴道瘘可以通过调整饮食结构和补充纤维素来治疗。

4. 产程过长、胎先露压迫坏死引起的粪瘘,应待产后4～6个月炎症消失后再行修补术。

5. 瘘孔巨大,估计手术困难者可先行腹壁结肠造瘘,待修补成功后将结肠复原。

第四节　女性压力性尿失禁

【概述】

1.概念　压力性尿失禁(stress urinary incontinence,SUI)是指喷嚏、咳嗽、大笑或运动等腹压增高时出现不自主的尿液自尿道口漏出。女性压力性尿失禁多见于老年女性,中国成年女性 SUI 患病率高达 18.9%。

2.病因　SUI 的病理生理机制包括:①膀胱颈及近端尿道下移;②尿道黏膜的封闭功能

减退;③尿道固有括约肌功能下降;④支持控尿组织结构的神经系统功能障碍。

3.压力性尿失禁严重程度分度

（1）临床症状主观分度:目前多采用 Ingelman-Sundberg 分度法。

轻度:尿失禁发生在咳嗽和打喷嚏时,不需要使用尿垫。

中度:尿失禁发生在跑跳、快走等日常活动时,需要使用尿垫。

重度:轻微活动、平卧体位改变时等发生尿失禁。

（2）客观分度:推荐 1 小时尿垫试验。漏尿量 ≥ 2 g 为阳性。

轻度:$2\,g \leqslant$ 漏尿量 $< 5\,g$。

中度:$5\,g \leqslant$ 漏尿量 $< 10\,g$。

重度:$10\,g \leqslant$ 漏尿量 $< 50\,g$。

极重度:漏尿量 $\geqslant 50\,g$。

（3）尿失禁对生命质量影响的问卷调查:建议使用中文验证的尿失禁影响问卷简表（incontinence impact questionnaire short form, IIQ-7）评估尿失禁对生命质量的影响,盆腔器官脱垂 - 尿失禁性生活问卷简表（pelvic organ prolapsed-urinary incontinence sexual questionnaire-12, PISQ-12）评估尿失禁对患者性生活的影响。

4.压力性尿失禁分型　
SUI 主要分为两型:尿道高活动型 SUI,是由于盆底组织松弛引起的;尿道固有括约肌缺陷型（intrinsic sphincter deficiency, ISD）SUI,是先天性缺陷造成的。

【诊断】

SUI 的诊断主要依据主观症状和客观检查,除外其他类型的尿失禁及膀胱疾病。

1.基本病史　
尿失禁的病史是诊断的要点之一,主诉喷嚏、咳嗽或劳动、运动等腹压增高时不自主漏尿。病史还包括泌尿系统的其他症状,全身状况、其他病史以及患者预期的治疗情况。

2.体格检查　
包括一般状态,全身检查,盆腔检查和神经系统检查。典型的体征是在增加腹压的同时,能观察到尿液不自主地从尿道口漏出。专科检查应了解有无盆腔器官脱垂及程度,以及盆底肌功能等。

3.辅助检查

（1）初步评估:包括压力试验及指压试验,尿常规检查,工作和休息状态的排尿日记,测量残余尿。有条件的可进行棉签试验和尿垫试验。

1）压力试验:在患者感觉膀胱充盈的情况下,常取膀胱截石位,连续用力咳嗽数次或做 Valsava 动作,如尿道口出现漏尿现象,则该试验阳性。

2）指压试验:以中指及示指分开置于阴道前壁后尿道两侧,将膀胱颈向前上推顶。如试验前咳嗽时溢尿,试验时咳嗽不再溢尿,则指压试验阳性,提示 SUI 的可能性大。

3）尿常规:尿常规检查阳性或存在下尿路症状者行中段尿培养检查。

4）排尿日记:采用为期 3 日的工作和休息状态的排尿记录。内容包括每次排尿的时间、排尿量,漏尿时间和类型。

5）残余尿测定（postvoid residual volume, PVR）:一般认为残余尿小于 50 ml 为正常、大于 200 ml 为不正常。

6）棉签试验:分别测量患者在 Valsalva 动作前后棉签棒与水平线之间夹角的变化。如果 $> 30°$ 说明解剖支持薄弱。

7）尿垫试验：推荐 1 小时尿垫试验。

（2）复杂性 SUI，在施行手术前，建议进行尿动力学检查，必要时行膀胱镜、泌尿系统造影等检查。

【治疗原则及方案】

压力性尿失禁的治疗可以分为非手术治疗和手术治疗。

1. **非手术治疗**　包括生活方式干预、盆底肌训练、盆底电刺激治疗和药物治疗。

（1）生活方式干预：包括减轻体质量，戒烟，减少饮用含咖啡因的饮料，避免或减少腹压增加的活动，治疗便秘等慢性腹压增高的疾病。

（2）盆底肌锻炼（Pelvic floor muscle exercise，PFME）：又称为凯格尔运动（Kegel excercises），加强病人盆底肌肉的张力，减轻膀胱尿道下移的程度，增强尿道括约肌的括约作用。可采用生物反馈方法提高疗效。

（3）盆底电刺激治疗：盆底电刺激通过增强盆底肌肉的力量，提高尿道闭合压来改善控尿能力。

（4）药物治疗

1）选择性 α_1 肾上腺素受体激动剂盐酸米多君等。严重器质性心脏病、急性肾脏疾病、嗜铬细胞瘤或甲状腺功能亢进的患者禁用。持续性卧位高血压患者和过高的卧位高血压患者不应使用本品。

2）阴道局部雌激素治疗可以缓解部分绝经后 SUI 症状及下尿路症状。

2. **手术治疗**　非手术治疗效果不佳或依从性不好的患者可选择手术治疗，重度 SUI 患者可直接选择手术治疗。阴道无张力尿道中段悬吊带术已成为 SUI 的一线治疗术式。Burch 手术为耻骨后膀胱颈悬吊术的代表，曾为治疗 SUI 的“金标准”术式，适用于尿道高活动型 SUI。

膀胱颈旁注射填充剂：明胶醛交叉连接牛胶原蛋白及碳珠等材料可作为填充剂在尿道周围或经尿道进行注射。

第五节　宫腔粘连

【概述】

宫腔粘连（intrauterine adhesions，IUA）是指由于多种原因导致的子宫内膜损伤从而使子宫腔部分或完全闭塞，又称 Asherman 综合征。

【临床表现】

1. **症状**　主要表现为月经异常，如月经量减少，甚至闭经。常合并不孕，部分患者可表现为周期性腹痛。妊娠早期易发生反复流产，妊娠晚期可出现胎盘植入、早产及产后出血等。也有部分患者无明显临床症状，于宫腔检查时偶然发现。

2. **妇科检查**　可观察阴道是否有异常排液或分泌物，检查子宫位置、大小、质地、活动度、下腹有无压痛、反跳痛。

【诊断要点】

1. **病史**　如人工流产、刮宫、子宫纵隔切开等宫腔手术操作史、既往宫腔感染史、子宫内膜结核等。

2.**临床表现** 见上述。

3.**辅助检查**

（1）宫腔镜检查：可以直视下观察宫腔粘连，全面评估宫腔形态，子宫内膜分布和损伤程度，了解粘连的部位、范围、程度、性质。有条件应作为首选方法。

（2）子宫输卵管造影：月经干净3～7日后进行，通过盆腔X片可显示宫腔形态及输卵管通畅情况。可在无宫腔镜检查条件时选择。

（3）超声检查：简单、无创、可重复。但不能显示宫腔整体形态，尤其对于轻度黏连检出率较低，易漏诊。

（4）磁共振（MRI）检查：对于明显的宫腔粘连诊断敏感性较高，尤其对于宫颈管粘连的诊断。但检查费用高，过程繁琐。

【治疗原则及方案】

1.**治疗目的** 恢复宫腔解剖学形态及宫腔容积，治疗相关症状（不孕、疼痛等），预防再粘连形成，促进子宫内膜再生修复，恢复生育能力。

（1）无临床症状且无生育要求的患者不需要手术。

（2）虽有月经过少，但无生育要求，且无痛经或宫腔积血表现的患者，也不需要手术治疗。

（3）对于不孕、反复流产、月经过少且有生育要求的患者，宫腔粘连分离手术（transcervical resection of adhesion，TCRA）作为首选治疗手段。

2.**治疗原则** 分离、切除瘢痕组织，恢复宫腔解剖学形态，有效保护残留子宫内膜。

（1）IUA分离手术后宫腔再黏连的预防措施较多，但缺乏大样本量、随机对照研究的结果。对于中重度IUA分离手术后建议酌情选择联合预防措施（推荐等级C），如：宫内节育器、宫腔支撑球囊、生物胶类材料等。

（2）IUA分离手术后使用雌激素，加或不加孕激素均有助于减少再黏连行程，降低复发概率（推荐等级A）。

（3）IUA分离手术后应进行宫腔镜二次探查术，明确宫腔形态、子宫内膜状态并排除影响妊娠的因素（推荐等级C）。目前根据AAGL推荐，术后2～3个月进行再次评估。

第二篇 产科篇

第十六章 产前保健

第一节 优生咨询

优生咨询是指具有遗传、产前诊断等相关知识的医生,对咨询者所提出的优生问题进行解答,并提出相关的处理建议和指导。优生咨询一般包括遗传咨询和产前诊断。

【遗传咨询】

1. 遗传性疾病对子代的影响

(1)常染色体显性遗传病:夫妇一方患病,子代患病的机会是1/2。

(2)常染色体隐性遗传病:夫妇双方为携带者,子代患病的机会是1/4。

(3)X连锁显性遗传病:夫为患者,妻正常,其女儿均患病,儿子均正常;夫正常,妻为患者,其子女均有1/2患病。

(4)X连锁隐性遗传病:妻为携带者,夫正常,儿子患病的机会为1/2;夫为患者,儿子通常不发病;妻为患者,夫正常,儿子均发病,女儿均为携带者。

2. 婚前咨询 根据婚前的体格检查、实验室检查、病史询问、家系调查、家谱分析,对下一代发生遗传缺陷的风险进行计算和分析,对结婚和生育提出具体的指导意见,以减少、避免有遗传缺陷的子代出生。对影响结婚、生育的先天畸形或遗传性疾病,提出以下4种医学建议。

(1)暂缓结婚:例如可以矫正的生殖道畸形。

(2)可以结婚,但禁止生育

1)男女一方患有严重的常染色体显性遗传病,子女发病机会大,疾病无有效治疗方法,且不能做产前诊断,例如强直性肌营养不良、先天性成骨不全等。

2)男女双方均患有严重的相同的常染色体隐性遗传病,子女的患病机会极大,例如白化病、遗传性聋哑等。

3)男女一方患有严重的多基因遗传病,且属于高发家系,例如精神分裂症等。

(3)限制生育:对于性连锁遗传病,子代患病的机会与性别有关,应根据这一特点进行产前诊断,限制某一性别胎儿的出生,例如血友病等。

(4)不能结婚

1)直系血缘亲属和三代以内的旁系血缘亲属。

2)男女双方均患有相同的遗传性疾病,或男女双方家系中患有相同的遗传性疾病。

3)严重智力低下者,常患有各种畸形,生活不能自理,无法承担家庭和子女的抚养义务,且子女智力低下的可能性也比较大。

【产前诊断】

产前诊断是指在胎儿出生之前应用各种诊断手段，了解胎儿的生长发育情况，例如是否有器官畸形、染色体或基因异常、生化代谢异常等。根据诊断的情况，提出相应的医学建议。

1. 产前诊断的对象

（1）35 岁以上的高龄孕妇：超过 35 岁以后，染色体异常特别是 21 三体综合征（唐氏综合征）的发病机会明显升高。

（2）生育过染色体异常儿的孕妇：再次生育染色体异常儿的机会升高。

（3）夫妇一方有染色体平衡易位者：其子代发生染色体异常的机会增加。

（4）生育过无脑儿、脑积水、脊柱裂、唇裂、腭裂、先天性心脏病儿者：其子代再发的机会增加。

（5）性连锁隐性遗传病基因携带者。

（6）夫妇一方有先天性代谢疾病或已生育过病儿的孕妇。

（7）在妊娠早期接受过大剂量化学毒剂、辐射和严重病毒感染的孕妇。

（8）有遗传性家族史或有近亲婚配的孕妇。

（9）有原因不明的流产、死产、畸形胎儿和有新生儿死亡史的孕妇。

（10）羊水过多、过少、怀疑有胎儿畸形的孕妇。

2. **常用的产前诊断方法**

（1）母亲血生化筛查：目前常用的方法是在孕 9～14 周查妊娠相关蛋白（PAPP-A），在孕 14～20 周抽取母亲外周血，测定 AFP、β-hCG、游离雌三醇（uE_3）水平，并计算 21 三体综合征、18 三体综合征以及神经管畸形的风险。

（2）绒毛或羊水染色体检查：对于胎儿染色体异常风险比较高的孕妇，可以选择在孕 10～14 周经腹取绒毛或在孕 16～24 周进行羊膜腔穿刺，抽取羊水，进行胎儿细胞培养和染色体核型分析。绒毛膜穿刺、羊膜腔穿刺等操作必须在有产前诊断资质的医疗机构进行。

（3）B 超检查：在孕 9～14 周测量 NT（颈部透明带）、NB（鼻骨长短），妊娠 16～22 周左右常规 B 超检查了解胎儿的生长和发育情况，并除外胎儿畸形。

（4）孕 24 周后可经皮脐静脉穿刺取胎儿血，检查特殊的胎儿血液疾病、感染疾病及染色体异常。

（5）胎儿镜检查，对某些先天性缺陷进行诊断，例如白化病等，必要时还可以进行胎儿皮肤活检。

（6）胎儿非整倍体无创产前筛查，对 $12～22^{+6}$ 周的胎儿 21 三体、18 三体、13 三体，及某些性染色体非整倍体，可以进行产前筛查。

（7）染色体微阵列分析（CMA）技术可检测染色体不平衡的拷贝数变异（CNV），常用的是单核苷酸多态性微阵列（SNP array）技术，目前用于产前诊断中核型正常但超声发现异常、核型分析异常但无法甄别来源的病例，进行进一步的遗传学检测。作为一种新技术，目前临床应用仍在探索阶段，需要在有资质的机构进行。

第二节 孕 前 保 健

孕前保健是通过评估和改善计划妊娠夫妇的健康状况，降低或消除导致出生缺陷及不良妊娠结局的危险因素,预防出生缺陷发生,提高出生人口素质,是孕期保健的前移。

【孕前健康教育及指导】

(1)有准备、有计划地妊娠,避免高龄妊娠。

(2)合理营养,控制体重增加。

(3)补充叶酸 0.4～0.8 mg/d,或经循证医学验证的含叶酸的复合维生素。既往发生过神经管缺陷(NTD)的孕妇,则需每天补充叶酸 4 mg。

(4)有遗传病、慢性疾病和传染病而准备妊娠的妇女,应予以评估并指导。

(5)合理用药,避免使用可能影响胎儿正常发育的药物。

(6)避免接触生活及职业环境中的有毒有害物质(如放射线、高温、铅、汞、苯、砷、农药等),避免密切接触宠物。

(7)改变不良的生活习惯(如吸烟、酗酒、吸毒等)及生活方式;避免高强度的工作、高噪声环境和家庭暴力。

(8)保持心理健康,解除精神压力,预防孕期及产后心理问题的发生。

(9)合理选择运动方式。

【常规保健】

1. 评估孕前高危因素

(1)询问准备妊娠夫妇的健康状况。

(2)评估既往慢性疾病史,家族和遗传史,不宜妊娠者应及时告知。

(3)详细了解不良孕产史。

(4)生活方式、饮食营养、职业状况及工作环境、运动(劳动)情况、家庭暴力、人际关系等。

2. 身体检查

(1)包括测量血压、体质量,计算体重指数(BMI)。

(2)常规妇科检查。

【辅助检查】

1. 必查项目 ①血常规;②尿常规;③血型(ABO 和 RH 因子);④肝功能;⑤肾功能;⑥空腹血糖;⑦HBsAg;⑧梅毒螺旋体;⑨HIV 筛查;⑩宫颈细胞学检查(1 年内未查者)。

2. 备查项目 ①弓形虫、风疹病毒、巨细胞病毒和单纯疱疹病毒(TORCH)筛查;②宫颈阴道分泌物检查(阴道分泌物常规、淋球菌、沙眼衣原体);③甲状腺功能检测;④地中海贫血筛查(广东、广西、海南、湖南、湖北、四川、重庆等地);⑤75 g 口服葡萄糖耐量试验(OGTT);⑥血脂检查;⑦妇科超声检查;⑧心电图检查;⑨胸部 X 线检查;⑩与母体基础状况相关检查或自身免疫疾病相关筛查项目。

第三节 孕 期 保 健

产前检查应从确定妊娠开始,推荐的产前检查孕周分别是:妊娠 6～13 周,14～19 周,20～24 周,24～28 周,30～32 周,33～36 周,37～41 周。孕 28 周前每 4 周复查 1 次;28～36 周间每 2 周复查 1 次;36 周后每周 1 次,正常妊娠孕期检查保证 5～8 次。凡属高危孕妇则酌情增加复查次数。

一、孕早期保健

【目的】

1. 确定宫内妊娠。

2. 推算预产期,确定妊娠周数。

3. 确定胚胎数目及绒毛膜性。

4. 排除不宜妊娠的疾病。

5. 提供孕早期保健知识。

【内容】

1. 病史

(1)基本情况:年龄、职业、文化程度等。

(2)月经史:初潮年龄、月经周期、经期、经量、前次月经日期、末次月经日期,并按此计算预产期。

(3)现病史:孕早期妊娠反应出现的时间及程度,有无阴道流血、头痛、心悸等,孕期内发热及服药情况,特别注意有无内、外科疾病及其严重程度。

(4)既往史:有无高血压、心、肺、肾、内分泌疾病、出血、传染病等病史及其治疗情况,有何手术史。

(5)婚育史:有无自然流产、早产、难产、死胎、死产及既往分娩情况,有无产后出血、感染,婴儿体重及健康情况,如手术产应了解手术指征、手术方式、术后情况。

(6)家族史:有无高血压、精神病、双胎、糖尿病及与遗传有关的疾病。丈夫健康状况,有无遗传性疾病等。

2. 体格检查

(1)一般情况:观察孕妇的发育营养状况、精神状态、身材体态,注意步态、面色是否苍白、有否黄染等。

(2)全身情况:测血压、体重、身高,观察全身皮肤有无皮疹、黄染,心、肺、肝、脾等脏器有无异常,乳房发育,脊柱及下肢有无畸形等。

(3)妇科检查:外阴、阴道有无炎症、畸形、肿瘤,阴道窥器查看有无宫颈糜烂、息肉、肌瘤等,双合诊了解软产道和内生殖器官有无异常以及子宫大小。根据情况行宫颈防癌涂片检查。

3. 辅助检查

(1)血:红细胞计数、血红蛋白、白细胞计数及分类、血小板及血型检查。

(2)尿:清洁中段尿测定尿蛋白、尿糖及镜检。

(3)产科特异感染检查:乙、丙型肝炎病毒、梅毒血清学、艾滋病毒等抗原抗体检查。

(4)肝、肾功能测定。

(5)B超:孕早期有出血等异常情况者;$11\sim13^{+6}$周超声测量胎儿颈部透明带厚度(NT),以期早期发现胎儿畸形。

(6)阴道分泌物、心电图:酌情检查。

(7)胎儿染色体非整倍体异常的孕早期母体血清学筛查,妊娠 10~13 周查妊娠相关血浆蛋白 A(PAPP-A)和游离 β-hCG。

4. 高危妊娠的识别、评估与处理

（1）询问孕产史，特别是不良孕产史如流产、早产、死胎、死产史，生殖道手术史，有无胎儿的畸形或幼儿智力低下。

（2）本人及配偶家族史和遗传病史。

（3）注意有无妊娠合并症，如：慢性高血压、心脏病、糖尿病、肝肾疾病、系统性红斑狼疮、血液病、神经和精神疾病等，及时请相关学科会诊，不宜继续妊娠者应告知并及时终止妊娠。

（4）高危妊娠继续妊娠者，评估是否转诊经一系列检查后，对发现有异常者进行相应的处理。

（5）对需要产前诊断者做相应的处理，及早转上级医院。

5. 咨询指导　对每一孕妇做好孕早期保健的宣教，包括心理保健、营养指导以及避免各种有害因素对胚胎的影响。

二、孕中期保健

【目的】

1. 定期产前检查，以发现并处理影响母亲和胎儿健康的高危因素。

2. 监测胎儿的生长发育。

3. 筛查先天异常胎儿。

4. 监控妊娠合并症及并发症。

【内容】

1. 问诊

（1）胎动出现时间及胎动变化。

（2）主诉：如头痛、眼花、浮肿、阴道流血等。

2. 体格检查

（1）体重增加：一周内体重增加≥500 g，应予重视。

（2）血压：孕妇正常血压<140/90 mmHg（18.7/12 kPa），超过者应进一步检查。

（3）根据主诉进行相应的检查。

（4）检查下肢有无浮肿。

3. 产科检查　包括腹部检查、骨盆测量及绘制妊娠图等。

（1）四步手法检查子宫底高度、胎位、胎先露。

（2）孕妇平卧位，排空膀胱，两腿伸直，用软尺沿腹壁皮肤测量自耻骨联合上缘至子宫底的高度及环绕脐周处的腹围，填写妊娠图，监测胎儿发育等。

（3）听胎心：每次至少半分钟。

4. 辅助检查　每次产前检查时行（中段尿）尿蛋白或常规，异常者增加次数。血常规至少1次/4周，异常者增加次数。

5. 特殊检查

（1）产前筛查与产前诊断

1）胎儿染色体非整倍体异常的孕中期母体血清学筛查：妊娠15～20周。

2）非整倍体胎儿无创产前筛查：妊娠12～22^{+6}周。

3）筛查高危者,应行产前诊断,绒毛穿刺取绒毛活检应在妊娠12周之前,羊膜腔穿刺可以在18~24周进行。

（2）B超检查:20周左右常规检查,排除胎儿畸形。

（3）75 g口服葡萄糖耐量试验:具有糖尿病高危因素者可在初诊时行糖筛查试验。对所有尚未诊断PGDM或GDM的孕妇,在24~28周以及28周后首次就诊时,行75 g OGTT。

6. 高危妊娠的识别与处理　对孕期新出现的高危妊娠积极评估,更改孕妇的高危妊娠级别,请相关科室会诊,多学科综合管理。

7. **咨询指导**

（1）营养咨询。

（2）孕妇及其家属的健康教育。

三、孕晚期保健

【目的】

1. 孕期并发症的防治。

2. 监测胎儿状况(包括自我监护)。

3. 分娩前教育。

【内容】

1. **问诊**

（1）胎动情况。

（2）主诉:如头痛、眼花、水肿、腹痛、阴道流血和排液等。

2. **体格检查**

（1）体重增加:1周内体重增加≥500 g,应予重视。

（2）血压:血压>140/90 mmHg(18.7/12 kPa),属病理情况。

（3）检查下肢有无水肿。

3. **产科检查**

（1）四步手法检查子宫底高度、胎位、胎先露。

（2）测量宫高及填写妊娠图,估计胎儿大小。

（3）听胎心:每次至少30秒。

（4）骨盆测量。

4. **辅助检查**　血、尿常规正常者1次/4周,异常者增加次数,每次产前检查时行(中段尿)尿蛋白或常规检查,异常者增加次数,应取中段尿。

5. **特殊检查**

（1）B超:孕32~34周常规,末期胎位不能确定,羊水过多、羊水过少,胎儿发育小或怀疑巨大儿时,应做B超检查,超过40周酌情增加检查次数。

（2）无负荷试验(NST):正常妊娠孕37周起每周NST 1次,高危对象应提前或增加次数。

（3）孕28周起教会孕妇自我监测胎动。

6. **产前评估**　孕37周时应由主治医师以上的医生进行全面评估,提出适时分娩计划等处理意见。

7. **高危妊娠的识别与处理**　经一系列检查后,对发现有异常者进行系统监护与相应的处理,或与相关科的医生共同处理。

8.**咨询指导** 包括营养咨询及孕妇及其家属的健康教育,尤其是妊娠并发症的预防与早发现、分娩准备及母乳喂养等知识教育。

第四节 高 危 妊 娠

孕妇有以下情况时应在高危门诊随访和检查,进行系统监护,并针对各种不同的病因进行治疗,必要时与相关科的医生共同处理。

1.**合并症** 这些疾病影响孕妇本身的健康和胎儿发育,如心脏病、糖尿病、甲状腺功能亢进、原发性高血压、慢性肾炎、血液病、肝病、精神病等。

2.**不良分娩史** 如早产、死胎、死产、产伤史、新生儿死亡、难产、新生儿溶血性黄疸、新生儿有先天性或遗传性疾病等。

3.**并发症** 妊娠高血压综合征、前置胎盘、胎儿宫内生长受限、母儿血型不合、羊水过多或过少、多胎妊娠、性传播疾病、宫内感染等。

4.**估计有分娩异常的可能** 身高< 150 cm,体重< 45 kg 或> 85 kg,胸廓、脊柱畸形,胎位异常,瘢痕子宫,骨盆异常,软产道异常等。

5.**其他** 包括各种不利的社会、经济及个人文化、行为等因素。

第十七章 正常分娩

妊娠 ≥ 28 周,胎儿及其附属物从母体排出的过程称为分娩。从临产开始到胎儿、胎盘娩出的全过程可分为三个产程。

一、第一产程

第一产程是指临产到宫口开全的过程。从临产到宫口扩张 < 5 cm 为潜伏期,宫口扩张 5 cm 到开全为活跃期。

【诊断要点】

规律性阵痛伴随宫颈管逐渐缩短,宫颈口逐渐扩张,胎头逐渐下降。

【处理】

1. 孕妇可自由活动,如有下列情况须卧床。

(1) 胎膜已破,胎头未入盆或胎位异常者。

(2) 阴道流血者。

(3) 心功能异常或某些内科合并症者。

(4) 妊娠高血压综合征有自觉症状者。

(5) 孕妇发热或有胎儿窘迫等。

2. 监测孕妇的休息、饮食和排尿情况。

(1) 潜伏期长、进展慢或产妇疲乏时可给予药物休息,如哌替啶 100 mg 肌内注射。

(2) 对进食少者给予补液,不能自然排尿者给予导尿。

3. 提供分娩镇痛、陪产。

4. 观察产程

(1) 观察宫缩强弱、间隔及持续时间,并记录。

(2) 记录临产开始的时间。

(3) 胎膜破裂时即听胎心,记录流出的羊水量及性状。

5. 阴道检查 在消毒情况下,根据胎产次、宫缩强弱、产程进展情况适时检查,检查应在宫缩时进行,内容包括以下各项。

(1) 宫颈质地及扩张情况。

(2) 胎膜是否破裂。

(3) 胎先露的高低及方位。

(4) 中骨盆及以下的骨产道情况。

6. 胎儿监护

(1) 听诊胎心:至少 1 小时 1 次,注意宫缩前、后的变化,有高危因素者增加次数。

(2) 电子胎心监护:入室实验,此后根据情况进行不定时监护。

(3) 羊水性状:监测羊水性状。

7. 测血压、体温、脉搏 正常产妇入室测血压、体温、脉搏。此后至少每 4 小时测 1 次血压,血压有增高者根据情况增加监测次数。

8. 记录产程进展情况

（1）从正式临产开始,记录临产时间、破膜时间,潜伏期每 2 小时、活跃期每 1 小时检查宫颈进展情况并记录。

（2）将每次检查的胎心、血压、宫缩（间隔、持续时间及强弱）、特殊情况和处理写在相应的时间内,并签名。如产程进展异常需寻找原因,做出相应的处理和记录。

二、第 二 产 程

第二产程是指从子宫颈口开全到胎儿娩出的过程。

【诊断要点】

宫缩时产妇有排便感而向下屏气,会阴部渐膨隆,肛门松弛。胎头逐渐于宫缩时露出阴道口,露出部分随产程进展不断增大。肛查或阴道检查显示宫口开全。

【处理】

1. 母、儿监测　每 15 分钟听胎心 1 次或连续监护胎心,监测羊水性状,注意产妇的主诉。

2. 准备助产　初产妇宫口开全后,经产妇宫口开 4～5 cm 以上时,做好助产准备。

（1）做好宣教,指导产妇屏气。

（2）胎头"着冠"时开始保护会阴,减少会阴撕裂,面部外露时,先挤出口鼻腔内的黏液。

（3）协助胎头外旋转,正确娩出胎儿双肩。新生儿娩出后应立即擦干保暖。

（4）于胎儿（双胎系第二胎儿）前肩娩出后,立即给产妇肌内注射缩宫素 20U（或缩宫素 20U 稀释后静脉推注）。

（5）胎儿娩出后断脐。

3. 有胎儿窘迫或异常胎位分娩时,做好新生儿抢救准备。

4. 助产时,如产包打开暴露 1 小时以上,需更换。

三、第 三 产 程

第三产程是指胎儿娩出至胎盘娩出的过程,不超过 30 分钟。

【诊断要点】

1. 阴道口外露的一段脐带自行延长。

2. 阴道少量流血。

3. **检查**

（1）子宫体变硬,子宫底升高。

（2）在耻骨联合上方轻压子宫下段,将子宫上推时,外露脐带不再回缩。

【处理】

1. 产妇处理

（1）胎儿娩出后,接产者立即于产妇臀下放置消毒贮血器,收集阴道流血并检查有无软产道裂伤,同时测量血压、脉搏。

（2）胎盘剥离征象出现后,协助胎盘娩出。

（3）胎头娩出后 30 分钟胎盘未剥离,或等待期间活动性阴道流血,行人工剥离胎盘。

（4）胎盘娩出后记录胎盘大小、重量、胎盘及胎膜是否完整、有无副胎盘,以及脐带长度、脐带血管有无异常。

（5）胎盘有缺损或胎膜大部分缺损，再次消毒会阴，更换消毒手套，伸入宫腔取出残留组织，必要时用钝刮匙刮取之。

（6）正确测量和估计出血量，产时出血≥300 ml 应寻找原因并开放静脉。

2. **新生儿处理**　擦干，体温，清理呼吸道。

（1）新生儿评分：出生后 1、5、10 分钟分别给予 Apgar 评分，4～7 分为轻度窒息，1～3 分为重度窒息，需紧急抢救。

（2）处理脐带和眼部护理。

（3）测体重，并放于母亲胸部进行皮肤接触和早吸吮。

（4）将新生儿的足印盖在新生儿病史单上，缚手圈，手圈上写明姓名、住院号、床号及性别。注意有无畸形，做好婴儿记录。产妇有合并症、并发症时需注明情况，胎膜早破者要写明破膜时间。

3. **产房观察**

（1）应在产房观察 2 小时，注意产妇血压、一般状况，了解产后流血量。每 15～30 分钟观察子宫收缩、子宫底高度、膀胱充盈、会阴有无血肿等并记录。产后宫缩良好，无宫腔积血，于产后 2 小时测量一次血压，记录贮血器中血量后送回休养室。如产后 2 小时内出血≥100 ml，应寻找原因并处理。

（2）观察新生儿皮肤颜色、呼吸及再次检查脐部有无出血。

第十八章 正常产褥

【概述】

从胎盘娩出至产妇全身各器官除乳腺外均恢复或接近正常未孕状态所需的一段时期，称产褥期(puerperium)，一般规定为产后6周。

【临床表现】

1. **体温、脉搏、呼吸、血压** 产后体温多数在正常范围内。产后24小时内体温可略升高但不超过38℃，可能与产程长导致过度疲劳有关，产后3~4日可能会出现"泌乳热"，乳房充血影响血液和淋巴回流，不能排出乳汁，体温不超过38℃。心率可反映体温和血容量情况，如心率增快应注意有无感染和失血。产后呼吸恢复为胸腹式呼吸。产褥期血压多平稳，如血压下降要警惕产后出血。对有妊娠高血压综合征者，产后仍应监测血压，预防产后子痫的发生。

2. **子宫复旧** 胎盘娩出后，子宫收缩圆而硬，宫底位于脐下一指。以后宫底高度每日下降1~2 cm，产后1周子宫缩至妊娠12周大小，耻骨联合上方可扪及宫体；产后10天子宫降至盆腔内；产后6周子宫恢复到正常大小。

3. **产后宫缩痛** 在产褥早期因子宫收缩引起的下腹部阵发性疼痛，一般产后持续2~3天自然消失。哺乳时反射性引起催产素分泌增加可使疼痛加重。一般无须用药，但可酌情给予镇痛剂。

4. **褥汗** 产褥早期皮肤排泄功能旺盛，排出大量汗液，以夜间睡眠和初醒时更明显，不属病态，产后1周可自行好转。

5. **恶露** 产后随子宫蜕膜(特别是胎盘附着处蜕膜)的脱落，含有血液、坏死蜕膜等的组织经阴道排出，称恶露(lochia)。恶露分为以下三种。

（1）血性恶露：色鲜红、量多，有少量胎膜及坏死组织。

（2）浆液性恶露：色淡红，量不多，含有较多的坏死蜕膜组织、宫颈黏液、阴道排液，有细菌。

（3）白色恶露：黏稠、色白，含有大量白细胞、坏死蜕膜组织、表皮细胞及细菌等。正常恶露有血腥味，但无臭味，持续4~6周，总量为250~500 ml。血性恶露持续约3天，逐渐转为浆液性恶露，约2周后变为白色恶露，约持续3周干净。

【产褥期处理】

1. **营养和饮食** 产妇的胃肠功能恢复需要一定时间，建议少量多餐，以清淡高蛋白质饮食为主，同时注意补充水分。

2. **排尿与排便** 产后4小时应让产妇自行排尿，警惕产后尿潴留。如排尿困难可采用热敷下腹部、针灸、肌内注射新斯的明1 mg以促进排尿。上述处理无效者可预留置导尿管。产妇易发生便秘，鼓励产妇早日下床活动，多食富含维生素的食物。对便秘者可口服适量缓泻剂。

3. **观察子宫复旧及恶露情况** 每日手测宫底高度，以了解子宫复旧情况。测量前应嘱产妇排空膀胱。每日观察记录恶露的颜色、数量和气味。如子宫复旧不全、恶露增多,应及早给予宫缩剂;如合并感染,恶露有臭味、宫体有压痛,应给予广谱抗生素控制感染,同时行宫腔培养。

4. **会阴处理** 每日冲洗会阴2次。会阴缝线一般于产后3~5天拆线。如有伤口感染,则应酌情处理。

5. **乳房护理** 产后30分钟内开始哺乳,以后按需哺乳。哺乳前产妇应先洗净双手,清洁乳头后哺乳。一侧乳房吸空后再吸另一侧乳房。如果由于医源性因素不能哺乳,退奶有以下方法可选择。

(1)炒麦芽60~90 g煎服,连用3~5日。

(2)芒硝250 g,分装于两纱布袋内,敷于两乳房,湿硬时更换。

(3)维生素B_6 200 mg口服,每日3次,共5~7日。

(4)己烯雌酚5 mg,每日3次,连服3天后减量,再服3天。

(5)溴隐亭2.5 mg,每日2次,连用14天。

(6)针灸。

【产褥期保健】

1. 适当活动及做产后健身操。

2. 产后42天去分娩医院做产后健康检查。

(1)全身检查:血压,心率,血、尿常规。

(2)如有内、外科合并症,需行相应的检查,对妊娠糖尿病者应复查糖耐量试验。

(3)妇科检查了解子宫复旧,观察恶露,检查乳房。

(4)计划生育指导。

(5)儿科行婴儿全身体格检查。

第十九章　妊娠期并发症

第一节　妊娠高血压疾病

【概述】

1. 妊娠高血压

（1）血压≥140/90 mmHg（妊娠20周以后首次出现）。

（2）无蛋白尿。

（3）血压于产后12周恢复正常。

（4）只能在产后最后确诊。

（5）收缩压≥160 mmHg和/或舒张压≥110 mmHg，为重度妊娠期高血压。

2. 子痫前期和子痫

（1）子痫前期：妊娠20周后出现收缩压≥140 mmHg和/或舒张压≥90 mmHg，且伴有下列任一项。

1）尿蛋白≥0.3 g/24 h，或尿蛋白/肌酐≥0.3，或随机尿蛋白≥（+）。

2）无蛋白尿但伴有以下任何一种器官或系统受累：心、肺、肝、肾等重要器官，或血液系统、消化系统、神经系统的异常改变，胎盘－胎儿受累等。

（2）重度子痫前期：以下条件中符合一条可诊断。

1）血压持续升高：收缩压≥160 mmHg和/或舒张压≥110 mmHg。

2）持续性头痛、视觉障碍或其他中枢神经系统异常表现。

3）持续性上腹部疼痛及肝包膜下血肿或肝破裂表现。

4）转氨酶异常。

5）肾功能受损：尿蛋白>2.0 g/24 h；少尿或血肌酐>106 μmol/L。

6）低蛋白血症伴腹水、胸腔积液或心包积液。

7）血液系统异常：血小板持续性下降并低于$100×10^9$/L；贫血、黄疸或血乳酸脱氢酶（LDH）水平升高。

8）心功能衰竭。

9）肺水肿。

10）胎儿生长受限或羊水过少、胎死宫内、胎盘早剥等。

（3）子痫：先兆子痫孕妇抽搐而不能用其他原因解释。

3. 妊娠合并慢性高血压　符合以下任一条可诊断。

（1）既往存在的高血压。

（2）在妊娠20周前发现收缩压≥140 mmHg和/或舒张压≥90 mmHg，妊娠期无明显加重。

（3）妊娠20周后首次诊断高血压并持续到产后12周以后。

4.慢性高血压并发子痫前期

（1）慢性高血压孕妇，孕 20 周前无蛋白尿，孕 20 周后出现尿蛋白 ≥ 0.3 g/24 h 或随机尿蛋白 ≥（+）。

（2）孕 20 周前有蛋白尿，孕 20 周后尿蛋白定量明显增加。

（3）出现血压进一步升高等上述重度子痫前期的任何一项表现。

【诊断要点】

1.病史 详细询问患者于孕前及妊娠 20 周以前有无高血压、蛋白尿和 / 或水肿与抽搐等症状；既往有无原发性高血压、慢性肾病、肾上腺疾病等继发性高血压；本次妊娠经过有无异常。

2.体征 妊娠 20 周以后出现。

（1）高血压：两次间隔至少 4 小时的血压均 ≥ 140/90 mmHg，可诊断为高血压。

（2）蛋白尿：应取清洁中段尿检查，如 24 小时尿蛋白 ≥ 0.3 g/24 h 或尿蛋白 / 肌酐比值 ≥ 0.3，或随机尿蛋白 ≥（+）定义为蛋白尿。

3.实验室检查

（1）血常规，包括血细胞比容（HCT）、血小板计数、红细胞形态。

（2）尿常规，24 小时尿蛋白定量。

（3）肝、肾功能。

（4）心肌酶谱（包括 LDH）。

（5）水、电解质和血气分析。

（6）凝血功能。

4.辅助检查

（1）眼底检查。

（2）血电解质检查。

（3）头颅 CT 和 / 或 MRI 检查。

（4）B 超检查腹部，了解有无胸腹水。

（5）胎心监护。

（6）动脉血气分析。

（7）心脏彩超及心功能测定。

（8）超声检查胎儿生长发育指标。

（9）必要时自身免疫性疾病相关检查。

根据病史及临床体征基本可做出先兆子痫的诊断，但须通过上述各项检查才能确定全身脏器受损情况、有无并发症，以确定临床类别及制定正确的处理方案。

【治疗原则及方案】

（一）治疗原则

妊娠期高血压疾病的治疗目的是预防重度子痫前期和子痫的发生，降低母儿围产期病率和死亡率，改善围产结局。

治疗基本原则是休息、镇静、预防抽搐、有指征地降压和利尿、密切监测母儿情况，适时终止妊娠。

1.妊娠期高血压 休息、镇静、监测母胎情况，酌情降压治疗。

2. 子痫前期　预防抽搐,有指征地降压、利尿、镇静,密切监测母胎情况,预防和治疗严重并发症,适时终止妊娠。

3. 子痫　控制抽搐,病情稳定后终止妊娠,预防并发症。

4. 妊娠合并慢性高血压　以降压治疗为主,注意预防子痫前期的发生。

5. 慢性高血压并发子痫前期　兼顾慢性高血压和子痫前期的治疗。

（二）治疗方案

1. 评估和监测　对产前、产时和产后的病情进行密切监测和评估十分重要,目的在于了解病情轻重和进展情况,及时合理干预,早防早治,避免不良妊娠结局的发生。

（1）基本监测:注意头痛、眼花、胸闷、上腹部不适或疼痛及其他消化系统症状,检查血压、体质量、尿量变化和血尿常规,注意胎动、胎心等的监测。

（2）孕妇的特殊检查:包括眼底、凝血功能、重要器官功能、血脂、血尿酸、尿蛋白定量和电解质等检查,有条件的单位建议检查自身免疫性疾病相关指标。

（3）胎儿的特殊检查:包括胎儿电子监护、超声监测胎儿生长发育、羊水量,如可疑胎儿生长受限,有条件的单位注意检测脐动脉和大脑中动脉血流阻力等。

（4）检查项目和频度:根据病情决定,以便于掌握病情变化。

2. 一般治疗

（1）治疗地点:妊娠期高血压孕妇可居家或住院治疗;非重度子痫前期孕妇应评估后决定是否住院治疗;重度妊娠期高血压、重度子痫前期及子痫孕妇均应住院监测和治疗。

（2）休息和饮食:应注意休息,以侧卧位为宜;保证摄入足量的蛋白质和热量;适度限制食盐摄入。

（3）镇静:保证充足睡眠,必要时可睡前口服地西泮 2.5～5.0 mg。

3. 降压治疗　降压治疗的目的是预防心脑血管意外和胎盘早剥等严重母胎并发症。收缩压≥160 mmHg 和 / 或舒张压≥110 mmHg 的高血压孕妇应进行降压治疗。

目标血压:孕妇未并发器官功能损伤,收缩压应控制在 130～155 mmHg 为宜,舒张压应控制在 80～105 mmHg;孕妇并发器官功能损伤,则收缩压应控制在 130～139 mmHg,舒张压应控制在 80～89 mmHg。

（1）拉贝洛尔（labetalol）:为 α、β 肾上腺素能受体阻滞剂。剂量为 50 mg～150 mg 口服,3～4 次 /d。

（2）硝苯地平（nifedipine）:为钙通道阻滞剂。剂量为 10 mg 口服,3～4 次 /d,24 小时总量不超过 60 mg。

（3）尼莫地平（nimodipine）:为钙通道阻滞剂,扩张脑血管效果好,剂量为 20～60 mg 口服,3 次 /d。

（4）尼卡地平:为二氢吡啶类钙通道阻滞剂。口服初始剂量 20～40 mg,3 次 /d。

（5）酚妥拉明:为 α 肾上腺素能受体阻滞剂。剂量为 10～20 mg 溶于 5% 葡萄糖溶液 100～200 ml,以 10 μg/min 的速度开始静脉滴注,应根据降压效果调整滴注剂量。

（6）硝酸甘油:作用于氧化亚氮合酶,可同时扩张静脉和动脉,降低心脏前、后负荷,主要用于合并急性心功能衰竭和急性冠脉综合征时的高血压急症的降压治疗。起始剂量 5～10 μg/min 静脉滴注,每 5～10 分钟增加滴速至维持剂量 20～50 μg/min。

（7）硝普钠:为强效血管扩张剂。剂量为 50 mg 加入 5% 葡萄糖溶液 500 ml 按 0.5～

0.8 μg/(kg·min)缓慢静脉滴注。孕期仅适用于其他降压药物无效的高血压危象孕妇。产前应用时间不宜超过 4 小时。

4. 硫酸镁防治子痫　硫酸镁是子痫治疗的一线药物（Ⅰ-A），也是重度子痫前期预防子痫发作的预防用药。硫酸镁控制子痫再次发作的效果优于地西泮、苯巴比妥和冬眠合剂等镇静药物。

（1）控制子痫抽搐：静脉用药负荷剂量为 4～6 g，溶于 10% 葡萄糖溶液 20 ml 静脉推注（15～20 分钟），或 5% 葡萄糖溶液 100 ml 快速静脉滴注，继而 1～2 g/h 静脉滴注维持。或者夜间睡眠前停用静脉给药，改用肌内注射，用法为 25% 硫酸镁 20 ml+2% 利多卡因 2 ml 臀部肌内注射。24 小时硫酸镁总量 25～30 g。

（2）预防子痫发作：适用于重度子痫前期和子痫发作后，负荷剂量 2.5～5.0 g，维持剂量与控制子痫抽搐相同。用药时间长短根据病情需要调整，一般每天静脉滴注 6～12 小时，24 小时总量不超过 25 g；用药期间每天评估病情变化，决定是否继续用药；引产和产时可以持续使用硫酸镁，若剖宫产术中应用要注意产妇心脏功能；产后继续使用 24～48 小时。

（3）若为产后新发现高血压合并头痛或视力模糊，建议启用硫酸镁治疗。

（4）硫酸镁用于重度子痫前期预防子痫发作以及重度子痫前期的期待治疗时，病情稳定者在使用 5～7 日后停用硫酸镁；在重度子痫前期期待治疗中，必要时间歇性应用，以减少对胎儿钙磷代谢的影响。

注意事项：血清镁离子有效治疗浓度为 1.8～3.0 mmol/L，超过 3.5 mmol/L 即可出现中毒症状。使用硫酸镁的必备条件如下。

（1）膝腱反射存在。

（2）呼吸≥16 次/min。

（3）尿量≥25 ml/h（即≥600 ml/d）。

（4）备有 10% 葡萄糖酸钙。镁离子中毒时停用硫酸镁并缓慢（5～10 分钟）静脉推注 10% 葡萄糖酸钙 10ml。建议有条件的地区，使用硫酸镁期间注意监测镁离子浓度。

5. 扩容治疗　子痫前期孕妇需要限制补液量以避免肺水肿。除非有严重的液体丢失（如呕吐、腹泻、分娩失血）使血液明显浓缩，血容量相对不足或高凝状态者，通常不推荐扩容治疗。

6. 镇静药物的应用　应用镇静药物的目的是缓解孕产妇的精神紧张、焦虑症状、改善睡眠、预防并控制子痫。

（1）地西泮：2.5～5.0 mg 口服，2～3 次/d，或者睡前服用；必要时地西泮 10 mg 肌内注射或静脉注射（>2 分钟）。

（2）苯巴比妥：镇静时口服剂量为 30 mg，3 次/d。

（3）冬眠合剂：冬眠合剂由氯丙嗪（50 mg）、哌替啶（100 mg）和异丙嗪（50 mg）3 种药物组成，通常以 1/3～1/2 量肌内注射，或以半量加入 5% 葡萄糖溶液 250 ml 静脉滴注。由于氯丙嗪可使血压急剧下降，导致肾及胎盘血流量降低，而且对孕妇及胎儿肝脏有一定损害，也可抑制胎儿呼吸，故仅应用于硫酸镁控制抽搐效果不佳者。

7. 利尿剂的应用　子痫前期孕妇不主张常规应用利尿剂，仅当孕妇出现全身性水肿、肺水肿、脑水肿、肾功能不全、急性心功能衰竭时，可酌情使用呋塞米等快速利尿剂。甘露醇主要用于脑水肿，甘油果糖适用于肾功能有损害的孕妇。

8. **纠正低蛋白血症**　严重低蛋白血症伴腹水、胸腔积液或心包积液者,应补充白蛋白或血浆,同时注意配合应用利尿剂及严密监测病情变化。

9. **促胎肺成熟**　孕周 < 34 周并预计在 1 周内分娩的子痫前期孕妇,均应接受糖皮质激素促胎肺成熟治疗。用法:地塞米松 5 mg 或 6 mg,肌内注射,每 12 小时 1 次,连续 4 次;或倍他米松 12 mg,肌内注射,每日 1 次,连续 2 日。

10. **分娩时机和方式**　子痫前期孕妇经积极治疗,而母胎状况无改善或者病情持续进展的情况下,终止妊娠是唯一有效的治疗措施。

（1）终止妊娠时机

1）妊娠期高血压、病情未达重度的子痫前期孕妇可期待至孕 37 周以后。

2）重度子痫前期孕妇

A. 妊娠不足 26 周孕妇经治疗病情危重者建议终止妊娠。

B. 孕 26 周至不满 28 周患者根据母胎情况及当地母儿诊治能力决定是否可以行期待治疗。

C. 孕 28～34 周,如病情不稳定,经积极治疗病情仍加重,应终止妊娠;如病情稳定,可以考虑期待治疗,并建议转至具备早产儿救治能力的医疗机构。

D. > 孕 34 周孕妇,可考虑终止妊娠。

3）子痫:控制病情后即可考虑终止妊娠。

（2）终止妊娠的指征:重要的是进行病情程度分析和个体化评估,既不错过终止时机又争取获促胎肺成熟时间。

1）重度子痫前期发生母儿严重并发症者,需要稳定母体状况后在 24 小时内或 48 小时内尽早终止妊娠,不考虑是否完成促胎肺成熟。严重并发症包括重度高血压不可控制、高血压脑病和脑血管意外、子痫、心功能衰竭、肺水肿、完全性和部分性 HELLP 综合征、DIC、胎盘早剥和胎死宫内。

2）蛋白尿及其程度虽不单一作为终止妊娠的指征,却是综合性评估的重要因素之一,需注意母儿整体状况的评估,评估伴发存在的母体基础疾病如系统性红斑狼疮、肾脏疾病等病况,与存在的肾功能受损和其他器官受累情况综合分析,确定终止妊娠时机。

（3）终止妊娠的方式:妊娠期高血压疾病孕妇,如无剖宫产指征,原则上考虑阴道试产。但如果不能短时间内阴道分娩,病情有可能加重,可考虑放宽剖宫产的指征。

（4）分娩期间的注意事项

1）密切观察自觉症状。

2）监测血压并继续降压治疗,应将血压控制在 < 160/110 mmHg。

3）监测胎心率变化。

4）积极预防产后出血。

5）产时、产后不可应用任何麦角新碱类药物。

11. **子痫的处理**　子痫发作时的紧急处理包括一般急诊处理、控制抽搐、控制血压、预防再发抽搐以及适时终止妊娠等。子痫诊治过程中,要注意与其他抽搐性疾病(如癔症、癫痫、颅脑病变等)进行鉴别。同时,应监测心、肝、肾、中枢神经系统等重要器官的功能、凝血功能和水电解质及酸碱平衡。

（1）一般急诊处理:子痫发作时应预防患者坠地外伤、唇舌咬伤,须保持气道通畅,维持呼吸、循环功能稳定,密切观察生命体征、尿量(留置导尿管监测)等。避免声、光等一切不良刺激。

（2）控制抽搐：硫酸镁是治疗子痫及预防复发的首选药物。子痫患者产后需继续应用硫酸镁24～48小时。

（3）控制血压和监控并发症：脑血管意外是子痫患者死亡的最常见原因。当收缩压持续≥160 mmHg、舒张压≥110 mmHg时要积极降压以预防心脑血管并发症。注意监测子痫之后的胎盘早剥、肺水肿等并发症。

（4）适时终止妊娠：子痫患者抽搐控制后即可考虑终止妊娠。

12. 产后处理　重度子痫前期孕妇产后应继续使用硫酸镁至少24～48小时，预防产后子痫；注意产后迟发型子痫前期及子痫（发生在产后48小时后的子痫前期及子痫）的发生。子痫前期孕妇产后3～6日是产褥期血压高峰期，高血压、蛋白尿等症状仍可能反复出现甚至加重，此期间仍应每日监测血压。如产后血压升高≥150/100 mmHg应继续给予降压治疗。

【预防】

子痫前期和子痫的病因不明，故不能完全预防其发生，但做好以下措施，可减少子痫前期和子痫的发生和发展。

1. 子痫前期高危因素

（1）年龄≥40岁。

（2）体重指数（BMI）≥28 kg/m²。

（3）子痫前期家族史（母亲或姐妹）。

（4）既往子痫前期病史。

（5）存在内科病史或隐匿存在（潜在）的疾病：包括高血压病、肾脏疾病、糖尿病和自身免疫性疾病如系统性红斑狼疮、抗磷脂综合征等。

（6）初次妊娠。

（7）妊娠间隔时间≥10年。

（8）此次妊娠收缩压≥130 mmHg或舒张压≥80 mmHg。

（9）孕早期24小时尿蛋白定量≥0.3 g或尿蛋白持续存在。

（10）多胎妊娠等。

2. 注意预警信息和评估　子痫前期的预警信息包括病理性水肿、体重过度增加、血压处于正常高限（收缩压为131～139 mmHg和/或舒张压81～89 mmHg）、血压波动（相对性血压升高）、胎儿生长受限趋势、血小板计数呈下降趋势及无原因的低蛋白血症等。对于出现的各种预警信息，需要仔细排查各种原因和予以矫正。要密切监测血压变化、增加产前检查的次数、注意孕妇的自觉症状、必要时住院观察。

3. 妊娠期高血压疾病特别是重度子痫前期孕妇，计划再生育者有复发风险，再次妊娠的孕前检查非常重要。

4. 对于钙摄入低的人群（＜600 mg/d），推荐口服钙补充量至少为1 g/d以预防子痫前期。

5. 推荐对存在子痫前期复发风险如存在子痫前期史（尤其是较早发生子痫前期史或重度子痫前期史），有胎盘疾病史如胎儿生长受限、胎盘早剥病史，存在肾脏疾病及高凝状况等子痫前期高危因素者，可以在妊娠早中期（妊娠12～16周）开始服用小剂量阿司匹林（50～100 mg），可维持到孕28周。

第二节　产 前 出 血

一、前 置 胎 盘

【概述】

前置胎盘指妊娠 28 周后胎盘覆盖于子宫下段或子宫内口处,位置低于胎儿先露部,是产前出血的主要原因。按胎盘边缘与子宫颈内口的关系可分为四型。

1. 完全性前置胎盘(中央性前置胎盘) 子宫颈内口完全为胎盘组织覆盖。

2. 部分性前置胎盘 子宫颈内口部分为胎盘组织覆盖。

3. 边缘性前置胎盘 胎盘主要附着于子宫下段。

4. 低置胎盘 胎盘附着于子宫下段,边缘距宫颈内口的距离 < 20 mm。

【临床表现】

1. 症状 妊娠晚期或临产后无诱因、无痛性阴道流血是典型的临床表现。前置胎盘阴道流血往往发生在妊娠 32 周前,可反复发生,出血量量逐渐增多,也可一次就发生大量出血。有不到 10% 的孕妇至足月仍无症状。对于无产前出血的前置胎盘孕妇,要考虑胎盘植入的可能性。

2. 体征 孕妇全身情况与前置胎盘的出血量及出血速度密切相关。反复出血可呈贫血貌,急性大量出血可致失血性休克。

【诊断要点】

1. 临床表现 见上述。

2. 腹部检查 子宫软,无压痛,轮廓清楚,子宫大小与妊娠周数相符。胎位清楚,由于胎盘位置低于胎儿先露部,常伴有胎先露高浮或臀位、横位等异常胎位。

3. 影像学检查

(1)超声检查:推荐行经阴道超声检查,其准确性高于经腹超声。胎盘显像可看到其边缘与宫颈内口的关系,从而确定前置胎盘的诊断和类型。妊娠中期 B 超检查发现胎盘低置时,不宜过早做出诊断,因为随子宫长大,宫体上升,下段形成,胎盘也会随之上移,应嘱患者随访以观察其位置变化。

(2)MRI 检查:有条件的医院,怀疑合并胎盘植入者,可选择 MRI 检查。与经阴道超声检查相比,MRI 对胎盘定位无明显优势。

【治疗原则及方案】

治疗原则为止血、纠正贫血、预防感染、适时终止妊娠。根据前置胎盘类型、出血程度、妊娠周数、胎儿宫内状况、是否临产等进行综合评估,给予相应治疗。

(一)期待治疗

期待治疗的目的是在母儿安全的前提下,延长妊娠时间,提高胎儿存活率。适用于妊娠 < 36 周,一般情况良好,胎儿存活,阴道流血不多,无需紧急分娩的孕妇。需在有母儿抢救能力的医疗机构进行。

对于有阴道流血的患者,强调住院治疗。密切监测孕妇生命体征及阴道流血情况。监护胎儿生长发育情况,做好急诊剖宫产准备。

1. 一般处理 阴道流血期间绝对卧床,建议侧卧位。

2. **纠正贫血** 目标是维持血红蛋白含量在 110 g/L 以上。

3. **止血、抑制宫缩** 对于有早产风险的患者可酌情给予宫缩抑制剂,防止因宫缩引起的进一步出血,赢得促胎肺成熟的时间。

4. **糖皮质激素的使用** 若妊娠 < 34 周,应促胎肺成熟。

5. **宫颈环扎术** 宫颈环扎术止血及改善预后的效果不肯定,无足够证据。

6. **保守治疗过程中阴道大出血的预测**

(1)宫颈管长度:妊娠 34 周前经阴道超声测量宫颈管长度,如宫颈管长度 < 3 cm,大出血而急诊剖宫产手术的风险增加。

(2)胎盘边缘出现无回声区:覆盖宫颈内口的胎盘边缘出现无回声区,出现突然大出血的风险是其他类型前置胎盘的 10 倍。

(3)位于前次剖宫产子宫切口瘢痕处的前置胎盘即"凶险型前置胎盘",常伴发胎盘植入、产后严重出血,子宫切除率明显增高

(二)终止妊娠

终止妊娠的时机及方式:应根据临床判断,辅以超声检查结果。

1. **紧急剖宫产** 适用于以下情况。

(1)出现大出血甚至休克。

(2)在期待治疗过程中,出现胎儿窘迫等产科指征且胎儿已可存活。

(3)临产后诊断的部分性或边缘性前置胎盘,出血量较多,估计短时间内不能分娩者。

2. **择期终止妊娠** 择期剖宫产为目前处理前置胎盘的首选。

(1)无症状的前置胎盘合并胎盘植入:可于妊娠 36 周后终止妊娠。

(2)无症状的完全性前置胎盘:妊娠达 37 周,可考虑终止妊娠。

(3)边缘性前置胎盘:满 38 周可考虑终止妊娠。

(4)部分性前置胎盘:应根据胎盘遮盖宫颈内口情况适时终止妊娠。

子宫切口原则上应尽量避开胎盘,以免增加孕妇和胎儿失血。

3. **阴道分娩**

(1)边缘性前置胎盘、低置胎盘,出血少,枕先露。

(2)部分性前置胎盘,宫颈口已扩张,估计短时间内可以结束分娩者,在有条件的医疗机构,备足血源的同时可在严密监测下行阴道试产。经阴道分娩而发生产后出血,胎盘剥离面的止血方法参考剖宫产时的处理。

(三)抗感染治疗

期待治疗过程中筛查感染与否,预防性使用抗生素。终止妊娠时在胎盘剥离后预防性使用抗生素。

(四)转诊及转运

一旦确诊完全性前置胎盘,应在二级以上医院产前检查及治疗。若阴道反复出血或大出血而当地无条件处理,应在充分评估母胎安全、输液、输血的条件下,迅速转院。

二、前置胎盘合并胎盘植入

【概述】

前置胎盘合并胎盘植入的发生率为 1%～5%,并随着剖宫产次数增多而明显增高。

【临床表现】

前置胎盘合并胎盘植入的诊断主要根据临床表现及术中所见。术中发现胎盘与宫壁无间隙，或胎盘附着处持续大量出血，应及时做出判断。对于无产前出血的前置胎盘，更要考虑胎盘植入的可能性。

【诊断要点】

1. 超声

（1）胎盘内多个不规则的无回声区伴丰富血流信号。

（2）膀胱壁连续性的中断，强烈提示胎盘植入可能。

（3）子宫肌层变薄（厚度＜1 mm）

（4）胎盘和子宫分界不清。

2. MRI MRI 能更清楚地显示胎盘侵入肌层的深度、局部吻合血管分布及宫旁侵犯情况，可提供准确的局部解剖层次，指导手术路径。

【治疗方案】

1. 剖宫产手术前评估

（1）根据胎盘位置及植入情况制定合理的手术方案。

（2）术前充分告知手术风险，并签好子宫切除知情同意书。

（3）充分备血。

（4）联合麻醉科、ICU 及新生儿科共同救治。

（5）确保手术期间的止血药物和用品，例如前列腺素类药物、止血海绵等。

2. 手术时机

（1）无症状的前置胎盘合并胎盘植入者推荐妊娠 36 周后行手术。

（2）伴有反复出血症状的前置胎盘合并胎盘植入者促胎肺成熟后提前终止妊娠。

3. 手术方式 建议择期剖宫产终止妊娠。后壁胎盘或前侧壁胎盘植入者，可行子宫下段剖宫产术；前壁胎盘植入者，行子宫体部剖宫产术。

胎儿娩出后，依据出血量、植入的程度、患者是否有生育要求及病情决定处理方式，主要包括子宫切除术及保守治疗。

（1）子宫切除术

1）适应证：胎盘植入面积大、子宫壁薄、胎盘穿透、子宫收缩差、短时间内大量出血（数分钟内出血＞2 000 mL）及保守治疗失败者。无生育要求可作为子宫切除术的参考指征。

2）子宫切除术类型：推荐子宫全切除术。胎儿娩出后不剥离胎盘直接缝合切口后行子宫全切除术。

（2）保守治疗：对生命体征平稳、出血量不多、植入范围小者行保守治疗。包括保守性手术、药物治疗、栓塞治疗。

1）保守性手术：局部缝扎止血，可采用局部"8"字、间断环状缝合或 B-Lynch 法缝合、压迫止血。产后应用抗生素预防感染，加强子宫收缩，观察阴道流血情况等。

2）药物治疗：治疗胎盘植入的药物有甲氨蝶呤、米非司酮等。

3）栓塞治疗：预防性结扎或阻塞盆腔血管对胎盘植入患者的作用不明确，需要进一步研究。

三、胎　盘　早　剥

【概述】

妊娠 20 周后至分娩期,正常位置的胎盘在胎儿娩出前部分或完全地从子宫壁剥离,称为胎盘早期剥离。胎盘早剥是病情危急的妊娠晚期出血原因之一,可以引起子宫卒中、肾衰、产后出血、弥散性血管内凝血(DIC)、胎儿死亡等。

胎盘早剥有三种类型。

1. **隐性型**　胎盘剥离后形成胎盘后血肿,但无阴道出血。

2. **显性型**　胎盘剥离后血液沿胎膜下行,经子宫颈口向外流出。

3. **混合型**　既有胎盘后血肿,又有外出血。

【临床表现与分级】

在临床上推荐使用胎盘早剥分级标准,作为对病情的判断与评估。见表 19-1。

表 19-1　胎盘早剥的临床表现及分级

分级	临床特征
0 级	胎盘后有小凝血块,但无临床症状
Ⅰ级	阴道出血;可有子宫压痛和子宫强直性收缩;产妇无休克发生,无胎儿窘迫发生
Ⅱ级	可能有阴道出血;产妇无休克;有胎儿窘迫发生
Ⅲ级	可能有外出血;子宫强制性收缩明显,触诊呈板状;持续性腹痛,产妇发生失血性休克,胎儿死亡;30% 的产妇有凝血功能指标异常

【诊断要点】

1. **高危因素**

(1)产妇有血管病变。

(2)机械因素及外伤。

(3)子宫静脉压升高。

(4)高龄多产。

(5)接受辅助生殖技术助孕。

2. **早期表现**

(1)常常是胎心率首先发生变化,宫缩后子宫弛缓欠佳。

(2)触诊时子宫张力增大,宫底增高,严重时子宫呈板状,压痛明显,胎位触及不清。

(3)胎心率改变或消失。

(4)胎盘早剥Ⅲ级患者病情凶险,可迅速发生休克、凝血功能障碍甚至多器官功能损害。

3. **临床特点**

(1)胎盘早剥的典型症状是阴道出血、腹痛、子宫收缩和子宫压痛。

(2)出血特征为陈旧性不凝血。

(3)绝大多数发生在孕 34 周以后。

(4)往往是胎盘早剥的严重程度与阴道出血量不相符。

(5)后壁胎盘的隐性剥离多表现为腰背部疼痛,子宫压痛可不明显。

(6)部分胎盘早剥伴有宫缩,但宫缩频率高、幅度低,间歇期也不能完全放松。

4. 辅助检查

（1）超声检查：超声检查不是诊断胎盘早剥的敏感手段，准确率在 25% 左右。超声检查无异常发现也不能排除胎盘早剥。

（2）胎心监护：胎心监护用于判断胎儿的宫内状况，胎盘早剥时可出现胎心监护的基线变异消失、变异减速、晚期减速、正弦波形及胎心率缓慢等。

（3）实验室检查：主要监测产妇的贫血程度、凝血功能、肝肾功能及电解质等。进行凝血功能检测和纤溶系统确诊试验，以便及时发现 DIC。

【治疗原则及方案】

胎盘早剥的治疗应根据孕周、早剥的严重程度、有无并发症、宫口开大情况、胎儿宫内状况等决定。

1. 纠正休克

（1）监测产妇生命体征，积极输血、补液维持血液循环系统的稳定

（2）有 DIC 表现者要尽早纠正凝血功能障碍

（3）使血红蛋白维持在 100 g/L，血细胞比容＞30%，尿量＞30 ml/h。

2. 监测胎儿宫内情况 持续监测胎心以判断胎儿的宫内情况。

3. 终止妊娠

（1）阴道分娩

1）如胎儿已死亡，在评价产妇生命体征前提下首选阴道分娩。应尽快实施人工破膜减压及促进产程进展，减少出血。缩宫素的使用要慎重，以防子宫破裂。

2）胎儿存活者，以显性出血为主，宫口已开大，经产妇一般情况较好，估计短时间内能结束分娩者，人工破膜后可经阴道分娩。分娩过程中密切观察血压、脉搏、宫底高度、宫缩与出血情况，建议全程行胎心电子监护，了解胎儿宫内状况，并备足血制品。

（2）剖宫产术分娩

1）孕 32 周以上，胎儿存活，胎盘早剥Ⅱ级以上，建议尽快、果断进行剖宫产术，以降低围产儿死亡率。

2）阴道分娩过程中，如出现胎儿窘迫征象或破膜后产程无进展者，应尽快行剖宫产术。

3）近足月的轻度胎盘早剥者，病情可能随时加重，应考虑终止妊娠并建议剖宫产术分娩为宜。

4. 保守治疗

（1）对于孕 32～34 周 0～Ⅰ级胎盘早剥者，可予以保守治疗。孕 34 周以前者需给予皮质类固醇促胎肺成熟。

（2）孕 28～32 周，以及＜28 孕周的极早产产妇，如为显性阴道出血、子宫松弛，产妇及胎儿状态稳定时，行促胎肺成熟的同时考虑保守治疗。分娩时机应权衡产妇及胎儿的风险后再决定。

（3）保守治疗过程中，应密切行超声检查，监测胎盘早剥情况。一旦出现明显阴道出血、子宫张力高、凝血功能障碍及胎儿窘迫时，应立即终止妊娠。

5. 产后出血的处理 由于凝血功能障碍及子宫收缩乏力，胎盘早剥患者常发生产后出血。应给予促宫缩药物，针对性补充血制品。另可采用压迫止血、动脉结扎、动脉栓塞、子宫切除等手段控制出血。

6.严重并发症的处理

（1）强调多学科联合治疗，在 DIC 处理方面应重点补充血容量及凝血因子。

（2）应在改善休克状态的同时及时终止妊娠，以阻止凝血物质继续进入血管内而发生消耗性凝血。

（3）对肾功能不全的处理，在改善休克后仍少尿者（尿量＜ 17 ml/h）则给予利尿剂（呋塞米、甘露醇等）处理。

（4）注意监测肾功能，维持电解质及酸碱平衡，必要时行血液透析治疗。

四、前 置 血 管

【概述】

胎膜内有些帆状附着的胎儿血管经过子宫颈内口，且位于胎先露之前，即前置血管。

【临床表现】

破膜或未破膜时，阴道出血，胎心很快变化或突然胎死宫内。

【诊断要点】

1.临床表现

2.阴道检查 未破裂时，在宫口处可摸到有搏动的血管。

3.辅助检查

（1）彩超在先露前方的胎膜上可看到有搏动的血管。

（2）实验室检查：阴道血涂片检查可以找到胎儿有核幼红细胞。用酸洗脱法可以看到不褪色的胎儿血红蛋白。10% 氢氧化钠洗涤，如为鲜红色为胎儿血，如为褐色为母血。

【治疗原则及方案】

1. 产前已明确诊断的前置血管，应在具备母儿抢救条件的医疗机构待产。妊娠达34～37 周，及时剖宫产终止妊娠。

2. 如前置血管破裂，胎儿存活，宜即刻剖宫产，积极备血，准备新生儿复苏，请新生儿科医师参加抢救，应考虑脐静脉穿刺，输血。

3. 若胎儿已死亡，则经阴道分娩。

第三节　早产和过期妊娠

一、早　　产

【概述】

妊娠满 28 周或新生儿出生体质量≥ 1 000 g 的分娩称为早产。早产分为自发性和治疗性两种，自发性早产包括未足月分娩发作和未足月胎膜早破，治疗性早产为妊娠并发症或合并症而需要提前终止妊娠者。

【临床表现】

1.症状 出现不规则腹痛，逐渐转为规律腹痛，每次 4～5 分钟；伴有阴道出血或者阴道大量流液。

2.体征 阴道检查可及宫颈管逐渐缩短到消失，宫口扩张。

【诊断要点】

1. 早产的诊断

（1）早产临产：凡妊娠满 28 周且 < 37 周，出现规律宫缩（指每 20 分钟 4 次或每 60 分钟内 8 次），同时宫颈管进行性缩短（宫颈缩短≥80%），伴有宫口扩张。

（2）先兆早产：凡妊娠满 28 周且 < 37 周，孕妇虽有上述规律宫缩，但宫颈尚未扩张，而经阴道超声测量 CL ≤ 20 mm 则诊断为先兆早产。

2. 早产的预测　　目前，有两个早产预测指标被推荐用于确定患者是否需要预防性应用特殊类型的孕酮或者宫颈环扎术。

（1）前次晚期自然流产或早产史：但不包括治疗性晚期流产或早产。

（2）妊娠 24 周前阴道超声测量 CL < 25 mm：强调标准化测量 CL 的方法。

1）排空膀胱后经阴道超声检查。

2）探头置于阴道前穹窿，避免过度用力。

3）标准矢状面，将图像放大到全屏的 75% 以上，测量宫颈内口至外口的直线距离，连续测量 3 次后取其最短值。目前不推荐对早产低风险人群常规筛查 CL。

3. 早产高危因素

（1）有晚期流产和 / 或早产史者。

（2）阴道超声检查发现子宫颈长度（CL）< 25 mm 者。

（3）有子宫颈手术史者。

（4）年龄过小或过大者：孕妇≤17 岁或 > 35 岁。

（5）妊娠间隔过短者。

（6）过度消瘦者。

（7）多胎妊娠者。

（8）辅助生殖技术助孕者。

（9）胎儿及羊水量异常者。

（10）有妊娠并发症或合并症者。

（11）异常嗜好如有烟酒嗜好或吸毒者。

【治疗原则及方案】

早产的治疗包括宫缩抑制剂的应用、糖皮质激素的应用、硫酸镁的应用、广谱抗生素的应用及母亲胎儿监护等。

1. 宫缩抑制剂

（1）目的：防止即刻早产，为完成促胎肺成熟治疗以及转运孕妇到有早产儿抢救条件的医院分娩赢得时间。

（2）适应证：宫缩抑制剂只应用于延长孕周对母儿有益者，根据超声测量的宫颈长度决定是否应用宫缩抑制剂：阴道超声测量 CL < 20 mm，用宫缩抑制剂，否则可根据动态监测 CL 变化的结果用药。

（3）宫缩抑制剂种类

1）钙通道阻断剂：常用硝苯地平，其作用机制是抑制钙离子通过平滑肌细胞膜上的钙通道重吸收，从而抑制子宫平滑肌兴奋性收缩。

用法：起始剂量为 20 mg，口服，然后每次 10～20 mg，每日 3～4 次，根据宫缩情况调整,可持续 48 小时。服药中注意观察血压,防止血压过低。

2)前列腺素抑制剂:常用吲哚美辛,其通过抑制环氧合酶,减少花生四烯酸转化为前列腺素,从而抑制子宫收缩。

用法:起始剂量为 50～100 mg,经阴道或直肠给药,也可口服,然后每 6 小时给 25 mg,可维持 48 小时。主要用于妊娠 32 周前的早产。32 周后用药可引起胎儿动脉导管提前关闭,也可因减少胎儿肾血流量而使羊水量减少。

禁忌证:孕妇血小板功能不良、出血性疾病、肝功能不良、胃溃疡、有对阿司匹林过敏的哮喘病史。

3)β_2 肾上腺素能受体激动剂:常用利托君,其能与子宫平滑肌细胞膜上的 β_2 肾上腺素能受体结合,使细胞环腺苷酸(c-AMP)水平升高,抑制肌球蛋白轻链激酶活化,从而抑制平滑肌收缩。

用法:利托君起始剂量 50～100 μg/min 静脉滴注,每 10 分钟可增加剂量 50 μg/min,至宫缩停止,最大剂量不超过 350 μg/min,共 48 小时。

副作用:产妇可能有恶心、头痛、鼻塞、低血钾、心动过速、胸痛、气短、高血糖、肺水肿、偶有心肌缺血等。

禁忌证:有心脏病、心律不齐、糖尿病控制不满意、甲状腺功能亢进者。

4)缩宫素受体拮抗剂:常用阿托西班,是一种选择性缩宫素受体拮抗剂,作用机制是竞争性结合子宫平滑肌及蜕膜的缩宫素受体,使缩宫素兴奋子宫平滑肌的作用减弱。

用法:起始剂量为 6.75 mg 静脉滴注 1 分钟,继之 18 mg/h 维持 3 小时,接着 6 mg/h 持续 45 小时。

副作用轻微,无明确禁忌,但价格较昂贵。

(4)宫缩抑制剂给药疗程:宫缩抑制剂持续应用 48 小时(Ⅰ级 A)。因超过 48 小时的维持用药不能明显降低早产率,但明显增加药物不良反应,故不推荐 48 小时后的持续宫缩抑制剂治疗。

(5)宫缩抑制剂联合使用:因 2 种或以上宫缩抑制剂联合使用可能增加不良反应的发生,应尽量避免联合使用。

2. 硫酸镁 推荐妊娠 32 周前早产者常规应用硫酸镁作为胎儿中枢神经系统保护剂治疗。

用法:孕 32 周前的早产临产,宫口扩张后用药,负荷剂量 4.0 g 静脉滴注,30 分钟滴完,然后以 1 g/h 维持至分娩。

禁忌证:孕妇患肌无力、肾功能衰竭。

硫酸镁应用前及使用过程中应监测呼吸、膝反射、尿量,24 小时总量不超过 30 g。

3. 糖皮质激素促胎肺成熟 所有妊娠 28～34^{+6} 周的先兆早产应当给予 1 个疗程的糖皮质激素。常用倍他米松和地塞米松。倍他米松 12 mg 肌内注射,24 小时重复 1 次,共 2 次;地塞米松 6 mg 肌内注射,12 小时重复 1 次,共 4 次。若早产临产,来不及完成完整疗程者,也应给药。

4. 抗生素 对于胎膜完整的早产,使用抗生素不能预防早产,除非分娩在即而下生殖道 B 族溶血性链球菌检测阳性,否则不推荐应用抗生素。

5. 产时处理与分娩方式

(1)早产儿尤其是 < 32 孕周的极早产儿需要良好的新生儿救治条件,故对有条件者可转到有早产儿救治能力的医院分娩。

（2）产程中加强胎心监护有助于识别胎儿窘迫，尽早处理。

（3）分娩镇痛以硬脊膜外阻滞麻醉镇痛相对安全。

（4）不提倡常规会阴侧切，也不支持没有指征的产钳应用。

（5）对臀位特别是足先露者应根据当地早产儿治疗护理条件权衡剖宫产利弊，因地制宜选择分娩方式。

（6）早产儿出生后适当延长30～120秒后断脐带，可减少新生儿贫血和脑室内出血。

【预防】

1. 一般预防

（1）孕前宣教

1）避免低龄（＜17岁）或高龄（＞35岁）妊娠。

2）提倡合理的妊娠间隔（＞6个月）。

3）避免多胎妊娠。

4）提倡平衡营养摄入，避免体质量过低妊娠。

5）戒烟、酒。

6）控制好原发病如高血压、糖尿病、甲状腺功能亢进、红斑狼疮等。

7）停止服用可能致畸的药物。

8）对计划妊娠妇女注意其早产的高危因素，对有高危因素者进行针对性处理。

（2）孕期注意事项

1）孕早期超声检查确定胎龄，排除多胎妊娠。

2）了解胎儿非整倍体染色体异常及部分重要器官畸形的风险。

3）第一次产检时应详细了解早产高危因素，以便尽可能针对性预防。

4）提倡平衡饮食，合理增妊娠期体质量。

5）避免吸烟饮酒。

2. 特殊类型孕酮的应用 预防早产的特殊类型孕酮有3种：微粒化孕酮胶囊、阴道孕酮凝胶、17α羟己酸孕酮酯，对于不同类型的早产有效果。

3. 宫颈环扎术 对宫颈功能不全，既往有宫颈功能不全妊娠丢失病史，此次妊娠12～14周行宫颈环扎术对预防早产有效；对有前次早产或晚期流产史、此次为单胎妊娠，妊娠24周前CL＜25 mm，除外了宫颈环扎术禁忌证，推荐使用宫颈环扎术。

4. 尚无证据支持的早产预防方法 卧床休息，富含ω-3脂肪酸或富含蛋白质的饮食，口服阿司匹林，治疗牙周病，子宫收缩的监测，筛查遗传性或获得性易栓症，筛查宫颈阴道B族溶血性链球菌感染。

二、过 期 妊 娠

【概述】

经核实妊娠达到或超过42周（294日）尚未临产，称为过期妊娠。

【诊断要点】

1. 正确核对预产期 根据LMP、月经周期、早孕反应出现日期、尿妊娠试验阳性日期、孕早期妇科检查和B超、胎动出现时间，来估计预产期。

2. ≥41周收入院监测。

3. 判断胎盘功能

（1）胎动计数：凡 12 小时内胎动累计数＜ 10 次，或逐渐下降＞ 50% 而不能恢复，或突然下降 50%，应考虑胎盘功能不良，胎儿有缺氧的可能性。

（2）胎心监护：NST 无反应，需做宫缩激惹试验（OCT）。

（3）超声监测：41 周后每周做 2 次超声监测，观察羊水量。

（4）尿雌三醇（E_3）含量：有条件动态监测尿 E/C（雌三醇 / 肌酐）比值。

【治疗原则及方案】

1. 产前处理

（1）凡已确诊妊娠≥ 41 周者，有下列情况时应考虑终止妊娠。

1）宫颈已成熟。

2）胎儿＞ 4 000 g。

3）每 12 小时内胎动计数＜ 10 或 NST 显示无反应，CST 阳性或可疑时。

4）羊水过少或羊水粪染。

5）妊娠合并其他并发症。

6）胎盘功能监测显示胎盘功能下降者。

（2）终止妊娠方法

1）宫颈成熟者：可采用人工破膜加缩宫素点滴，如羊水粪染或羊水极少，则剖宫产结束妊娠。

2）宫颈未成熟者：促宫颈成熟。

2. 产时处理

（1）严密观察宫缩及胎心变化、产程进展，有条件者进行长时间胎儿电子监护仪监测，并及时处理产程延长或停滞，及早发现难产征兆。

（2）给氧。

（3）做好新生儿的复苏抢救准备，胎儿娩出后及时清理口鼻黏液，对羊水Ⅲ度污染者可行气管内插管清除呼吸道分泌物。加强对过期儿的观察和护理。

3. 剖宫产指征

（1）羊水过少，Ⅱ～Ⅲ度羊水粪染。

（2）胎儿过大或胎儿生长受限。

（3）胎盘功能不良，胎儿窘迫。

（4）引产失败。

（5）产程异常。

第四节　羊水过多和羊水过少

一、羊 水 过 多

【概述】

凡妊娠任何时期内羊水量超过 2 000 ml 者称为羊水过多。发生时间愈短，羊水量愈多，临床症状愈明显。羊水过多与胎儿畸形、孕妇糖尿病、多胎妊娠、巨大儿、母儿血型不合及双胎输血综合征有关。

【临床表现】

1. 急性羊水过多

（1）症状：数日内子宫急剧增大，横膈上抬，呼吸困难甚至呈现发绀，不能平卧，腹部过度膨胀，行走不便。

（2）体格检查：孕妇表情痛苦，腹壁张力大，可以有疼痛感，胎位查不清，胎心听不清，可出现下肢及外阴静脉曲张。

2. 慢性羊水过多

（1）症状：羊水在数周内缓慢增多，子宫逐渐膨大，压迫症状不明显，多数孕妇能适应。

（2）体格检查：子宫大于正常妊娠月份，宫高超出第 90 百分位数，腹壁及子宫张力大，腹壁皮肤发亮变薄，有液体震颤感，胎位不清，扪及胎儿部分浮沉感，胎心遥远或听不到。

【诊断要点】

1. 临床表现。

2. 辅助检查

（1）B 超检查：最大羊水暗区垂直深度（AFD）≥8 cm 可考虑羊水过多。羊水指数（AFI）>20 cm 时，羊水过多的诊断可以成立。B 超还可以同时对无脑儿、脑积水、脊柱裂等胎儿畸形或多胎妊娠做出诊断。

（2）羊膜腔造影及胎儿造影：为进一步确定胎儿有无消化道畸形，有条件可以行羊膜囊内注入造影剂胎儿吞咽后可显示消化道畸形。

（3）甲胎蛋白（AFP）测定：如胎儿有神经管畸形及消化道畸形，都可使血及羊水中 AFP 升高，因此，检查母血或羊水中 AFP 亦可辅证胎儿畸形的存在。

【治疗原则及方案】

治疗应视胎儿有无畸形、孕周及孕妇症状的严重程度来决定。

1. 羊水过多合并胎儿畸形 应尽早终止妊娠。

2. 羊水过多而胎儿无明显畸形

（1）症状较轻，妊娠不足 37 周：可以继续妊娠。

（2）症状严重，妊娠不足 37 周：可考虑经腹壁羊膜腔穿刺，放羊水速度不宜过快，以 500 ml/h 为宜，放液总量不超过 1 500～2 000 ml，注意观察血压、脉搏、胎心，以便早期发现胎盘早剥。术后给抗生素预防感染，酌情用镇静保胎药预防早产。如术后羊水继续增长，间隔 1～2 周可重复穿刺减压。妊娠近 37 周，羊水量反复增长，症状严重，可在羊膜腔穿刺的同时确定胎肺成熟度。如已成熟，可行人工破膜引产终止妊娠，如胎肺未成熟，可在羊膜腔内注入地塞米松 10 mg 促胎肺成熟，注射 24～48 小时后再考虑引产。

（3）吲哚美辛（前列腺素合成酶抑制剂）：口服 2.2～3.0 mg/（kg·d），治疗羊水过多。此药可使动脉导管提前关闭，应限于 32 孕周以前应用，而对于双胎妊娠则应根据多普勒超声监测而定。

二、羊水过少

【概述】

妊娠足月时羊水量少于 300 ml 为羊水过少。羊水过少可能与胎儿泌尿系统畸形、过期妊娠、胎儿宫内发育受限等有关。

【临床表现】

1.产前检查发现腹围与宫高较同期妊娠者小。

2.子宫敏感性高,易有宫缩,触诊为子宫充实感。

3.破膜时发现羊水少或仅有少许黏稠液体。

【诊断要点】

1.临床表现

2.B超检查　最大羊水池深度(AFD)≤2 cm或羊水指数(AFI)≤5 cm为羊水过少,AFI≤8 cm为羊水较少。

3.羊水直接测量法　破膜时、阴道分娩或剖宫产时直接收集羊水,少于300 ml。

【治疗原则及方案】

1.妊娠中期进行B超检查,如发生羊水过少,应注意胎儿有无泌尿系统畸形、胎儿宫内发育受限等异常。

2.妊娠37周后羊水过少,应立即终止妊娠。妊娠35周后合并妊娠高血压综合征、慢性高血压、胎儿发育迟缓,同时伴发羊水过少,经治疗后羊水量未见好转者,应终止妊娠。

3.羊水过少或羊水粪染可给予羊膜腔灌注。

4.胎心监测。

第五节　胎膜早破

【概述】

胎膜早破(premature rupture of membranes,PROM)系胎膜在临产前自发性破裂,为常见的分娩并发症。依据发生的孕周分为足月胎膜早破和未足月胎膜早破。

胎膜早破有以下高危因素。

1.**母体因素**　反复阴道流血、阴道炎、长期应用糖皮质激素、腹部创伤、腹腔内压力突然增加(剧烈咳嗽、排便困难)、吸烟、药物滥用、营养不良、前次妊娠发生早产PROM史、妊娠晚期性生活频繁等。

2.**子宫及胎盘因素**　子宫畸形、胎盘早剥、子宫颈功能不全、子宫颈环扎术后、子宫颈锥切术后、子宫颈缩短、先兆早产、子宫过度膨胀(羊水过多、多胎妊娠)、头盆不称、胎位异常(臀位、横位)、绒毛膜羊膜炎、亚临床宫内感染等。

【临床表现】

1.**症状**　孕妇突然感到有液体自阴道内流出,以后变为持续性,时多时少。

2.**体征**　阴道检查触不到前羊膜囊,向上推胎先露时阴道流液增多。窥器检查有液体自宫颈管内流出,或后穹窿有积液。

【诊断要点】

1.临床表现　同上。

2.辅助检查

(1)阴道酸碱度检查:阴道分泌物酸碱试纸测定pH值>7,胎膜破裂的可能性极大。

(2)阴道液涂片检查:悬滴液可见成堆的胎儿上皮细胞和毳毛,加温烘片后镜下见到羊齿状结晶可以确诊。

（3）超声检查：羊水量减少可协助诊断。

（4）生化指标检测：临床应用最多是针对胰岛素样生长因子结合蛋白 1 和胎盘 α 微球蛋白 1，主要应用于难确诊且无规律宫缩的可疑 PROM 孕妇。

【治疗原则及方案】

1. 足月 PROM

（1）足月 PROM 宜适时引产：如无明确剖宫产指征，则宜在破膜后 2～12 小时内积极引产。良好的规律宫缩引产至少 12～18 小时，如仍在潜伏期阶段才可考虑诊断引产失败行剖宫产分娩。对于拒绝引产者应充分告知期待治疗可能会增加母儿感染风险。

（2）引产方法：对于子宫颈条件成熟的足月 PROM 孕妇，行缩宫素静脉滴注是首选的引产方法；对子宫颈条件不成熟同时无促宫颈成熟及阴道分娩禁忌证者，可应用前列腺素制剂以促进子宫颈成熟，但要注意预防感染。

2. 非足月 PROM

（1）全面评估孕妇和胎儿状况

1）准确核对孕周。

2）评估有无感染。

3）评估胎儿状况。

4）评估母体有无其他合并症或并发症。

（2）确定处理方案：依据孕周、母胎状况、当地的医疗水平及孕妇和家属意愿 4 个方面进行决策。

1）立即终止妊娠放弃胎儿：①孕周 < 24 周：为无生机儿阶段，多不主张继续妊娠，以引产为宜。②孕 24～27^{+6} 周者要求引产放弃胎儿者，可以依据孕妇本人及家属的意愿终止妊娠。

2）期待保胎：①孕 24～27^{+6} 周符合保胎条件同时孕妇及家人要求保胎者，同时充分告知风险。如羊水最大深度 < 20 mm，宜考虑终止妊娠。②孕 28～33^{+6} 周无继续妊娠禁忌，应保胎、延长孕周至 34 周，同时促胎肺成熟和抗生素治疗。

3）不宜继续保胎采用引产或剖宫产终止妊娠：①孕 34～36^{+6} 周，已接近足月者，早产儿的存活率接近足月儿，则不宜保胎，以引产为宜。②无论任何孕周，明确诊断的宫内感染、明确诊断的胎儿窘迫、胎儿早剥等不宜继续妊娠者，应尽早引产或剖宫产终止妊娠。

第六节 宫 内 感 染

【概述】

宫内感染主要与破膜后病原体由阴道或宫颈部上行感染有关，也可经母血感染胎儿。

【临床表现】

起病急骤，急性病程，孕妇常表现为体温升高，心率增快，子宫压痛，子宫颈脓性分泌物，子宫收缩及胎心率增快。需与孕早、中期病毒感染相鉴别。

【诊断要点】

1. 临床表现　同上

2.辅助检查

（1）白细胞计数和分类：白细胞分类出现杆状核中性粒细胞和分叶核中性粒细胞增多，以及白细胞计数大于 $15 \times 10^9/L$。

（2）C反应蛋白升高。

（3）产妇及新生儿细菌培养：产妇子宫颈及宫腔和新生儿咽及耳拭子培养阳性。

（4）羊水葡萄糖水平降低。

（5）胎盘病理检查见绒毛膜下炎性细胞浸润。

【治疗原则及方案】

1.抗生素的选择　所选的抗生素应对球菌、杆菌及厌氧菌同时敏感，常需要静脉滴注。

2.终止妊娠　短期内不能阴道分娩者，需剖宫产终止妊娠。

第七节　死　　胎

【概述】

死胎系指胎儿在妊娠20周后于宫内死亡，如胎儿在分娩过程中死亡称为死产。

【临床表现】

孕妇自觉胎动消失，子宫不再增大，反而缩小。听不到胎心。

【诊断要点】

1.临床表现　同上

2.辅助检查　B超检查示胎心消失，胎体变形包括颅骨重叠、脊柱成角等。

【治疗原则及方案】

1.应及时引产终止妊娠。

2.应做凝血功能检查，包括血小板计数、凝血时间、凝血酶原及凝血酶时间、纤维蛋白原等，必要时针对检查结果对DIC进行治疗。

3.临产后应配新鲜血备用，分娩时及时用宫缩剂以防产后出血。

4.分娩结束后应仔细检查胎盘、脐带、胎膜及胎儿，如有可能则送病理检查，以明确死亡原因。

5.疑有宫内感染者，产后应给予抗生素预防感染。

6.产后及时服用退奶药。注意死胎病因查找。

第八节　胎 儿 异 常

一、巨 大 胎 儿

【概述】

胎儿体重达到或超过 4 000 g，称为巨大胎儿。

【临床表现】

1.病史　有巨大胎儿分娩史，妊娠合并糖尿病。

2.腹部检查　腹部明显膨隆，宫底高，宫高超过第90百分位以上，腹围大。

【诊断要点】

1. **临床表现**　同上

2. **辅助检查**　B 超显示胎头双顶径、胎儿腹围测量超过同孕龄第 90 百分位以上。

【治疗原则及方案】

1. 妊娠期检查发现胎儿大于孕龄或分娩巨大儿者,应进行孕妇糖尿病检查。

2. 对糖尿病孕妇进行疾病治疗,妊娠 38 周后,根据胎儿成熟度、胎盘功能及糖尿病控制程度,择期引产或行剖宫产。

3. 胎儿体重＞4 500 g,择期剖宫产终止妊娠。

4. 胎儿体重＞4 000 g、产程进展异常,剖宫产终止妊娠。

5. 阴道分娩时,注意肩难产。

二、胎儿生长受限

【概述】

胎儿生长受限是指胎儿估计体重低于同孕龄的第 10 百分位数。

【临床表现】

1. **宫高测量**　宫高＜同孕龄第 10 百分位数或宫高、腹围、体重连续 3 次无增长,可作为诊断标准。

2. **超声估计胎儿体重**　双顶径(BPD)、股骨长(FL)、腹围(AC)同时小于 $1SD$ 或任一项小于 $2SD$。

【诊断要点】

1. **临床表现**　同上。

2. **超声多普勒血流测定**　脐动脉血流速 S/D 值＞同孕龄第 95 百分位数,可作为血流异常标准。

3. **生物化学诊断**

(1) E_3 和 E/C 值。

(2) HPL 和特异性 β_1 糖蛋白(SP1)。

【治疗原则及方案】

1. **产前处理**

(1) 避免 FGR 危险因素,积极治疗妊娠合并症,并避免应用对胎儿生长有影响的药物。

(2) 左侧卧位,可以增加子宫胎盘血流量。

(3) 补充营养。

(4) 给氧。

(5) 药物治疗。

1) 子宫平滑肌松弛剂:如 β 肾上腺素能激动剂、硫酸镁。

2) 中药治疗。

2. **终止妊娠的指征**

(1) 妊娠≥37 周,胎儿肺已成熟。

(2) 妊娠＜37 周,治疗期间胎儿体重增加不明显,且伴有胎儿监测试验异常,如羊水过少、低生物物理评分、胎心监护异常。

3. 分娩方式的选择

（1）阴道分娩：适用于有终止妊娠指征，无明显胎儿窘迫表现且无明显头盆不称及严重合并症或产科并发症者。

（2）剖宫产：适用于以下情况。

1）头盆不称或产程停滞。

2）臀位或横位，FGR 时不论完全臀先露还是单臀先露，均以剖宫产为宜。

3）胎儿窘迫。

4）孕妇有严重的内科合并症，不能耐受分娩者。

5）胎儿不能耐受阴道分娩者。

三、胎 儿 窘 迫

【概述】

胎儿在宫内有缺氧征象危及健康和生命者，称为胎儿窘迫。

【临床表现】

1. 胎动减少或频繁。

2. 听诊胎心异常。

【诊断要点】

1. 慢性胎儿窘迫

（1）病史：能引起胎盘功能不全的孕妇全身疾病史或妊娠期疾病史。

（2）临床表现：同上。

（3）辅助检查

1）胎盘功能检查。

2）胎心监测 NST 无反应型或 OCT 阳性。

3）羊膜镜检查：羊水浑浊，呈现黄染或深褐色。

（4）B 超：生物物理评分小于 6 分或羊水少。

2. 急性胎儿窘迫

（1）病史：脐带脱垂、绕颈、打结等；前置胎盘、前置血管破裂、胎盘早剥或宫缩过强且持续时间过长；产妇休克等。

（2）临床表现：多在分娩期。胎动过频继而转弱及次数减少，进而消失。胎心和 / 或羊水异常。

（3）辅助检查

1）胎心监测：①胎心率＞ 160 次 /min，尤其＞ 180 次 /min，为胎儿缺氧的初期表现。②胎心率＜ 120 次 /min，尤其＜ 100 次 /min，为胎儿危险征。③出现胎心率频发晚期减速，或频发重度变异减速，或基线变异消失。

2）胎儿头皮血气分析 pH 值＜ 7.20，PO_2 ＜ 2.6kPa（20 mmHg）。碱剩余（BE）≤ –10。

3）胎儿头皮刺激或声刺激试验无反应。

【治疗原则及方案】

1. 慢性胎儿窘迫　以改善胎盘循环为主要处理原则。

（1）治疗原发病。

（2）左侧卧位，间断给氧。

（3）子宫松弛剂。

（4）促肺成熟。适时终止妊娠。

2. 急性胎儿窘迫 尽快终止妊娠。

（1）宫口开全或近开全，胎先露已达坐骨棘平面以下 3 cm 者，应尽快经阴道助产。

（2）宫口尚未开全者，估计短期内不能结束分娩者，应立即剖宫产结束分娩。

（3）做好新生儿复苏的准备。

四、胎 儿 畸 形

（一）无脑儿

【诊断要点】

1. 腹部检查时，胎头较小；肛门检查或阴道检查时，可扪及凹凸不平的颅底。

2. 辅助检查

（1）孕 14 周后 B 超探查见不到圆形颅骨光环，头端有不规则"瘤结"。

（2）X 线摄片，无颅盖骨可确诊。

（3）母血 AFP 升高。

【治疗原则及方案】

1. 无脑儿一经确诊应引产。

2. 因伴有脑脊膜膨出造成分娩困难者，可行毁胎术结束分娩。

（二）脊柱裂

【诊断要点】

B 超探及某段脊柱两行强回声的间距变宽或形成的角度呈"V"形或"W"形，脊柱短小，不规则弯曲，不完整，或伴有不规则囊性膨出。

【治疗原则及方案】

严重者应终止妊娠。

（三）脑积水

【诊断要点】

1. **腹部检查** 头先露时，在耻骨联合上方可触及宽大、骨质薄软、有弹性的胎头。胎头大于胎体并高浮，胎头跨耻征阳性。

2. **阴道检查** 颅缝宽，囟门大且紧张，颅骨软而薄，触之有如乒乓球感。

3. **辅助检查** B 超检查孕 20 周后脑室率＞0.5，颅内大部分被液性暗区占据，中线飘动。

【治疗原则及方案】

确诊后引产。

（四）连体儿

【诊断要点】

单羊膜囊双胎，B 超可确诊。

【治疗原则及方案】

一旦发现应尽早终止妊娠，足月妊娠应行剖宫产。

第九节　多胎妊娠

【概述】

一次妊娠同时有两个或两个以上胎儿,称多胎妊娠。其中以双胎妊娠最多见。一次妊娠同时有两个胎儿称双胎妊娠,其发生率在不同国家、地区、人种之间有一定差异。双胎妊娠类型和特点如下。

1. **双卵双胎**　由两个卵子分别受精形成的双胎妊娠,称为双卵双胎(dizygotic twin)。双卵双胎约占双胎妊娠的70%,与应用促排卵药物、多胚胎宫腔内移植及遗传因素有关。胎盘胎儿面有两个羊膜腔,中间隔有两层羊膜、两层绒毛膜。

2. **单卵双胎**　由一个受精卵分裂形成的双胎妊娠,称为单卵双胎(monozygotic twin)。单卵双胎约占双胎妊娠30%。

【临床表现】

1. **妊娠期**　孕妇早孕反应重、子宫增大明显、妊娠晚期有呼吸困难、下肢浮肿、静脉曲张等压迫症状、易并发缺铁性贫血、妊娠高血压综合征、羊水过多、前置胎盘、胎膜早破、早产等。胎儿易发生双胎输血综合征、胎儿畸形、FGR等。

2. **分娩期**　产程延长、胎位异常、胎膜早破、脐带脱垂、胎盘早剥、双胎胎头交锁及双头嵌顿、产后出血及产褥感染。

【诊断要点】

1. **病史**　多胎妊娠家族史,生殖辅助技术受孕。

2. **临床表现**　同上。

3. **产科检查**　子宫明显大于相同孕周的单胎妊娠,羊水较多。可触及两个或以上胎头和多个肢体,不同部位可闻及不同频率的胎心音。

4. **辅助检查**

（1）B超:妊娠8周即可见两个或以上妊娠囊、并可分辨胎囊之间的隔膜,初步区别单卵或双卵双胎。可见两个或以上胎头光环。

（2）多普勒胎心仪:可闻及不同频率的胎心音。

【治疗原则及方案】

1. **妊娠期**　预防妊娠期并发症。

2. **定期产前检查**　营养,支持,休息,预防贫血和妊娠高血压综合征、早产。

3. **B超检查**　监测胎儿的生长发育,警惕双胎输血综合征,确诊为连体儿时,妊娠26周前行引产术,妊娠26周后宜行剖宫产术。

4. **分娩孕周**

（1）建议对于无并发症及合并症的双绒毛膜双胎可期待至孕38周时再考虑分娩。

（2）无并发症及合并症的单绒毛膜双羊膜囊双胎可以在严密监测下至妊娠37周分娩。

（3）建议单绒毛膜单羊膜囊双胎的分娩孕周为32~34周,也可根据母胎情况适当延迟分娩孕周。

（4）复杂性双胎(如TTTS、sIUGR及TAPS)需要结合每个孕妇及胎儿的具体情况制定个体化的分娩方案。

5.分娩方式　双胎妊娠的分娩方式应根据绒毛膜性、胎方位、孕产史、妊娠期合并症及并发症、子宫颈成熟度及胎儿宫内情况等综合判断,制订个体化的指导方案。

无合并症的单绒毛膜双羊膜囊双胎及双绒毛膜双羊膜囊双胎可以选择阴道试产,选择主要依据双胎儿的胎方位。单绒毛膜单羊膜囊双胎建议行剖宫产终止妊娠。

（1）剖宫产指征

1）第一胎儿为横位或臀位,或发生胎头交锁时,双头位发生胎头嵌顿时。

2）产科指征:产程延长或胎儿窘迫。

3）≥3胎以上。

4）其他妊娠并发症,如妊娠高血压综合征、前置胎盘、脐带脱垂、胎膜早破、胎儿窘迫等。

（2）阴道分娩需严密观察产程进展、胎心变化及宫缩情况。做好输液、输血、抢救新生儿等准备。

（3）第一个胎儿娩出后,警惕脐带脱垂、胎盘早剥和胎位异常。避免胎头交锁的发生。

（4）预防产后出血。

第十节　母儿血型不合

【概述】

孕妇与胎儿的血型不合,母亲的抗体与胎儿红细胞上的抗原结合,使胎儿红细胞破坏,导致溶血、贫血,称母儿血型不合溶血病。常见的有 ABO 血型系统及 Rh 血型系统不合两大类。

【诊断要点】

1.病史

（1）孕妇以往有无明显原因的死胎、流产、早产及新生儿死亡或出生后迅速出现黄疸等病史。

（2）Rh(−)妇女在第一次宫内妊娠前曾有输血史、宫外孕或流产史。

2.辅助检查

（1）孕妇及丈夫血型检查:丈夫血型为 A、B 或 AB 型,而孕妇为 O 或 B、A 型者,有发生 ABO 血型不合的可能。丈夫为 Rh 阳性,孕妇为 Rh 阴性者,则可能发生 Rh 血型不合;或孕妇缺乏 RhE、C 抗原。

（2）抗体效价测定:如孕妇血清学检查阳性,已有致敏,应定期测定抗体效价。妊娠 28~32 周,每 2 周 1 次;妊娠 32 周以后,每周 1 次。如 ABO 血型不合抗体效价逐渐上升到 1∶512 以上,Rh 血型不合效价上升到 1∶32 以上,提示病情较严重。

（3）B 超检查:观察胎儿水肿,包括胸、腹腔是否有积液,有无头皮水肿(双重光环),有无心脏扩大、肝脾肿大及胎盘增大、增厚。

（4）胎心监护:可能出现正弦曲线或有胎儿缺氧的图形。

【治疗原则及方案】

1.妊娠期处理

（1）口服中药。

（2）口服维生素 E 100 mg,每日 1 次。预产期前两周开始口服苯巴比妥钠 10~30 mg,每日 3 次。

（3）测定抗体效价高时应做血浆置换。当母血清特异抗体上升2倍时应做血浆置换，并监测抗体滴度，再次上升时可重复。

（4）静脉内丙种球蛋白10 g/次点滴，每周1～2次。

（5）定期B超检查，观察胎儿情况及羊水量，如发现胎盘、胎儿水肿，可宫内输血或适时终止妊娠。

（6）妊娠28周起定期NST检查。

（7）终止妊娠指征。

1）对ABO血型不合其抗体效价达1：512，对Rh血型不合效价达1：32，或上升2倍以上治疗效果不好时，应考虑剖宫产。

2）抗体效价虽未达上述标准，但过去有流产、死产、严重新生儿溶血史，估计胎儿娩出后有一定存活能力者。35周前应促胎肺成熟。

3）妊娠已达37周。

2.新生儿处理

（1）新生儿娩出后，立即在距脐轮约10 cm处夹住脐带，自胎盘端收集脐血，查血型、血红蛋白、网织红细胞计数、有核红细胞计数、胆红素及Coomb试验。脐带应保留，以浸泡有1：5 000呋喃西啉溶液的消毒纱布包裹，外套消毒避孕套以免干燥，固定于腹部，以备必要时换血之用。

（2）观察黄疸出现的时间、变化及贫血程度，出现黄疸时应给予以下治疗。

1）光照疗法。

2）人血白蛋白或血浆疗法。

3）肾上腺皮质激素。

4）苯巴比妥。

5）换血疗法：血清胆红素≥205 mmol/L（20 mg/dl）或脐血血红蛋白（Hb）＜140 g/L，胆红素＞4 mg/dl，或以每小时0.5 mg/dl的速度上升时，应及时换血治疗。

6）治疗贫血。

第十一节　妊　娠　剧　吐

【概述】

妊娠剧吐指妊娠早期孕妇出现严重持续的恶心、呕吐引起脱水、酮症甚至酸中毒，需要住院治疗。

妊娠早期约50%的孕妇会出现恶心呕吐，25%仅有恶心而无呕吐，25%无症状。妊娠剧吐是妊娠呕吐最严重的阶段，往往因医患对孕早期用药安全性的顾虑而延误就诊或治疗不足导致孕妇严重并发症甚至危及母亲生命，被迫终止妊娠。因此，早期识别、正确处理具有重要临床意义。

【临床表现】

（1）病史：妊娠剧吐为排除性诊断，应仔细询问病史，排除可能引起呕吐的其他疾病，如胃肠道感染、胃溃疡、胆囊炎、胆道蛔虫、胰腺炎、尿路感染、病毒性肝炎或孕前疾病。

（2）症状

1）几乎所有的妊娠剧吐均发生于孕9周以前。

2）典型表现为孕6周左右出现恶心、呕吐并随妊娠进展逐渐加重。

3）孕8周左右发展为持续性呕吐，不能进食，极为严重者出现嗜睡、意识模糊、谵妄甚至昏迷、死亡。

（3）体征：孕妇体质量下降，下降幅度甚至超过发病前的5%，出现明显消瘦、极度疲乏、口唇干裂、皮肤干燥、眼球凹陷及尿量减少等症状。

（4）特殊并发症

1）甲状腺功能亢进：60%～70%的妊娠剧吐孕妇可出现短暂的甲状腺功能亢进，表现为TSH水平下降或FT_4水平升高，通常在孕20周左右会恢复正常。

2）Wernicke脑病：一般在妊娠剧吐持续3周后发病，为严重呕吐引起维生素B_1严重缺乏所致。临床表现为眼球震颤、视力障碍、步态和站立姿势受影响，个别可发生木僵或昏迷。

【诊断要点】

1.临床表现　同上。

2.辅助检查

（1）尿液检查

1）尿酮体检测阳性。

2）同时测定尿量、尿比重，注意有无蛋白尿及管型尿。

3）中段尿细菌培养以排除泌尿系统感染。

（2）血常规：因血液浓缩致血红蛋白水平升高，可达150 g/L以上，红细胞比容达45%以上。

（3）生化指标

1）血清钾、钠、氯水平降低，呈代谢性低氯性碱中毒。

2）67%的妊娠剧吐孕妇转氨酶水平升高，但不超过正常上限的4倍。

3）血清胆红素水平升高，但不超过4 mg/dl。

4）血浆淀粉酶和脂肪酶水平升高可达正常值的5倍。

5）若肾功能不全则出现尿素氮、肌酐水平升高。

（4）动脉血气分析：二氧化碳结合力下降至＜22 mmol/L。

（5）眼底检查：妊娠剧吐严重者可出现视神经炎及视网膜出血。

【治疗原则及方案】

持续性呕吐并酮症的妊娠剧吐孕妇需要住院治疗，包括静脉补液、补充多种维生素、纠正脱水及电解质紊乱、合理使用止吐药物、防治并发症。

1.一般处理及心理支持治疗

（1）应尽量避免接触容易诱发呕吐的气味、食品或添加剂。

（2）避免早晨空腹，鼓励少量多餐，两餐之间饮水、进食清淡干燥及高蛋白的食物。

（3）医务人员和家属应给予患者心理疏导，告知经积极治疗2～3日后，病情多迅速好转。

2.纠正脱水及电解质紊乱

（1）每日静脉滴注葡萄糖液、葡萄糖盐水、生理盐水及平衡液共3 000 ml左右，其中加入维生素B_6 100 mg、维生素B_1 100 mg、维生素C 2～3 g，连续输液至少3日，维持每日尿量≥1 000 ml。

（2）一般补钾 3～4 g/d，严重低钾血症时可补钾至 6～8 g/d。注意观察尿量。

3. 止吐治疗

（1）维生素 B_6 或维生素 B_6-多西拉敏复合制剂，在孕早期用于妊娠剧吐安全、有效，FDA 推荐作为一线用药，但我国尚无多西拉敏。

（2）甲氧氯普胺：该药用于孕早期并未增加出生缺陷以及早产、死产的风险。

（3）昂丹司琼：为 5-羟色胺 3 型受体拮抗剂，该药未增加流产、新生儿出生缺陷、早产的发生风险，但有增加患者室性心动过速的潜在风险，故 FDA 建议单次使用量不应超过 16 mg。

（4）异丙嗪：研究显示异丙嗪的止吐疗效与甲氧氯普胺基本相似，但甲氧氯普胺的副作用发生率却低于异丙嗪。

（5）糖皮质激素：ACOG 建议应避免在孕 10 周前作为一线用药，且仅作为顽固性妊娠剧吐患者的最后止吐方案

4. 终止妊娠指征

（1）体温持续高于 38℃。

（2）卧床休息时心率＞120 次 /min。

（3）持续黄疸或蛋白尿。

（4）出现多发性神经炎及神经性体征。

（5）有颅内或眼底出血经治疗不好转者。

（6）出现 Wernicke 脑病。

【预后和预防】

大多数妊娠剧吐患者而言，临床经过多为良性，经过积极正确的治疗，病情会很快得以改善并随着妊娠进展而自然消退，总体母儿预后良好。

妊娠剧吐的治疗始于预防，研究发现，受孕时服用复合维生素可能减少因呕吐需要的医疗处理，因此，推荐孕前 3 个月服用复合维生素方案，可能降低妊娠剧吐的发生率及其严重程度。

第二十章　妊娠合并症

第一节　妊娠合并心脏病

【概述】

妊娠合并心脏病的发病率为 0.5%～3.0%，患者在妊娠、分娩及产褥早期，都可能因心脏负担加重而发生心力衰竭，甚至威胁生命，是孕产妇死亡的前 3 位死因之一，早期诊断和及时处理极为重要。

临床上常将妊娠合并心脏病分为结构异常性心脏病和功能异常性心脏病两类，但妊娠期高血压疾病性心脏病和围产期心肌病属妊娠期特有的心脏病。

（一）结构异常性心脏病

妊娠合并结构异常性心脏病包括先天性心脏病、瓣膜性心脏病、心肌病、心包病和心脏肿瘤等。

（二）妊娠合并功能异常性心脏病

妊娠合并功能异常性心脏病主要包括各种无心血管结构异常的心律失常，包括快速型和缓慢型心律失常。

1. 快速型心律失常是临床上常见的心脏病，包括室上性心律失常（如房性和结性期前收缩、室上性心动过速、心房扑动和心房颤动），室性心律失常（如室性期前收缩、阵发性室性心动过速）。

2. 缓慢型心律失常包括临床常见的有窦性心动过缓、病态窦房结综合征、房室传导阻滞。

（三）妊娠期特有的心脏病

孕前无心脏病病史，在妊娠基础上新发生的心脏病，主要有妊娠期高血压疾病性心脏病和围产期心肌病。

【临床表现】

1. **视诊**　有无发绀、呼吸困难、颈静脉怒张、浮肿、贫血。

2. **心肺检查**　心脏有无扩大，有无杂音，杂音部位、性质、程度、心律、心率；肺部有无啰音。

3. **腹部**　有无腹水，是否触及肝大。

【诊断要点】

1. 病史

（1）心脏病史，疾病种类，治疗经过。

（2）有无心衰史，发作时有无诱因。

（3）孕期劳累后有无心悸、气急、发绀及能否平卧。

（4）能否胜任家务劳动或工作。

（5）对近 2 周用过洋地黄类制剂者，应询问用法、剂量及停药情况。

2. **临床表现**　同上。

3. 辅助检查

（1）血常规：妊娠早、晚期及住院时应随访血常规变化。

（2）胸部 X 线检查：妊娠期必要时可予摄片。

（3）心电图：常规检查。

（4）动态心电监测（Holter 检测）：根据心电图检查结果决定。

（5）超声心动图检查：有条件的医院可作为常规检查项目。

（6）心肌酶：有条件的医院可酌情检测。

（7）心导管及心血管造影：心导管及心血管造影检查是先天性心脏病，特别是复杂心脏畸形诊断的"金标准"。

4. 心功能分类　以孕妇日常体力活动耐受为依据。

（1）Ⅰ级：对一般体力活动不受限制，不产生任何不适。

（2）Ⅱ级：对一般体力活动略受限制，休息时无不适，日常劳动感疲劳、心悸、气急。

（3）Ⅲ级：对一般体力活动明显受限制，休息时虽无不适，但稍事活动即感疲劳、心悸、气急或有早期心力衰竭现象，或过去有心衰史者。

（4）Ⅳ级：对任何轻微活动即感到不适，休息时仍有心悸、气急，有明显心力衰竭现象。

【治疗原则及方案】

1. 可以妊娠的心脏病患者的处理

（1）孕前准备和指导

1）告知妊娠风险：尽管有些患者妊娠风险分级属Ⅰ～Ⅲ级范围，但仍然存在妊娠风险，可能在妊娠期和分娩期加重心脏病或者出现严重的心脏并发症，甚至危及生命。

2）建议孕前心脏治疗：对于有可能行矫治手术的心脏病患者，应建议在孕前行心脏手术治疗。

3）补充叶酸：0.4～0.8 mg/d，或者含叶酸的复合维生素；纠正贫血。

4）遗传咨询：先天性心脏病或心肌病的妇女，有条件时应提供遗传咨询。

（2）孕期母亲保健

1）产前检查的频率：妊娠风险分级Ⅰ～Ⅱ级且心功能Ⅰ级的患者，进行常规产前检查。妊娠风险分级增加者，增加产前检查次数。

2）产前检查内容：除常规的产科项目外查血红蛋白、心肌酶学、CTn、BNP（或 pro-BNP）、心电图（或动态心电图）、心脏超声、血气分析、电解质等。与心内科医师协同管理，按照心脏病分层管理及时转诊。

3）终止妊娠的时机

A. 心脏病妊娠风险分级Ⅰ～Ⅱ级且心功能Ⅰ级者可以妊娠至足月，如果出现严重心脏并发症或心功能下降则提前终止妊娠。

B. 心脏病妊娠风险分级Ⅲ级且心功能Ⅰ级者可以妊娠至 34～35 周终止妊娠；如果有良好的监护条件，可妊娠至 37 周再终止妊娠；如果出现严重心脏并发症或心功能下降则提前终止妊娠。

C. 心脏病妊娠风险分级Ⅳ级但仍然选择继续妊娠者，即使心功能Ⅰ级，也建议在妊娠 32～34 周终止妊娠；部分患者经过临床多学科评估可能需要在孕 32 周前终止妊娠；出现严重心脏并发症或心功能下降则及时终止妊娠。

D. 心脏病妊娠风险分级 V 级者属妊娠禁忌证,一旦诊断需要尽快终止妊娠。

2. 不宜继续妊娠的心脏病患者的处理

（1）孕早期的管理　心脏病妊娠风险分级Ⅳ～Ⅴ级者属妊娠高风险,孕早期建议行人工流产终止妊娠。

（2）孕中期的管理

1）心脏病妊娠风险分级Ⅳ级者,应充分告知病情,根据医疗条件、患者及家属意愿等综合考虑是否终止妊娠。

2）心脏病妊娠风险分级 V 级者,或者心脏病加重,出现严重心脏并发症和心功能下降者应及时终止妊娠。

3）终止妊娠的方法根据心脏病严重程度和心功能而定,重度肺动脉高压、严重瓣膜狭窄、严重心脏泵功能减退、心功能≥Ⅲ级者剖宫取胎术较为安全。

3. 围分娩期的处理

（1）孕晚期终止妊娠方法的选择

1）经阴道分娩:心脏病妊娠风险分级Ⅰ～Ⅱ级且心功能Ⅰ级者通常可耐受经阴道分娩。

A. 避免产程过长。

B. 有条件者可以使用分娩镇痛,以减轻疼痛对于血流动力学的影响。

C. 尽量缩短心脏负荷较重的第二产程,必要时可使用产钳或胎头吸引助娩。

2）剖宫产术终止妊娠

A. 心脏病妊娠风险分级≥Ⅲ级且心功能≥Ⅱ级者。

B. 有产科剖宫产手术指征者。

（2）围手术期的注意事项

1）手术时机:剖宫产术以择期手术为宜,应尽量避免急诊手术。

2）术前准备

A. 孕 34 周前终止妊娠者促胎肺成熟。

B. 结构异常性心脏病者剖宫产术终止妊娠前预防性应用抗生素 1～2 日。

C. 麻醉科会诊,沟通病情,选择合适的麻醉方法。

D. 严重和复杂心脏病者酌情完善血常规、凝血功能、血气分析、电解质、BNP、心电图和心脏超声等检查。

E. 术前禁食 6～12 小时。

3）术中监护和处理

A. 严重和复杂心脏病者心电监护、中心静脉压(CVP)和氧饱和度监测、动脉血气监测、尿量监测。

B. 胎儿娩出后可用腹部沙袋加压。

C. 可以使用缩宫素预防产后出血或使用其他宫缩剂治疗产后出血。

4）术后监护和处理:严重和复杂心脏病者酌情进行心电监护、CVP 和氧饱和度监测、动脉血气监测、尿量监测。限制每日的液体入量和静脉输液速度。

（3）抗凝问题

1）孕期

A. 孕 12 周内,原来使用华法林者减少华法林剂量或停用华法林,选择以低分子肝素为主。

B. 孕中、晚期建议华法林剂量 5 mg/d, 调整国际标准化比率(INR)至 1.5～2.0。

2)分娩前

A. 口服抗凝药(如华法林)者, 终止妊娠前 3～5 日应停用口服抗凝药, 更改为低分子肝素或普通肝素, 调整 INR 至 1.0。

B. 使用低分子肝素者, 分娩前停药 12～24 小时以上, 使用普通肝素者, 分娩前停药 4～6 小时以上。

C. 使用阿司匹林者分娩前停药 4～7 日以上。

3)分娩后: 分娩后 24 小时后若子宫收缩好、阴道流血不多, 可恢复抗凝治疗。

【产后指导】

1. 哺乳

(1)心脏病妊娠风险分级Ⅰ～Ⅱ级且心功能Ⅰ级者建议哺乳。

(2)对于疾病严重的心脏病产妇, 即使心功能Ⅰ级, 也建议人工喂养。

(3)华法林可以分泌至乳汁中, 长期服用者建议人工喂养。

2. 避孕

(1)工具避孕(避孕套)和宫内节育器是安全、有效的避孕措施。

(2)已生育的严重心脏病者不宜再妊娠者建议输卵管绝育术。

(3)男方输精管绝育术也是可供选择的避孕方法。

(4)严重心脏病患者终止妊娠后要更加注重避孕指导, 避免再次非意愿妊娠。

3. 心脏病随访　原发心脏病患者心脏科随访治疗。

(四)妊娠合并心律失常

【概述】

妊娠合并心律失常, 临床上较多发生于器质性心脏病患者, 也可为妊娠期生理性改变后致良性心律失常, 两者对心功能的影响不同, 临床处理与预防亦不同。

常见的妊娠合并心律失常主要有期前收缩和阵发性室上性心动过速两类。后者又因所致原因不同而分为心室内异位节律点兴奋性增强、激动的连续折返和并行心律三种, 最常见的是激动的连续折返所致者。

1. 妊娠合并期前收缩

【临床表现】

(1)常无症状, 部分可有心悸、胸闷, 偶有暂时性眩晕。

(2)频繁出现的期前收缩, 往往有脱落脉, 听诊时有期前收缩呈持续性或频发以及二联律、三联律等, 提示为病理性。

(3)功能性期前收缩: 于心率加快时, 期前收缩常消失或明显减少。

(4)器质性心脏病期前收缩: 于运动时常可使期前收缩增多。

【诊断要点】

(1)病史

1)妊娠期间有感冒、发热等病史。

2)器质性心脏病史, 如风湿性心脏病、先天性心脏病、心肌炎史等。

3)其他: 如药物作用, 特别在洋地黄治疗过程中, 电解质紊乱, 心脏手术史等。

(2)临床表现　同上。

（3）辅助检查

1）心电图。

2）动态心电监测（Holter 监测）。

3）心功能检查。

4）超声心动检查。

【治疗原则及方案】

功能性或无症状者一般无须治疗，若期前收缩频繁或症状明显者可用以下药物。

（1）镇静剂：地西泮 2.5 mg，每日 3 次，口服。

（2）β 受体阻滞剂：有哮喘史者禁用。

1）普萘洛尔：10 mg，每日 3 次，口服。

2）阿替洛尔：12.5 mg，每日 2 次，口服。

（3）钙通道阻滞药

1）美西律片：50～100 mg，每日 3 次，口服，肝、肾功能不全、传导障碍、心动过缓者禁用。

2）盐酸维拉帕米片：40 mg，每日 3 次，口服，心动过缓及房室传导阻滞者禁用。

（4）地奥心血康胶囊 100 mg，每日 3 次，口服，使缺血与缺氧的心肌得到改善。

（5）心力衰竭而出现心律失常时，洋地黄为首选药物，去乙酰毛花苷 0.4 mg 加入 25% 葡萄糖溶液 20 ml 中，缓慢静脉注射，若无效则 1 小时后再注 0.2～0.4 mg，总剂量不宜超过 0.8～1.0 mg，因心衰后可发生洋地黄中毒。

（6）洋地黄中毒引起室性异位节律或频发室性期前收缩者，可用利多卡因 500 mg 加入 5% 葡萄糖溶液 500 ml 中静脉滴注，1～2 mg/min，约 6 小时滴完。

2. 妊娠合并阵发性室上性心动过速

【临床表现】

（1）短暂阵发性室性心动过速通常无明显症状。

（2）持续室性心动过速常有心悸、胸闷、不安和气短。

（3）当心排出量明显降低时，出现气短、眩晕甚至昏厥、休克；如冠状动脉血流量显著减少，则可能会发生心绞痛。

（4）体征：心跳快而规则，心率常在 160～200 次 /min，心律规则，心音常呈钟摆律，心音强度无变化。

【诊断要点】

（1）病史

1）多见于器质性心脏病者。

2）迷走神经兴奋，体位改变，过度用力等。

3）药物如洋地黄中毒，麻黄素、氯仿等药物所引起。

（2）临床表现：同上。

（3）辅助检查

1）心电图检查。

2）超声心动检查。

3）动态心电图检查。

【治疗原则及方案】

（1）兴奋迷走神经：先使用简便的方法兴奋迷走神经，如压舌板刺激咽喉、压迫颈动脉窦以及压迫眼球等。

（2）药物

1）洋地黄：去乙酰毛花苷 0.4 mg 加入 25% 葡萄糖溶液 20 ml 中缓慢静脉注射，若无效则 1 小时后重复 1 次，总量不超过 1.2 mg。

2）钾盐：由于洋地黄过量或低血钾引起者应立即停用洋地黄，口服氯化钾 6～8 g/d，或氯化钾 2 g 置于 5% 葡萄糖溶液 500 ml 中静脉滴注。

3）利多卡因 500 mg 加入 5% 葡萄糖溶液 500 ml 中静脉滴注，每分钟 1～2 mg，约 6 小时滴完。

（3）心动过缓：每分钟心率≤50 次，用阿托品 0.15～0.3 mg，每日 3 次，口服，每分钟心率≤40 次者，需装起搏器。

（4）其他：心房、心室颤动及二度传导阻滞以上者，需请内科会诊，根据病情给予适时合理的处理。

第二节　妊娠合并肝病

一、妊娠合并病毒性肝炎

【概述】

急性病毒性肝炎已知有甲、乙、丙、丁、戊等多型，其中以乙肝居多，在妊娠早期常使早孕反应加重，且易发展为急性重症肝炎，孕期病死率为非孕妇的两倍。乙肝病毒可通过胎盘感染胎儿，母婴垂直传播的概率高。

【临床表现】

（1）乏力，恶心，呕吐，食欲缺乏，腹胀，上腹胀痛，肝区叩痛。

（2）重症肝炎时，起病突然，发热，皮肤黏膜下出血，呕血，精神迟钝，昏迷，肝脏迅速缩小，出现腹水。

（3）妊娠早期可触及肝肿大伴触痛。妊娠晚期因宫体升高，肝脏不易被扪及。

（4）尿色加深如茶色，巩膜、皮肤黄染。

【诊断要点】

1. **病史**　有肝炎接触史，或输血、注射血制品史。

2. **临床表现**　同上。

3. **实验室检查**

（1）常规检查：肝炎病毒抗原及抗体。

（2）尿三胆阳性，血清胆红素增加＞17.7 μmol/L。

（3）血清谷丙转氨酶（ALT）和谷草转氨酶（AST）升高，前者较为灵敏，诊断价值较大。

（4）若 ALT＞40U，则需进一步测定出、凝血时间，血小板计数，凝血酶原时间，纤维蛋白原及血糖。

（5）血小板计数下降，血纤维蛋白下降，血 3P 试验阳性。

（6）肾功能检查。

4. 辅助诊断

（1）超声检查：了解肝脏的大小。B超所见波形改变有助于肝炎和妊娠脂肪肝的鉴别。

（2）肝脏穿刺：肝活检对肯定诊断及鉴别诊断有较大意义。

（3）有条件者可检测乙型肝炎病毒（HBV）-脱氧核糖核酸（DNA）、内型肝炎病毒（HCV）-核糖核酸（RNA）。

【治疗原则及方案】

确诊为肝炎后应转诊到妊娠合并肝炎治疗中心（或传染病医院）治疗。

1. 一般治疗　支持疗法。

（1）休息及低脂饮食，并且补充蛋白质、大量维生素 B、C、K。

（2）保肝药物：肌苷 0.2 g，每日 1 次，肌内注射，葡醛内酯 0.1～0.2 g，每日 3 次，口服。

（3）退黄疸：丹参 2 ml×10 支或茵栀黄 2 ml×10 支加入 5% 葡萄糖溶液 500 ml 中静脉滴注，每日 1 次，或天冬氨酸 20 mg 静脉注入，可降低胆红素，改善肝功。

2. 重症肝炎

（1）进低脂肪、低蛋白、高碳水化合物饮食。

（2）补充凝血因子，早期输新鲜血、血浆或人血白蛋白。

（3）降血氨 14-AA 氨基酸 250～500 ml 加入等量葡萄糖溶液中静脉滴注，或谷氨酸钠 11～23 g、盐酸精氨酸 15～20 g 加入 5%～10%GS 中静脉滴注。

（4）促肝细胞生长，改善肝内循环。可用丹参等加入葡萄糖内静脉滴注或注射谷胱甘肽 80 mg。

（5）抗病毒，如干扰素 300 万 U/d 皮下或静脉注射，可选用 7 日，胰高血糖素 1 mg 和胰岛素 8U 加入 10% 葡萄糖 500 ml 中静脉滴注，以及促肝细胞生长的生物制品溶液。

（6）预防感染，采取对肝细胞影响小的广谱抗生素，如氨苄西林、头孢菌素等。

（7）DIC 时早期可给肝素 50 mg 加入右旋糖酐 500 ml 中静脉滴注，然后补充凝血因子。

（8）肾衰时按急性肾衰处理。

3. 产科处理

（1）妊娠早期：首先积极治疗肝炎，病情好转后可考虑人工流产。人流前给予维生素 K，以防术时出血。

（2）妊娠中期：尽量避免终止妊娠，一般允许继续妊娠，若病情加重，发展为重症肝炎时，则应终止妊娠。

（3）妊娠晚期：先兆早产可给予安胎处理，重症肝炎则应及早终止妊娠。

（4）分娩期：普通型肝炎，如无产科指征，可经阴道分娩。重症肝炎宜剖宫产，除非宫颈条件好或为经产妇，估计短期可经阴道分娩者。

1）第一产程：止血药，如维生素 K_1 120 mg 肌内注射或静脉注射；备鲜血或新鲜冰冻血浆和少浆血，注意凝血功能的变化。

2）第二产程：缩短第二产程，必要时行产钳或胎头吸引器助产。胎肩娩出后，注射缩宫素。

3）第三产程：防止产后出血，补充血容量，在进行成分输血时应注意补充新鲜冰冻血浆，防止发生出血性休克。

4）产后：①观察阴道出血量、子宫缩复情况、有无阴道血肿；②抗生素防止感染，选用对肝脏损害小的抗生素，例如氨苄西林、头孢菌素。

二、妊娠合并肝内胆汁淤积症

【概述】

妊娠期肝内胆汁淤积症（intrahepatic cholestasisofpregnancy，ICP）是一种重要的妊娠期并发症，主要导致围产儿死亡率增加。其发病有明显的地域和种族差异，疾病可分为轻度和重度。

1. 轻度

（1）血清总胆汁酸≥10～40 μmol/L。

（2）临床症状以皮肤瘙痒为主，无明显其他症状。

2. 重度

（1）血清总胆汁酸≥40 μmol/L。

（2）临床症状：瘙痒严重。

（3）伴有其他情况，如多胎妊娠、妊娠期高血压疾病、复发性 ICP、曾因 ICP 致围产儿死亡者。

（4）早发型 ICP：国际上尚无基于发病时间的 ICP 分度，但早期发病者其围产儿结局更差，也应该归入重度 ICP 中。

【临床表现】

1. 皮肤瘙痒

（1）为主要的首发症状，初起为手掌、脚掌或脐周瘙痒，可逐渐加剧而延及四肢、躯干、颜面部。

（2）瘙痒程度各有不同，夜间加重，严重者甚至引起失眠。

（3）70% 以上发生在妊娠晚期，平均发病孕周为 30 周，也有少数在孕中期出现瘙痒的病例。

（4）瘙痒大多在分娩后 24～48 小时缓解，少数在 48 小时以上。

2. 黄疸 出现瘙痒后 2～4 周内部分患者可出现黄疸，黄疸发生率较低，多数仅出现轻度黄疸，于分娩后 1～2 周内消退。

3. 皮肤抓痕 ICP 不存在原发皮损，但因瘙痒抓挠皮肤可出现条状抓痕，皮肤组织活检无异常发现。

4. 其他表现 少数孕妇可有恶心、呕吐、食欲缺乏、腹痛、腹泻、轻微脂肪痢等非特异性症状，极少数孕妇出现体质量下降及维生素 K 相关凝血因子缺乏，而后者可能增加产后出血的风险。

【诊断要点】

1. 临床表现 同上。

2. 辅助检查

（1）血清胆汁酸水平改变：是 ICP 最主要的实验室证据。

1）ICP 孕妇胆汁酸水平较健康孕妇显著上升。

2）总胆汁酸水平升高，伴或不伴转氨酶水平升高就足以支持 ICP 的诊断和严重程度的判别。

（2）转氨酶轻度升高：ALT、AST、GGT 表现为轻度升高。

（3）胆红素：血清总胆红素水平正常或轻度升高，直接胆红素水平升高为主。

（4）病毒学检查：应排除肝炎病毒、EB病毒、巨细胞病毒感染上。

（5）肝胆B超检查：建议常规查肝胆B超以排除孕妇有无肝胆系统基础疾病。

【治疗原则及方案】

ICP的治疗原则：缓解瘙痒症状，降低血胆汁酸水平，改善肝功能；延长孕周，改善妊娠结局。

1. 孕妇生化指标监测

（1）主要筛查项目是总胆汁酸和肝功能。

（2）频率：不论病情程度，每1～2周复查1次直至分娩。

2. 胎儿的宫内状况监测

（1）胎动：评估胎儿宫内状态简便的方法。

（2）胎儿电子监护：无应激试验（NST）作为ICP胎儿的监护方法，推荐孕32周起，每周1次，重度者每周2次。

（3）脐动脉血流分析：S/D值对预测围产儿预后可能有一定意义。

（4）产科超声：可用于评估胎儿宫内安危。

3. 住院治疗标准

（1）妊娠≥39周的轻度ICP。

（2）妊娠＞36周的重度ICP。

（3）ICP伴有先兆早产者。

（4）伴有产科并发症或有其他情况需立即终止妊娠者。

（5）胎心监护需要持续监护或复查者。

（6）伴有宫缩出现，需入院监护者。

4. 药物治疗

（1）熊脱氧胆酸

1）疗效评价：推荐作为ICP治疗的一线药物，在缓解皮肤瘙痒、降低血清学指标、延长孕周、改善母儿预后方面具有优势。但停药后可出现反跳情况。

2）剂量：建议按照15 mg/（kg·d）的剂量分3～4次口服，常规剂量疗效不佳，而又未出现明显副作用时，可加大剂量为每日1.5～2.0 g。

3）妊娠中晚期使用安全性良好。

（2）S腺苷蛋氨酸

1）疗效评价：建议作为ICP临床二线用药或联合治疗用药。

2）剂量：静脉滴注每日1g，疗程12～14日；口服500 mg每日2次。

3）胎儿安全性：尚未发现存在对胎儿的毒副作用和对新生儿远期的不良影响。

5. 分娩时机和方式　ICP孕妇会发生无任何临床先兆的胎儿死亡，因此，选择最佳的分娩时机和方式、获得良好的围产结局是对ICP孕期管理的最终目的。

（1）ICP孕妇终止妊娠的时机

1）轻度ICP：孕38～39周终止妊娠。

2）重度ICP：孕34～37周终止妊娠，根据治疗反应、有无胎儿窘迫、双胎或合并其他母体并发症等因素综合考虑。

（2）阴道分娩

1）阴道分娩指征：轻度ICP；无其他产科剖宫产指征者；孕周＜40周。

2）引产和产程中的管理

A. 引产：在引产过程中应注意避免宫缩过强加重胎儿缺氧。

B. 产程管理：制订产程计划，产程初期常规行 OCT 或宫缩应激试验（CST）检查，产程中密切监测孕妇宫缩、胎心节律变化，避免产程过长，做好新生儿窒息复苏准备，若存在胎儿窘迫状态，放宽剖宫产指征。

（3）剖宫产指征

1）重度 ICP。

2）既往有 ICP 病史并存在与之相关的死胎、死产、新生儿窒息或死亡史。胎盘功能严重下降或高度怀疑胎儿窘迫。

3）合并双胎或多胎、重度子痫前期等。

4）存在其他阴道分娩禁忌者。

三、妊娠合并急性脂肪肝

【概述】

妊娠合并急性脂肪肝是妊娠晚期特有的肝脏损害，其主要病变为妊娠期肝脏脂肪变性，起病急，病情凶，常伴有肾、胰、脑等多脏器损害。

【临床表现】

（1）大多在妊娠晚期 32～38 周间发病，一般为初产妇。

（2）起病急骤，大多突发恶心、呕吐，伴上腹痛等。

（3）发病 1 周左右出现黄疸，呈进行性加重。

（4）重症可有腹水及高血压、蛋白尿、水肿等。常并发少尿、胃肠道出血及弥散性血管内凝血。也可出现意识障碍、昏迷等肝性脑病症状。大多在产后数日内死亡。

（5）轻症主要为腹痛、呕吐、黄疸，无少尿、腹水等表现。

（6）常合并不同程度的妊娠高血压综合征。

【诊断要点】

1. 临床表现　同上。

2. 辅助检查

（1）白细胞增高，达（20～30）× 10^9/L，血小板减少；可见幼红细胞、巨血小板、嗜碱性点彩细胞。

（2）血清胆红素增高＞ 171 μmol/L，尿胆红素阴性，血淀粉酶显著升高。

（3）谷丙转氨酶＜ 300U。

（4）其他检测：低蛋白血症，可＜ 15 g/L（1.5 g/dl）；血尿酸升高；尿素氮增高；部分病例可有低血糖；凝血酶原及部分凝血活酶时间延长。纤维蛋白原降低。

（5）超声检查：肝脏缩小，B 超显示弥漫性回声增强，呈雪花状，强弱不均，远场回声衰减，特称亮肝。

（6）CT 扫描显示脂肪肝图形。

【治疗原则及方案】

1. 综合治疗

（1）饮食：禁脂肪，低蛋白、高碳水化合物饮食。纠正低血糖。

（2）使用保肝药和维生素 C、K、ATP、辅酶 A 等。

（3）输入新鲜血、血浆、血浆冷沉淀，以纠正凝血因子的消耗。输入新鲜冰冻血浆可补充凝血因子。输入人血白蛋白可纠正低蛋白血症，降低脑水肿的发生率。

（4）早期短期应用肾上腺皮质激素。氢化可的松静脉滴注，每日 200～300 mg。

（5）防治并发症

1）产前发生 DIC 时可使用肝素抗凝疗法，然后补充凝血因子。

2）肾衰竭时，腹膜透析或血液透析。

3）纠正休克，改善微循环障碍。血管活性药物以多巴胺、酚妥拉明、异丙基肾上腺素为宜。

2.产科处理

（1）经积极支持疗法后，及早终止妊娠。终止妊娠后可减轻肝脏负担，有可能制止病情的进一步发展。

（2）分娩方式

1）剖宫产适用于短期内无分娩可能者。

2）引产适用于宫颈已成熟、胎儿较小、估计能在短期内分娩者。

第三节　妊娠合并肾脏疾病

一、妊娠合并慢性肾炎

【概述】

多见于年轻妇女，常在孕前有慢性肾小球肾炎史。急性肾炎可发展为慢性肾炎，但大多数患者于发现时已为慢性肾炎，并无急性肾炎病史。

【临床表现】

1.妊娠 20 周前出现蛋白尿、水肿、高血压等症状。

2.氮质血症症状。

3.蛋白尿性视网膜炎或出血。

【诊断要点】

1.病史　可有急性肾炎或慢性肾小球肾炎史。幼年时有反复链球菌感染史。

2.临床表现　同上。

3.尿毒症症状

4.实验室检查

（1）尿常规：有不同程度的蛋白尿、红细胞和管型。

（2）血常规：常有贫血，属正常血红蛋白及红细胞型贫血。

（3）24 小时尿蛋白量往往＞ 0.5 g/L。

（4）过夜尿浓缩试验：夜间禁水及食物 8～12 小时，收集过夜尿测比重＜ 1.020 时，示肾浓缩功能受损。

（5）血清尿素氮及肌酐测定血清肌酐妊娠期平均值为 53 μmol/L（0.6 mg/dl），若达 79.6 μmol/L（0.9 mg/dl）示轻度肾功能损害，达 150.3 μmol/L（1.7 mg/dl）示肾功能明显受损，不宜继续妊娠。血尿素氮妊娠期平均值为 3.40 mmol/L（9.5 mg/d），达 4.64 mmol/L 示肾功能受损。有条件时可测定 24 小时内生肌酐清除率或尿酸清除率、血 BUN/ 肌酐比值等,以明确测定肾小球滤过率及肾功能损害的程度。

5. **眼底检查** 可见出血、渗出及符合肾炎的视网膜炎。

【治疗原则及方案】

1. 妊娠前期血压在 150/100 mmHg(20/13.3 kPa)以上,或有氮质血症者均不宜妊娠,一旦妊娠需行人工流产术。

2. **妊娠期**

(1)适当足够的休息,孕中期起多采取左侧卧位。

(2)注意适当营养,进富含优质蛋白质、维生素的低盐饮食,< 5 g/d。

(3)加强孕期监护,诸如胎儿生长发育、尿 E_3、胎动计数、胎心率监护,B 超监测羊水、胎儿生长及 5 项生物物理指标测定。

(4)对胎龄不足又需终止妊娠者,有条件时行胎肺成熟度测定,可作为决定终止妊娠时的参考。

(5)妊娠期仅有蛋白尿或蛋白尿伴高血压 150/100 mmHg(20/13.3 kPa)时,应在密切监护下继续妊娠。药物治疗不能控制血压,伴有氮质血症或提示胎儿有宫内缺氧时,应考虑终止妊娠。

(6)若孕妇尿蛋白质 > 5 g/L,血肌酐 > 79.6 μmol/L,于妊娠 32 周后做胎儿胎盘功能测定,并用地塞米松等促胎肺成熟,如血肌酐 > 97 μmol/L,血尿素氮 7.5 mmol/L 时,应择期行剖宫产终止妊娠。

(7)妊娠一般不超过 36 周,由于 36 周后往往血压剧增,有胎儿死亡及肾功能恶化的危险。

3. **分娩方式** 视孕周、宫颈成熟情况及胎儿储备力而定。多以剖宫产术为主,因胎儿呈慢性缺氧状态,难以耐受宫缩压力,易发生死亡、新生儿吸入性肺炎或胎粪吸入综合征。孕妇合并妊娠高血压综合征、胎儿胎盘功能低下以及慢性肾炎病情重者,常需提前终止妊娠,而此时宫颈常不成熟,因此难以经阴道分娩。

二、妊娠合并急性肾盂肾炎

【概述】

急性肾盂肾炎是产科常见的内科合并症。由于妊娠期子宫增大及胎盘所产生内分泌激素的影响,常导致输尿管扩张、肾盂积尿,易由细菌感染而致急性肾盂肾炎。

【临床表现】

1. 常于妊娠后半期或产褥期发病,起病急骤,可有寒战、高热(39~40℃)、恶心、呕吐等全身症状。严重时出现麻痹性肠梗阻。

2. 尿频、尿急、尿痛等膀胱刺激症状。

3. 腰酸、腰痛,检查时病侧肾区有叩击痛。

4. 继发性贫血。

【诊断要点】

1. **临床表现** 同上。

2. **实验室检查**

(1)中段清洁尿常规 RBC > 1 个 /HP,WBC > 5~10 个 /HP,偶见少数颗粒管型,尿蛋白质常为±～++，若＞+++应考虑为其他肾脏疾病。

（2）中段尿细菌培养菌落计数＞$1×10^6$菌落/L，有诊断意义。

（3）12小时尿沉渣计数 RBC＞$(0～5)×10^5/12h$ 尿，WBC＞$(3～10)×10^5/12h$ 尿为阳性。现多改为1小时尿沉渣计数代替12小时尿沉渣计数，RBC＞$1×10^5/h$ 尿，WBC＞$(4～10)×10^5/h$ 尿为阳性。

【治疗原则及方案】

1. 有肾盂肾炎史者，初次产前检查时做尿常规及尿细菌培养，以筛选无症状性菌尿。如为阳性可在2周内使用有效抗生素治疗，以防妊娠后期发生急性肾盂肾炎。

2. **急性期**　需卧床休息，注意营养，并给予多量水分，每日尿量宜保持在2 000 ml以上，以利肾盂和输尿管的冲洗和引流。一侧肾盂肾炎时，则向对侧卧，双侧肾盂肾炎时，则左、右侧轮换侧卧，以减轻对患侧输尿管的压迫。

3. **抗生素的应用**

（1）无症状性菌尿选用副作用小、尿中浓度高的抗菌药，做短程3～5日治疗。

1）头孢拉定胶囊：250～500 mg，每6小时1次，口服。

2）阿莫西林胶囊（amoxicillin）：0.5～0.1 g，每日3次，口服。

（2）急性期病情较急者，则在检查尿的同时给予抗生素治疗，首先给予革兰氏阴性杆菌敏感或广谱抗菌药物，待细菌培养及药敏试验提示敏感抗生素后再更改药物，一般以10～14日为一疗程。

（3）伴高热者，可选用下列药物。

1）氨苄西林 0.5～1.0 g，每6小时肌内注射1次；或2～4 g加入5%葡萄糖液1 000 ml中静脉滴注，每日1次。

2）头孢拉定注射剂4～6 g，加入5%葡萄糖液1 000 ml中静脉滴注，每日1次。

3）头孢噻肟注射剂4～6 g，加入5%葡萄糖液1 000 ml中静脉滴注，每日1次。

4）头孢曲松钠注射剂2 g，稀释后每日静脉注射1次。

5）急性肾盂肾炎时最常见的致病菌是大肠埃希菌，可联合应用抗生素，一般先用青霉素加头孢氨苄或氨苄西林，2周为一疗程；若治疗后细菌培养仍为阳性，需继续治疗，直至尿培养3次为阴性为止。

（4）对妊娠及胎儿有不良影响的常用抗菌药物需慎用或不用。

1）磺胺类药物可致胎儿发生高胆红素血症、胆红素脑病，估计在2周内要分娩者不用。

2）四环素易致孕妇发生肝脏急性脂肪坏死，胎儿易发生黄齿综合征等，故禁用。

3）氨基糖苷类可引起胎儿的听力及前庭损害。

（5）急性肾盂肾炎经治疗：3～5日后即使体温已下降至正常，仍不宜立即停用抗生素，须经多次培养均转阴后才可停药，一般持续用药10～14日。

第四节　妊娠合并急性阑尾炎

【概述】

由于妊娠期腹腔组织疏松，毛细血管壁通透性增高，大网膜与肠段被妊娠子宫推向上方，故妊娠期急性阑尾炎的症状常不典型，术前诊断率仅50%～75%，约20%并发穿孔或弥漫性腹膜炎时才确诊,穿孔及弥漫性腹膜炎的发生率为非孕期的 1.5～3 倍。

【临床表现】

1.上腹部或脐部不适或腹痛,继而转移至右下腹。

2.恶心、呕吐、发热,一般不超过 38℃。

3.右下腹麦氏点或髂嵴上压痛、反跳痛或伴有肌紧张。

4.病情发展快,容易发生坏死和穿孔,致弥漫性腹膜炎。

【诊断要点】

1.可有慢性阑尾炎病史。

2.临床表现。

3. **辅助检查**

(1)血白细胞及中性粒细胞呈动态升高。

(2)腰大肌试验可阳性。

4. 注意与先兆早产、胎盘早剥、附件肿物扭转、异位妊娠、肌瘤变性、妊娠高血压综合征合并 HELLP 综合征等鉴别。

【治疗原则及方案】

1.一经诊断,应用广谱抗生素。

2.急性发作者,不论是在妊娠的任何时期,均应手术切除阑尾。

3.症状及体征不典型,但高度可疑急性阑尾炎时,亦是剖腹探查的指征。

4.妊娠早、中期行阑尾切除术时,动作轻柔,术后应予安胎治疗。

5. 妊娠晚期合并阑尾炎时,胎儿已能成活,可先行剖宫产,最好以腹膜外剖宫产为宜,再行阑尾切除术。术中可做细菌培养加药物敏感试验,为术后选择适宜的抗生素提供参考。但原则上尽量不与剖宫产同时进行。

6. 一旦发展为阑尾穿孔,周围脓肿形成,术中放置引流条,术后应用大量敏感抗生素控制炎症。此时常影响母儿的预后。

第五节　妊娠合并糖尿病

【概述】

妊娠合并糖尿病,包括孕前糖尿病(PGDM)和妊娠期糖尿病(GDM),PGDM 可能在孕前已确诊或在妊娠期首次被诊断。

【诊断要点】

一、孕前糖尿病

PGDM 高危因素包括肥胖(尤其是重度肥胖)、一级亲属患 2 型糖尿病,GDM 史或巨大儿分娩史、多囊卵巢综合征、妊娠早期空腹尿糖反复阳性等。

符合以下 2 项中任意一项者,可确诊为 PGDM。

1.妊娠前已确诊为糖尿病的患者。

2. 妊娠前未进行过血糖检查的孕妇,尤其存在糖尿病高危因素者,首次产前检查时需明确是否存在糖尿病,妊娠期血糖升高达到以下任何一项标准应诊断为 PGDM。

（1）空腹血浆葡萄糖（FPG）≥ 7.0 mmol/L（126 mg/dl）。

（2）75 g 口服葡萄糖耐量试验（OGTT），服糖后 2 小时血糖 ≥ 11.1 mmol/L（200 mg/dl）。

（3）伴有典型的高血糖症状或高血糖危象，同时随机血糖 ≥ 11.1 mmol/L（200 mg/dl）。

（4）糖化血红蛋白（HbAlc）≥ 6.5%，但不推荐妊娠期用 HbAlc 进行糖尿病筛查。

二、妊娠期糖尿病

GDM 指妊娠期发生的糖代谢异常，妊娠期首次发现且血糖升高已经达到糖尿病标准，应将其诊断为 PGDM 而非 GDM。GDM 诊断方法和标准如下。

1. 推荐医疗机构对所有尚未被诊断为 PGDM 或 GDM 的孕妇，在妊娠 24～28 周以及 28 周后首次就诊时行 OGTT。

75gOGTT 的诊断标准：服糖前及服糖后 1 小时、2 小时，3 项血糖值应分别低于 5.1 mmol/L、10.0 mmol/L、8.5 mmol/L（92 mg/dl、180 mg/dl、153 mg/dl）。任何一项血糖值达到或超过上述标准即诊断为 GDM。

2. 孕妇具有 GDM 高危因素或者医疗资源缺乏地区，建议妊娠 24～28 周首先检查 FPG。

（1）FPG ≥ 5.1 mmol/L，可以直接诊断 GDM，不必行 OGTT。

（2）FPG ＜ 4.4 mmol/L（80m g/dl），发生 GDM 可能性极小，可以暂时不行 OGTT。

（3）FPG ≥ 4.4 mmol/L 且＜ 5.1 mmol/L 时，应尽早行 OGTT。

3. 孕妇具有 GDM 高危因素，首次 OGTT 结果正常，必要时可在妊娠晚期重复 OGTT。

4. 妊娠早、中期随孕周增加 FPG 水平逐渐下降，尤以妊娠早期下降明显，因而，妊娠早期 FPG 水平不能作为 GDM 的诊断依据。

5. 未定期检查者，如果首次就诊时间在妊娠 28 周以后，建议首次就诊时或就诊后尽早行 OGTT 或 FPG 检查。

【治疗原则及方案】

1. 妊娠期监测

（1）血糖监测方法

1）自我血糖监测：每日监测血糖 7 次，包括三餐前 30 分钟、三餐后 2 小时和夜间血糖；每周应至少行血糖轮廓试验 1 次。

2）连续动态血糖监测：可用于血糖控制不理想的 PGDM 或血糖明显异常而需要加用胰岛素的 GDM 孕妇。

（2）妊娠期血糖控制目标

1）GDM 患者妊娠期血糖应控制在餐前及餐后 2 小时血糖值分别 ≤ 5.3、6.7 mmol/L（95、120 mg/dl）；夜间血糖不低于 3.3 mmol/L（60 mg/dl）；妊娠期 HbAlc 宜＜ 5.5%。

2）PGDM 患者妊娠早期血糖控制勿过于严格，以防低血糖发生；妊娠期餐前、夜间血糖 FPG 宜控制在 3.3～5.6 mmol/L（60～99 mg/dl），餐后峰值血糖 5.6～7.1 mmol/L（100～129 mg/dl），HbAlc ＜ 6.0%。

（3）HbAlc 水平的测定：应用胰岛素治疗的糖尿病孕妇，推荐每 2 个月检测 1 次。

（4）孕妇并发症的监测

1）妊娠期高血压疾病的监测：每次妊娠期检查时应监测孕妇的血压及尿蛋白，一旦发现并发子痫前期，按子痫前期原则处理。

2）羊水过多及其并发症的监测：注意孕妇的宫高曲线及子宫张力，及时行 B 超检查，了解羊水量。

3）DKA 症状的监测：妊娠期出现不明原因恶心、呕吐、乏力、头痛甚至昏迷者，注意检查血糖和尿酮体水平，必要时行血气分析，明确诊断。

4）感染的监测：注意孕妇有无白带增多、外阴瘙痒、尿急、尿频、尿痛等表现，定期行尿常规检测。

5）甲状腺功能监测：必要时行甲状腺功能检测，了解孕妇的甲状腺功能。

6）其他并发症的监测：糖尿病伴有微血管病变合并妊娠者应在妊娠早、中、晚期 3 个阶段分别进行肾功能、眼底检查和血脂的检测。

2. 胎儿监测

（1）胎儿发育的监测：在妊娠中期应用超声对胎儿进行产前筛查，注意神经系统的超声检查，推荐行胎儿超声心动图检查。

（2）胎儿生长速度的监测：孕晚期应每 4～6 周进行 1 次超声检查，监测胎儿发育，尤其注意监测胎儿腹围和羊水量的变化等。

（3）胎儿宫内发育状况的评价：妊娠晚期孕妇应注意监测胎动。自妊娠 32 周起，每周行 1 次无应激试验（NST）。

（4）促胎儿肺成熟：妊娠期血糖控制不满意以及需要提前终止妊娠者，应在计划终止妊娠前 48 小时，促胎儿肺成熟。

三、孕 前 治 疗

1. 一般建议　建议所有计划妊娠的糖尿病、糖耐量受损（IGT）或空腹血糖受损的妇女，进行妊娠前咨询。

2. 进行糖尿病并发症的评估，如 DN、DR 及神经相关性病变的评估。

3. 妊娠前药物的合理应用，PGDM 妇女妊娠前应停用妊娠期禁忌药物。

4. 妊娠前血糖控制，计划妊娠的糖尿病患者应尽量控制血糖，使 HbAlc ＜ 6.5%，使用胰岛素者 HbAlc 可＜ 7%（B 级证据）。

四、孕 期 治 疗

（一）医学营养治疗

医学营养治疗的目的是使糖尿病孕妇的血糖控制在正常范围，保证孕妇和胎儿的合理营养摄入，减少母儿并发症的发生。

1. 控制每日摄入总能量　妊娠早期应保证不低于 1 500 kcal/d，妊娠晚期不低于 1 802 kcal/d。

2. 碳水化合物　推荐饮食碳水化合物摄入量占总能量的 50%～60% 为宜，每日碳水化合物不低于 150 g/d。

3. 蛋白质　推荐饮食蛋白质摄入量占总能量的 15%～20% 为宜。

4. 脂肪　推荐饮食脂肪摄入量占总能量的 25%～30% 为宜。同时适当限制饱和脂肪酸含量高的食物。

5. 膳食纤维　可控制餐后血糖上升程度、改善葡萄糖耐量和降低血胆固醇。推荐每日摄入量 25～30 g。

6. 维生素及矿物质　建议妊娠期有计划地增加富含维生素 B$_6$、钙、钾、铁、锌、铜的食物,如瘦肉、家禽、鱼、虾、奶制品、新鲜水果和蔬菜等。

7. 少量多餐、定时定量进餐　对血糖控制非常重要。早、中、晚三餐的能量应控制在每日摄入总能量的 10%～15%、30%、30%,每次加餐的能量可以占 5%～10%,有助于防止餐前过度饥饿。

(二)GDM 的运动疗法

1. 运动治疗的作用　运动疗法可降低妊娠期基础胰岛素抵抗,是 GDM 的综合治疗措施之一,每餐 30 分钟后进行中等强度的运动对母儿无不良影响。

2. 运动治疗的方法　选择一种低至中等强度的有氧运动,主要指由机体大肌肉群参加的持续性运动。步行是常用的简单有氧运动。

3. 运动的时间　可自 10 分钟开始,逐步延长至 30 分钟,其中可穿插必要的间歇,建议餐后运动。

4. 运动的频率　适宜的频率为 3～4 次/周。

5. 运动治疗的注意事项

(1)运动前行心电图检查以排除心脏疾病,并需确认是否存在大血管和微血管的并发症。

(2)GDM 运动疗法的禁忌证:1 型糖尿病合并妊娠、心脏病、视网膜病变、多胎妊娠、宫颈功能不全、先兆早产或流产、胎儿生长受限、前置胎盘、妊娠期高血压疾病等。

(3)防止低血糖反应和延迟性低血糖。

(4)运动期间出现以下情况应及时就医:腹痛、阴道流血或排液、憋气、头晕眼花、严重头痛、胸痛、肌无力等。

(5)避免清晨空腹未注射胰岛素之前进行运动。

(三)胰岛素治疗方案

最符合生理要求的胰岛素治疗方案为:基础胰岛素联合餐前超短效或短效胰岛素。基础胰岛素的替代作用可持续 12～24 小时,而餐前胰岛素起效快,持续时间短,有利于控制餐后血糖。应根据血糖监测结果,选择个体化的胰岛素治疗方案。

1. 基础胰岛素治疗

(1)选择中效胰岛素睡前皮下注射,适用于空腹血糖高的孕妇。

(2)睡前注射中效胰岛素后空腹血糖已经达标但晚餐前血糖控制不佳者,可选择早餐前和睡前 2 次注射,或者睡前注射长效胰岛素。

2. 餐前超短效或短效胰岛素治疗　餐后血糖升高的孕妇,进餐时或餐前 30 分钟注射超短效或短效人胰岛素。

3. 胰岛素联合治疗　中效胰岛素和超短效或短效胰岛素联合,是目前应用最普遍的一种方法,即三餐前注射短效胰岛素,睡前注射中效胰岛素。

五、分娩时机及方式

(一)分娩时机

1. 无需胰岛素治疗而血糖控制达标的 GDM 孕妇,如无母儿并发症,在严密监测下可待预产期,到预产期仍未临产者,可引产终止妊娠。

2. PGDM 及胰岛素治疗的 GDM 孕妇,如血糖控制良好且无母儿并发症,在严密监测下,妊娠 39 周后可终止妊娠;血糖控制不满意或出现母儿并发症,应及时收入院观察,根据病情决定终止妊娠时机。

3. 糖尿病伴发微血管病变或既往有不良产史者,需严密监护,终止妊娠时机应个体化。

（二）分娩方式

糖尿病本身不是剖宫产指征。决定阴道分娩者,应制订分娩计划,产程中密切监测孕妇的血糖、宫缩、胎心率变化,避免产程过长。

择期剖宫产的手术指征为糖尿病伴严重微血管病变,或其他产科指征。妊娠期血糖控制不好、胎儿偏大（尤其估计胎儿体质量 ≥ 4 250 g 者）或既往有死胎、死产史者,应适当放宽剖宫产指征。

六、产 后 处 理

1. **产后胰岛素的应用** 产后血糖控制目标以及胰岛素应用,参照非妊娠期血糖控制标准。

（1）妊娠期应用胰岛素的产妇剖宫产术后,给予静脉输液,胰岛素与葡萄糖比例为 1：（4～6）,同时监测血糖水平及尿酮体,调整胰岛素用量。

（2）妊娠期应用胰岛素者,应及时行血糖监测,血糖水平显著异常者,应用胰岛素皮下注射。

（3）妊娠期无需胰岛素治疗的 GDM 产妇,产后可恢复正常饮食。

2. **产后复查** 产后 FPG 反复 ≥ 7.0 mmol/L,应视为 PGDM,建议转内分泌专科治疗。

3. **鼓励母乳喂养** 产后母乳喂养可减少产妇胰岛素的应用,且子代发生糖尿病的风险下降。

4. **新生儿处理**

（1）新生儿出生后易发生低血糖。

（2）新生儿均按高危儿处理,注意保暖和吸氧等。

（3）提早喂糖水、开奶,必要时以 10% 葡萄糖液缓慢静脉滴注。

（4）常规检查血红蛋白、血钾、血钙及镁、胆红素。

（5）密切注意新生儿呼吸窘迫综合征的发生。

第六节 妊娠合并甲状腺疾病

【概述】

妊娠合并甲状腺疾病的患病高危人群如下。

（1）甲状腺疾病史和/或甲状腺手术史（或）[131]I 碘治疗史。

（2）甲状腺疾病家族史。

（3）甲状腺肿。

（4）甲状腺自身抗体阳性的妇女。

（5）有甲减或甲减的症状或临床表现。

（6）1型糖尿病。

（7）其他自身免疫病。

（8）不孕妇女。

（9）曾行头颈部放射治疗。

（10）肥胖症（体重指数＞40 kg/m²）。

（11）30岁以上妇女。

（12）服用胺碘酮治疗，最近碘造影剂暴露的妇女。

（13）有流产、早产史。

（14）居住在已知的中重度碘缺乏地区妇女。

现有证据证明，对以上人群进行筛查有利于及时发现并处理妊娠期甲状腺疾病。建议国内有条件的医院和妇幼保健部门对妊娠早期妇女开展甲状腺疾病筛查。筛查指标选择血清 TSH、FT$_4$、TPOAb。筛查时机选择在妊娠8周以前。最好是在怀孕前筛查。

一、妊娠合并甲状腺功能亢进

【概述】

轻症或经治疗后得到较好控制的甲状腺功能亢进（甲亢）一般不影响妊娠，重症不易控制的甲亢可引起畸形、流产、早产或死胎，发生甲亢引起的心力衰竭，甚至发生甲亢危象。Grave 病患者的促甲状腺素受体抗体（TRAb）通过胎盘使新生儿发生一过性甲亢，抗甲状腺药物亦可通过胎盘使新生儿发生甲减、甲状腺肿大。

已患甲亢的妇女最好在甲状腺功能控制至正常后考虑怀孕，^{131}I 碘治疗的甲亢患者至少需要6个月后怀孕。

【临床表现】

1. **症状**　心悸，休息时心率超过100次/min，食欲亢进，体重不增甚至减轻，乏力，大便次数增加，情绪不安，易怒，易激动，怕热，多汗，夜寐不安。

2. **体征**　突眼，甲状腺肿大可伴有震颤和/或血管杂音、手抖、皮肤潮红、湿、皮温升高等表现，心率快，脉压大。

【诊断要点】

1. **症状**　同上。

2. **体征**　同上。

3. **辅助检查**　化验检查是诊断甲亢的重要依据。T$_1$ 期血清 TSH ＜ 0.1 mIU/L，FT$_4$ ＞妊娠特异参考值上限，排除妊娠甲亢综合征（SGH）后，甲亢诊断可以成立。甲状腺功能实验室检查见表20-1。

表 20-1　甲状腺功能实验室检查

	正常	甲亢
甲状腺刺激素抗体	不变	下降
甲状腺素结合球蛋白	上升	不变
总 T$_4$	上升	上升
游离 T$_4$	不变	上升

续表

	正常	甲亢
总 T_3	上升	上升
游离 T_3	不变	上升
树脂 T_3 摄取比值	下降	上升
^{131}I 摄入	上升	上升

【治疗原则及方案】

1. 一般原则

（1）禁用放射性核素治疗：放射性核素通过胎盘及乳汁，影响胎儿的甲状腺发育，有引起先天性甲减的可能。

（2）控制妊娠期甲亢，孕早期优先选择 PTU，MMI 为二线选择。孕中、晚期优先选择 MMI。

（3）应使用最低有效量的抗甲状腺药物。

2. 药物治疗

（1）丙基硫脲嘧啶（PTU）：为首选药物。通过胎盘的速度较慢。剂量 100 mg，每 8 小时 1 次，最大剂量 150 mg，每日 3 次。当症状好转、血清 T_4 下降时，减量至 25～50 mg，每 6～8 小时 1 次。

（2）孕晚期甲状腺功能维持在正常孕妇高值时，可进一步减量或停药。

（3）妊娠期间监测甲亢的控制指标首选血清 FT_4，控制的目标是使血清 FT_4 接近或者轻度高于参考值的上限。

（4）FT_4 和 TSH 应当每 2～6 周监测 1 次。

3. 手术治疗

（1）妊娠期间原则上不采取手术疗法治疗甲亢。

（2）如果确实需要，甲状腺切除术选择的最佳时机是孕中期的后半期。

（3）若用丙基硫脲嘧啶后不能控制甲亢症状，甲状腺功能的化验结果亦不见好转，或甲状腺明显肿大有压迫症状者，或怀疑有恶变时，可考虑手术治疗。

（4）一般采用部分甲状腺切除术。

（5）术前常规使用普萘洛尔 20～80 mg，每 6 小时 1 次，口服饱和碘化钾液 5 滴，每日 3 次；控制病情后方可手术。

4. 产科处理

（1）孕前咨询：甲亢患者应先行治疗，待疾病痊愈后再妊娠。

（2）孕期保健：需服药者可服用丙基硫脲嘧啶。注意监测胎儿的生长，定期 B 超检查，注意预防流产、早产，密切监测甲状腺功能的变化，注意避免感染、情绪变化，防止甲亢危象的发生。妊娠晚期 38 周入院，监测母儿的情况，B 超注意胎儿甲状腺的大小，有无胎儿甲状腺肿大引起的胎头过度仰伸。决定分娩方式。

（3）临产、分娩：注意补充能量，进食，输液，吸氧，全程母儿监护，测血压、心率、体温，每 2～4 小时 1 次。适当放宽剖宫产指征，予以抗生素预防感染。做好新生儿复苏的准备，留脐带血测胎儿甲状腺功能及 TSH。Grave 甲亢患者需查胎儿脐血 TRAb,孕妇患慢性淋巴性甲状腺炎,需查抗甲状腺抗体。

（4）产后观察

1）新生儿:检查甲状腺的大小,注意有无甲亢或甲减的症状、体征。

2）甲减:舌大,蛙腹,皮肤发花,体温不升,安睡,不哭闹,进食少,排便迟缓,反应差。

3）甲亢:甲状腺肿大,突眼或睁大有神,皮温高,心率及呼吸快,哭闹,进食多而体重不长,大便次数多,严重的甲亢有时伴有高热。同时血清 FT_3、FT_4、TT_3 和 TT_4 水平增高,TSH 降低即可诊断新生儿甲亢。新生儿甲亢可延迟至产后数日发生。

4）产妇:产后病情可加重,出院前复查甲状腺功能,预防感染,注意休息,产后 1 个月再次复查甲状腺功能,以调整药物用量。

5）哺乳问题:PTU 可通过胎盘进入乳汁,PTU 在乳汁中的含量是母亲服用量的 0.07%,母亲服用 PTU 给婴儿哺乳是安全的,但需严密监测婴儿的甲状腺功能。

二、妊娠合并甲状腺危象

【临床表现】

1. **诱因**　未经诊断的甲亢或虽经诊断为甲亢但未得到充分治疗的患者,在临产、分娩、手术、感染、劳累、心理压力时,大量甲状腺素释放入血,诱发甲状腺危象。

2. **症状**　表现为高热、皮肤潮红、大汗淋漓、心动过速,心率的增快与体温的升高不成比例。严重时出现心律失常、心力衰竭、恶心、呕吐、腹泻、烦躁不安、嗜睡,甚至昏迷。

3. **体征**　体温升高,心率加快,脉压大,心衰体征。

【诊断要点】

1. **症状**　同上。

2. **体征**　同上。

3. **化验检查**　肝功能异常,电解质紊乱,酸中毒,低钙,FT_3、FT_4 升高。

【治疗原则及方案】

1. PTU　600～1 200 mg 一次口服或胃管注入,以后每日维持 300～600 mg,分 3 次口服。

2. **碘溶液**　抑制甲状腺素的释放。

（1）饱和碘化钾溶液:口服 5 滴/次,6 小时 1 次,20～30 滴/d。

（2）碘化钠:静脉注射,500 mg+5% 葡萄糖 500 ml,每 12 小时 1 次。

3. **普萘洛尔**　降低组织对甲状腺素 – 儿茶酚胺的反应。口服 20～30 mg,6 小时 1 次,紧急情况下单次静脉注射 1～5 mg。

4. **地塞米松**　肌内注射 2 mg,6 小时 1 次。

5. **对症治疗**　物理降温,吸氧,口服阿司匹林,静脉输液,纠正水、电解平衡紊乱,抗生素预防或治疗感染。

三、妊娠合并甲状腺功能减退

【概述】

甲状腺功能减退时月经紊乱,影响生育,因此合并妊娠少见。一旦妊娠,易并发妊娠高血压综合征、胎盘早剥、FGR、贫血、死产、产后出血及心功能不全。

【临床表现】

1. 甲状腺功能减退史。

2. **症状** 可无症状，或缓慢进行性出现浮肿、便秘、乏力、困倦、记忆力减退、智力低下、食欲缺乏、活动迟缓、脱发、体重增加。

3. **体征** 面部浮肿，表情呆滞，眼睑肿胀并下垂，头发稀疏干燥，眉毛脱落。皮肤干燥粗糙、苍白，下肢为非可凹陷性水肿。

【诊断要点】

1. **症状** 同上。

2. **体征** 同上。

3. **实验室检查**

（1）原发性甲减：$TSH > 10\mu IU/ml$，血清总甲状腺激素（TT_4）、血清三碘甲状腺原氨酸总量（TT_3）、RT_3U、血清游离 T_4（FT_4）、血清游离 T_3（FT_3）均降低。

（2）桥本病：血清甲状腺抗体水平升高。

【治疗原则及方案】

妊娠期临床甲减损害后代的神经智力发育。增加早产、流产、低体重儿、死胎和妊娠高血压等风险，必须给予治疗。

妊娠期临床甲减的血清 TSH 治疗目标是：孕早期 0.1～2.5 mlU/L，孕中期 0.2～3.0 mIU/L，孕晚期 0.3～3.0 mlU/L。一旦确定临床甲减，立即开始治疗，尽早达到上述治疗目标。已患临床甲减妇女计划妊娠。需要将血清 TSH 控制在 < 2.5 mIU/L 水平后怀孕。

临床甲减孕妇妊娠前半期（20 周前）甲状腺功能的监测频率是每 4 周 1 次。在妊娠26～32 周应当检测 1 次血清甲状腺功能指标。

1. **药物**

（1）甲状腺素片：30～100 mg/d，口服。

（2）左甲状腺素钠（$L-T_4$）：150～200 μg/d，口服。

（3）用药期间需随访 TSH 水平，维持 TSH < 10 μIU/ml。

（4）缺碘地区需补碘。

2. **产科处理**

（1）孕期：对于补充甲状腺素的孕妇，需定期检查甲状腺功能及 TSH，监测胎儿生长及胎儿在宫内的状况，妊娠不宜过期。

（2）临产、分娩：吸氧，必要时输液，监测胎儿状况，第二产程适当助产，做好新生儿复苏的准备。留脐血查甲状腺功能，即 TSH，桥本病者查甲状腺抗体。预防产后出血及感染。

（3）新生儿：注意低血糖，保暖，注意复查甲状腺功能。

3. **产后处理** 临床甲减孕妇产后 $L-T_4$ 剂量应降至孕前水平，并需要在产后 6 周复查血清 TSH 水平，调整 $L-T_4$ 剂量。

4. **妊娠合并亚临床甲减**

（1）妊娠期妇女亚临床甲减增加不良妊娠结局和后代神经智力发育损害的风险。但是由于循证医学的证据不足，对于 TPOAb 阴性的亚临床甲减妊娠妇女，既不予反对，也不予推荐 $L-T_4$ 治疗。

2）对于 TPOAb 阳性的亚临床甲减妊娠妇女，推荐给予 L-T$_4$ 治疗。

3）妊娠期亚临床甲减的治疗方法、治疗目标和监测频度与临床甲减相同。可以根据 TSH 升高程度，给予不同剂量的 L-T$_4$ 治疗。

第七节　妊娠合并垂体催乳素瘤

【概述】

垂体催乳素瘤是垂体前叶产生催乳素的腺瘤，妊娠期垂体催乳素瘤较为少见，由于催乳素（prolactin，PRL）水平测定的普及，使垂体催乳素瘤的诊断率明显提高，溴隐亭治疗的应用，使许多患者可成功地妊娠。

【临床表现】

1. **症状**　临床症状与肿瘤的大小有关。患者有闭经、泌乳、不育，较大的肿瘤可引起头痛，压迫视交叉可有视力减退、视野缺损及偏盲。孕期肿瘤可有增大，出现症状加重。

2. **体征**　双侧乳房有泌乳，视力可有减退，视野可有缺损。

【诊断要点】

1. **症状**　同上。

2. **体征**　同上。

3. **实验室检查**　血清催乳素（PRL）水平测定：非孕期 PRL ＞ 20 ng/L，孕期以 PRL 诊断困难，随孕期增加，PRL 有增加趋势，足月可为正常的 20 倍。

4. **影像学检查**

（1）头颅正侧位 X 线片蝶鞍体积测定：蝶鞍体积＞ 1 024 mm^3 时，可诊断。

（2）蝶鞍多相断层摄影：了解蝶鞍的大小及形态。

（3）CT：主要了解肿瘤向上生长的情况，局部有无坏死、囊性变出血等，了解垂体组织情况需增强。

（4）MRI：可很好地显示垂体组织情况。肿瘤＞ 1 cm 为大腺瘤，＜ 1 cm 为微腺瘤。

【治疗原则及方案】

1. 由产科、内分泌科、眼科医生共同管理。

2. **药物治疗**　溴隐亭为多巴胺受体激动剂，适用于垂体微腺瘤、肿瘤有浸润手术摘除有困难及术后 PRL 不下降者。

剂量：从小剂量 1.25 mg 开始，2 次/d，7～14 日无反应者，逐渐加量至 5～7.5 mg/d，分 2～3 次服用，连续用药 3～6 个月或更长。用药禁忌：高血压，冠心病，肝、肾疾患，末梢血管疾病及对麦角过敏者。

3. **手术**　开颅切除垂体肿瘤或经蝶鞍手术切除肿瘤，大腺瘤先用药再手术，效果好，肿瘤无包膜，不易切净，术后可加用溴隐亭。术后随访 PRL 水平。

4. **放射治疗**　肿瘤超出蝶鞍，手术不能完全切除、有手术禁忌证或术后持续高催乳素血症可考虑放疗。手术后加用放疗，可降低复发率。

5. **妊娠前、后的处理**

（1）孕前：大腺瘤需在孕前行手术或放疗，以防孕期肿瘤迅速长大而发生垂体卒中。微腺瘤者用溴隐亭治疗，并诱发排卵。

（2）妊娠期：密切监测症状、视力、视野情况，测定 PRL 的意义不大，有症状需再行 MRI 检查，肿瘤有增大，应及时予以溴隐亭治疗。胎儿不成熟、肿瘤增大伴明显症状且溴隐亭治疗效果不好时，孕期经蝶鞍手术并不增加手术的危险性及并发症。若胎儿已成熟、有症状及肿瘤增大者，可先终止妊娠，再进一步治疗垂体瘤。

（3）产后哺乳。

第八节　妊娠合并系统性红斑狼疮

【概述】

系统性红斑狼疮（systemic lupus erythematosus，SLE）是一种自身免疫性疾病，在孕妇中发生率为 1/5 000，妊娠合并 SLE 母儿的并发症都有所增加，治疗上主要采用肾上腺皮质激素，实验诊断技术对 SLE 的诊断、病情的评估及预后均很重要。

【临床表现】

1. 症状　全身症状有发热、乏力、体重减轻及全身不适等。随受累器官不同，可有不同的表现。有皮肤损害，如面部蝶形红斑。肌肉、关节疼痛。部分患者有肾炎表现及神经系统异常。心脏受累时，可有心悸、气短、胸闷甚至心力衰竭，亦可有心包炎、胸、腹水、肺纤维化、血管栓塞及恶心、呕吐、腹痛等其他器官受累症状。合并妊娠时易反复流产、死胎、胎儿生长受限、并发妊娠高血压综合征等。

2. 体征　面部在双颊及鼻翼处可有蝶形红斑，肢端可发生小结节和雷诺现象，对称性关节炎、高血压、水肿、胸、腹水均可见。下肢可见反复静脉栓塞的情况，可有足背动脉搏消失。

【诊断要点】

按 1992 美国风湿病协会对 SLE 的诊断标准，以下 11 项中有任何 4 项存在，SLE 即可诊断。

1. 面颊部红斑

2. 盘状红斑

3. 口腔溃疡

4. 日光过敏

5. 关节炎　常累及两个或两个以上的周围关节。

6. 浆膜炎　如心包积液、胸膜炎。

7. 肾脏病变　蛋白尿，红、白细胞，管型。

8. 神经异常　抽搐或心理障碍。

9. 血液异常　溶血性贫血，血小板减少，白细胞减少，淋巴细胞减少。

10. 免疫学检查异常　LE 细胞阳性，抗双链 DNA 抗体阳性，抗 SM 抗体阳性，梅毒血清反应（VDRL）假阳性。

11. 抗核抗体阳性

【治疗原则及方案】

1. 药物治疗　主要是应用免疫抑制剂。

（1）泼尼松：10～80 mg 每 12 小时 1 次，视病情决定用量。长期用药需要防止骨质疏松,及早补钙,注意水钠潴留引起的水肿、高血压,监测孕妇血糖。

（2）硫唑嘌呤,环磷酰胺,甲氨蝶呤:妊娠期应避免使用,除特殊病情需要外。

（3）阿司匹林:80 mg/d,改善胎盘循环,预防栓塞,需监测凝血状况。

（4）肝素:低分子肝素溶栓及改善胎盘循环。

2. 产科处理

（1）孕前:SLE患者需控制病情1年,且在泼尼松用量＜15 mg/d的情况下方可妊娠。

（2）妊娠期

1）胎儿:加强胎儿监测,注意胎儿生长,筛查胎儿畸形。

2）孕妇:定期检查尿蛋白及肾功能,监测孕母抗体水平,尤其是狼疮抗凝物及抗SSA抗体、补体水平以及血压及血糖状况。

（3）临产、分娩:胎儿情况可耐受分娩、无产科指征的情况下,可阴道分娩。产程中密切监测胎儿情况。若胎儿不能耐受宫缩的应力,应剖宫产。做好新生儿复苏的准备。

（4）新生儿的处理:新生儿的并发症有先天性SLE、早产、胎龄小样儿、新生儿窒息、心脏传导阻滞、血小板减少、贫血、皮疹、骨髓抑制及肾上腺皮质功能低下等,需认真筛查。用小剂量泼尼松者(＜20 mg/d)可行母乳喂养。

第九节　妊娠合并贫血

妊娠期血红蛋白在110 g/L、HCT＜30%以下者称妊娠期贫血。血红蛋白＜60 g/L为重度贫血,易发生贫血性心脏病,甚至导致贫血性心力衰竭,可能危及母婴生命。

一、妊娠合并缺铁性贫血

【概述】

妊娠期母体内铁经主动转运到胎儿,母体铁的需要量增加,孕期铁的吸收较非孕期降低,常导致妇女体内铁贮存不足,因此孕期缺铁性贫血时常发生。

【临床表现】

1. 腹胀、腹泻、食欲缺乏、全身乏力、面色苍白、头晕眼花、心慌气短。

2. 可出现指/趾甲扁平、脆薄易裂或反甲、皮肤干燥、毛发失去光泽、易脱落及舌炎。

【诊断要点】

1. 病史

（1）孕前有慢性腹泻等胃肠道功能紊乱、影响铁剂吸收的疾病。

（2）或有慢性失血性病史,如月经过多、痔疮出血、牙龈出血及鼻出血,寄生虫病(尤以钩虫病多见)等消化道、呼吸道慢性出血性疾病。

（3）孕前患有慢性肝、肾疾病者,常影响机体对铁的利用和储备。

（4）营养不良史等。

2. 临床表现

3. 实验室检查

（1）血红蛋白＜110 g/L,血细胞比容＜0.30;外周血涂片红细胞呈低色素、小细胞。

（2）血清铁＜6.5 μmol/L(35 μg/dl)。

（3）铁蛋白降低小于 10 ng/ml。

（4）骨髓象：红细胞系统增生活跃，以中幼红细胞为主，晚幼红细胞少见，可见红细胞分裂象，未见可染色铁。

【治疗原则及方案】

1. 孕期多吃含铁丰富的动物肝脏和血，以及蛋类、豆制品等。

2. 妊娠各期动态监测血象，可于孕 4 个月始给予铁剂，预防贫血的发生。

3. 药物治疗 补充铁剂。

4. 输血 在血红蛋白 < 60 g/L 时可少量多次输血，或输浓缩红细胞。

5. 产科处理

（1）Hb < 80 g/L，临产后应配血。酌情应用维生素 K_1、卡巴克络及维生素 C。

（2）加强产程监护，预防宫缩乏力，防止产程过长。产程中间断吸氧。第二产程持续吸氧，必要时助产。

（3）积极预防产后出血，于胎儿娩肩时静脉注射宫缩剂：缩宫素 10U 或麦角新碱 0.2 mg（严重贫血或伴有心功能不全时慎用）；或于阴道内或直肠内塞入卡前列甲酯栓 0.5～1 mg，或米索前列醇 200～400 μg 顿服，或 200 μg 舌下含服，或阴道内、直肠内塞入，预防产后出血。出血多时可输浓缩红细胞。

（4）接产过程中严格无菌操作，产后应用广谱抗生素预防感染。

（5）重度贫血输液时应监测心脏功能，警惕贫血性心脏病的发生。

二、妊娠合并巨幼细胞贫血

【概述】

又称叶酸缺乏性贫血，主要由叶酸和 / 或维生素 B_{12} 缺乏所引起，以叶酸缺乏为主，单纯维生素 B_{12} 缺乏更为少见。叶酸缺乏增加了胎儿神经管畸形的发生率。严重者可引起流产、早产、死产、胎儿宫内发育受限及妊娠高血压疾病等。孕妇可发生贫血性心脏病，甚至死亡。

【临床表现】

1. 病史 有挑食、新鲜蔬菜和动物蛋白摄入不足史。常伴有缺铁性贫血。

2. 多发生在孕中、晚期和产褥期。贫血程度多为中、重度（Hb < 90 g/L）。

3. 消化道症状 恶心、呕吐、腹泻、舌炎。常伴有软弱无力、头晕、眼花、表情淡漠，皮肤黏膜苍白、干燥，水肿，低热，心悸、气短。甚至可以出现心衰。

4. 神经系统症状 维生素 B_{12} 缺乏可有神经系统症状，如手足麻木、感觉障碍、行走困难。甚至出现精神症状，如妄想、忧郁等。

【诊断要点】

1. 临床表现

2. 实验室检查

（1）叶酸和维生素 B_{12} 缺乏的血象是相同的。Hb 常低于 40～60 g/L，伴有血小板减少、白细胞减少。

（2）外周血涂片为大细胞性贫血，红细胞平均体积（MCV）> 94fl，血红蛋白平均含量（MCH）> 32 pg。中性粒细胞分叶过多，多于 5 叶。

（3）骨髓象：巨幼红细胞增生＞ 10%，红细胞体积大，核染色质疏松。粒细胞系统和巨核细胞系统也有巨型变。

（4）血清叶酸测定＜ 6.8 mmol/L（ 3 ng/ml ），红细胞叶酸＜ 227 mmol/L（ 100 ng/ml ），可确定为叶酸缺乏性贫血；血清维生素 B_{12} 测定＜ 90 pg/ml，可确定为维生素 B_{12} 缺乏。

3. 使用叶酸和维生素 B_{12} 治疗有效。

【治疗原则及方案】

1. 计划怀孕妇女

（1）孕前停用影响叶酸代谢的药物，如口服避孕药、抗癫痫药物（常见苯妥英、苯巴比妥类等）、酒精等。

（2）对巨幼细胞贫血的高危人群，或生育过神经管畸形胎儿的妇女，应于孕前 2～3 个月服用叶酸 0.8～1 mg/d，至少至孕后 3 个月。

2. 妊娠期

（1）饮食营养指导，改变不良饮食习惯，多食新鲜、绿叶蔬菜、动物蛋白和含铁丰富的食品。

（2）妊娠各期动态监测血象，出现贫血应积极治疗。

3. 治疗

（1）治疗原发疾病，改变不良饮食习惯，增加营养。

（2）补充缺乏的微量元素

1）叶酸：每日 10～20 mg 口服。

2）维生素 B_{12}：100～200 μg，每日肌内注射 1 次。待血红蛋白升高后可逐渐减量。

3）补充铁剂。

（3）对重度贫血，可少量多次输入浓缩红细胞或全血。

三、妊娠合并再生障碍性贫血

【概述】

妊娠合并再生障碍性贫血是妊娠期很少见的、非常险恶的并发症，病因尚不明确。临床上以贫血、出血、感染为主要表现。孕产妇多死于出血或败血症。本病可以在孕前诊断，也可以在孕期诊断。

【临床表现】

1. 严重贫血貌，常伴有出血倾向，出血灶多局限于皮肤及黏膜，严重者可出现蛛网膜下腔出血或颅内出血。

2. 常合并感染，如口腔溃疡、呼吸道和 / 或消化道感染。

【诊断要点】

1. 常有服用抗癌药物、接触放射性物质、苯和严重感染等病史。

2. 临床表现。

3. 辅助检查

（1）外周血象：全血细胞减少，网织红细胞减少。

（2）骨髓象：骨髓造血功能明显减退。

【治疗原则及方案】

1. 妊娠前已确诊的妇女，应在病情缓解后再慎重怀孕。

2. 妊娠期

（1）孕期动态监测孕妇外周血象，尤其在高热或有出血倾向时，以便及早发现异常，及时诊治。

（2）妊娠合并再生障碍性贫血，应与血液科医师协同做好孕期监护，预防出血和感染。

（3）孕早期合并再生障碍性贫血病情不稳定、需用激素治疗时，应行治疗性终止妊娠。

（4）孕中期原则上要控制、缓解病情。

1）支持疗法：增加营养，中西医结合提高免疫功能。

2）激素治疗：血小板很低、伴有出血倾向时，可应用肾上腺皮质激素，每日 15～40 mg；或应用蛋白合成激素（雄激素）。应用大剂量雄激素，可能有肝毒性反应或对女性胎儿的影响，应慎重使用。

3）输血治疗：Hb ＜ 60 g/L 或伴有心功能代偿不全时，输浓缩红细胞，使血细胞比容维持在 0.20 左右；急性感染时可以输入粒细胞；血小板极低、有出血倾向时，可输入血小板。

4）不主张预防性应用抗生素；一旦发生感染时，应用广谱抗生素。

3. 分娩期

（1）分娩前尽量改善血象，实行计划分娩，减少分娩中并发症。

（2）尽量行阴道分娩，减少手术产；第二产程为减少产妇用力致颅内出血，可酌情助产；术中无菌操作，预防性应用宫缩剂；产后认真检查和缝合伤口，避免产道血肿，减少产后出血。

（3）有指征行剖宫产时，一旦出现子宫不可控制的出血时，可考虑行子宫切除术。

（4）产程中或手术中输入成分血和 / 或全血。

（5）产后继续支持疗法，预防产后出血，预防性应用广谱抗生素。

第十节　妊娠合并血小板减少性紫癜

【概述】

妊娠合并血小板减少性紫癜（ITP）分原发性（特发性）和继发性两种，前者是一种自身免疫性疾病，由脾脏产生抗体，即血小板相关免疫球蛋白，与血小板表面结合，使血小板在脾脏内破坏；少数由肝脏和骨髓的巨噬细胞破坏，使血小板减少。抗血小板抗体属 IgG，可以通过胎盘，引起胎儿、新生儿的血小板减少，使新生儿出生时血小板暂时性降低，增加了严重出血，尤其是颅内出血的危险。后者常与子痫前期或子痫、胎盘早剥致 DIC 或病毒感染、药物过敏、变态反应疾病等有关。

【临床表现】

1. 出血　以黏膜、皮肤出血性瘀点、紫癜为主，或有齿龈出血、鼻出血、血尿、便血等消化道出血。

2. 脾脏不大或仅轻度增大。

【诊断要点】

1. 病史　有血小板减少或月经过多、齿龈出血等病史。

2. 临床表现。

3. 实验室检查

（1）多次化验血小板低于 100×10^9/L，当低于 50×10^9/L 时易发生出血倾向。

（2）骨髓检查巨核细胞正常或增多，至少不减少。而成熟产血小板型巨核细胞减少。

（3）60%～80%的患者血小板相关抗体（PAIg）增高。

4.除外继发性血小板减少症。

【治疗原则及方案】

1.妊娠前已患 ITP，病情尚未稳定，血小板计数 < 50×10^9/L，暂不宜妊娠。

2.妊娠期

（1）应与血液科共同监测 ITP 病情的发展。

（2）补钙、补铁，补充维生素 C 2 g，每日顿服；氨肽素 1 g，每日 3 次。

（3）糖皮质激素：孕中期以后，血小板计数 < 50×10^9/L 伴有出血症状，应用泼尼松 1 mg/kg，待病情缓解后逐渐减量。可使 2/3 的患者血小板升高，但又常复发。

（4）丙种球蛋白的应用：大剂量丙种球蛋白 400 mg/（kg·d）或 20 g，静脉注入 5 日以上，可使 2/3 的患者血小板满意上升。

（5）输入血小板：血小板计数 < 10×10^9/L 时有出血倾向，为防止重要脏器出血（脑出血）时应用。

（6）脾切除：以上治疗无效，血小板计数 < 10×10^9/L，有严重出血倾向危及生命，可于孕 6 个月前实施手术，70%～90% 有一定效果。

3.产科处理 做好计划分娩。

（1）剖宫产指征：血小板计数 < 30×10^9/L，或伴有出血倾向；胎儿血小板计数 < 50×10^9/L；有脾切除史者。血小板 < 60×10^9/L 时不用硬膜外麻醉。

（2）阴道分娩第二产程或剖宫产术中输入血小板或新鲜血。

（3）阴道分娩避免产程延长，尽量避免手术产。产后认真检查、缝合伤口，防止产道血肿。

（4）做好预防产后出血和感染的工作。

（5）产后继续应用皮质激素，待血小板上升后逐渐减量，并指导避孕。

（6）新生儿处理

1）新生儿出生后动态监测血小板计数。

2）孕前母亲应用皮质激素治疗，新生儿出生后应用泼尼松 2.5 mg，每日 2 次，视血小板情况逐渐减量。

3）ITP 不是母乳喂养的绝对禁忌证，应根据母亲的病情及新生儿血小板情况，选择喂养方法。

第十一节 妊娠合并感染性疾病

一、妊娠合并风疹病毒感染

【概述】

风疹病毒为 RNA 病毒。病毒通过胎盘引起宫内感染，导致流产、胎儿发育障碍和先天性风疹综合征（CRS）。孕妇感染风疹病毒越早，胎儿畸形率越高，畸形程度也越严重。孕早期感染风疹病毒，胎儿畸形和流产的发生率约为 80%。中孕期感染风疹病毒，胎儿畸形和流产的发生率约为 25%。孕晚期感染风疹病毒，胎儿畸形的发生率降为 15%，畸形程度随孕周而减轻。

先天性风疹综合征存在胎儿生长受限。先天感染风疹的婴儿数月内仍可排出病毒,故有传染性。

【临床表现】

1. 孕妇新近风疹病毒流行病学接触史。

2. 典型症状和体征。但 25% 的风疹感染者可有病毒血症,而无明显临床表现。

3. 胎儿畸形,胎儿生长受限等。

【诊断要点】

1. **临床特征** 同上。

2. **血清学检查** 感染风疹病毒后,在临床症状出现前 1 周就有病毒血症。特异性抗体 IgM 在出疹后 1~2 周即病毒血症 3~4 周达高峰,并持续到出疹后 4 周。特异性抗体的迅速反应使血清诊断困难,除非在出疹后数日内取血。如用敏感性强的 RIA 检测,风疹抗体可持续 1 年。因此不能单凭免疫球蛋白做诊断。

3. **先天性风疹** 在出生后头几周,可从患儿鼻咽排泄物或尿中分离出病毒,尿中病毒可迟至出生后 12 个月仍然阳性。新生儿脐血或血液中出现 IgM 风疹抗体,提示先天性风疹感染。出生后 3~6 个月仍可出现 IgM 抗体阳性。在出生后 6 个月~3 岁血清中存在 IgG 风疹抗体,可作为先天性感染的回顾性证据。

【治疗原则及方案】

1. **孕前风疹疫苗接种** 风疹血清 IgG 阴性的妇女,孕前都应进行免疫。

2. **妊娠期** 孕早期在确诊孕妇患风疹后应劝告其做治疗性流产。中晚孕期感染风疹病毒,继续妊娠者需先排除胎儿畸形,无胎儿畸形者按产科常规处理。

3. **先天性风疹** 出现充血性心力衰竭时可用洋地黄治疗,由于血小板减少而出血时输新鲜血或血小板。给先天性风疹患儿注射丙种免疫球蛋白的价值有限。虽然乳汁中能测出病毒,但未见因喂母乳感染患儿者。

二、妊娠合并生殖器疱疹

【概述】

生殖器单纯疱疹病毒感染由人单纯疱疹病毒所引起。HSV 分为两型:HSV-Ⅰ型主要引起生殖器外皮肤、黏膜或器官感染,HSV-Ⅱ型主要引起生殖器感染。两型间互有交叉。生殖器单纯疱疹临床一般分为三类:原发性 HSV 感染、复发性 HSV 感染及亚临床排毒。孕早期疱疹病毒可感染胎儿,引起胎儿畸形,也可引起早产或死胎,导致新生儿围产期病率及严重神经系统后遗症。原发 HSV-Ⅱ感染者下生殖道有疱疹病灶时,经阴道分娩可引起新生儿疱疹性结膜炎、角膜炎及全身感染,患儿出现黄疸、发绀、呼吸窘迫及全身衰竭。如中枢神经系统感染可引起嗜睡、癫痫和昏迷等。也可表现为无症状感染。经产道感染率为 1:300~1:1 000 次妊娠。孕妇复发性 HSV 感染因无病毒血症,一般不感染胎儿,但可通过亚临床排毒感染新生儿,大多数 HSV 感染的新生儿其母亲为亚临床排毒者。

妊娠期 HSV 母婴传播途径有:①血行经胎盘传播;②上行经羊膜腔传播;③分娩经产道传播。

【临床表现】

1.孕妇有近期生殖器疱疹病毒接触史。

2.典型症状和体征。

【诊断要点】

1.**临床特征**　同上。

2.**血清学检查**　测定特异性疱疹病毒 IgM 抗体,可确诊疱疹病毒感染。感染后约 1～2 周产生疱疹病毒 IgM 抗体,可做出近期感染的诊断。该抗体于感染后 8 周即无法测出。新生儿感染后 2～4 周血清中出现特异性 IgM 抗体,该抗体可于感染后持续存在数月。

3.**病原学检查**　尚不能用于临床。

【治疗原则及方案】

1.**妊娠期处理**

(1)原发性生殖器疱疹对胎儿危害大,孕早期应终止妊娠。

(2)孕晚期生殖器疱疹感染,如孕母 HSV IgG 抗体未充分产生,对胎儿可能有危险。如母体已产生特异性抗体,则新生儿感染的危险度很低。

(3)复发性生殖器疱疹因无病毒血症,一般不感染胎儿。对新生儿有无感染,取决于分娩时生殖器有无病灶。生殖器有病灶史者,新生儿 HSV 感染率为 2.7%;生殖器无病灶史者,新生儿感染率亦为 3%。总感染率低于 1%～4%。

(4)不做羊膜腔穿刺以除外胎儿宫内感染。

(5)妊娠 28 周后生殖器可见病灶时,可做病毒培养,但不实用。

2.**分娩期处理**

(1)生殖器无病灶者可阴道分娩。

(2)剖宫产不能预防新生儿 HSV 感染,但尽量在临产或破膜前实施,故孕妇 HSV 感染不是剖宫产的指征。如生殖器有病灶,行剖宫产可能降低新生儿的 HSV 感染。

(3)新生儿生后尽量与其他婴儿隔离。

3.**药物治疗**　主要用抗病毒药物阿昔洛韦治疗。阿昔洛韦属孕期 C 类药,故可应用。

(1)原发性感染:阿昔洛韦 400 mg 口服,每日 3 次,连续 7～10 日;或 200 mg 口服,每日 5 次,连续 7～10 日。

(2)复发性感染:阿昔洛韦 400 mg 口服,每日 3 次,连续 5 日,或 200 mg 口服,每日 5 次,连续 5 日,应在病灶出现 24 小时之内应用。

(3)局部治疗

1)2% 甲紫溶液涂抹。

2)有继发性感染时用红霉素软膏涂抹。

4.**新生儿 HSV 感染**

(1)在所有分娩中,新生儿 HSV 感染率为 0.01%～0.04%,其中来自 HSV-Ⅱ型占 75%,HSV-Ⅰ型占 25%。

(2)孕妇原发性 HSV 感染,其阴道分娩的新生儿感染率为 50%,其中有 60% 死亡,存活者中 50% 有后遗症。复发性 HSV 感染的新生儿感染率低于 4%。

(3)新生儿 HSV 感染还可通过与其母亲及医务人员密切接触而获得。

(4)新生儿疱疹的治疗:阿昔洛韦 30～60 mg/(kg·d),连续 10～21 日。

三、妊娠合并巨细胞病毒感染

【概述】

巨细胞病毒（CMV）是一种特殊的疱疹病毒。孕妇巨细胞病毒感染多呈无症状隐性感染。对孕妇本身危害不大，因其可经胎盘或产道传染胎儿而引起重视。胎儿宫内感染CMV可发生流产、死胎、死产、早产或新生儿死亡。存活者可遗留神经性耳聋、永久性智力低下等后遗症。

【临床表现】 孕妇往往无症状，但尿中可找到巨细胞病毒。

【诊断要点】

1.临床特征 同上。

2.病原学和血清学检查

（1）病毒检测：妊娠期可取孕妇绒毛、羊水及脐血，分娩后取胎盘、胎儿尸体或新生儿尿沉渣及咽拭子做病毒检测。

（2）血清学检查：由于孕妇CMV携带者也可产生抗体，血清CMV IgM阳性诊断活动性感染并非完全可靠。即使母血清CMV IgM阳性，也不能确定胎儿是否感染，因CMV IgM可在母体存在很长时间。由于IgM不能从母体经胎盘传给胎儿，若从新生儿血清中检出CMV IgM抗体，常提示胎儿已于宫内发生CMV感染。

【治疗原则及方案】

1.妊娠前 鉴于对CMV感染无疫苗预防，亦无特殊治疗。对计划妊娠的育龄妇女可行CMV抗体检查，如CMV活动感染者暂避孕，待CMV IgM转阴性后方可妊娠。

2.妊娠期 由于胎儿感染取决于入侵病毒的量以及来自母体IgG的保护作用，孕期母体CMV的原发性感染比继发性感染所造成的损害更为严重。如CMV血清抗体阴性者，孕早期一旦发现血清学抗体转阳应终止妊娠；孕中期可做羊水及脐血检测；与孕妇及其亲属商谈是否终止妊娠；孕晚期则可酌情处理，应排除胎儿畸形，密切监测胎儿生长状况。

3.分娩期 由于新生儿的免疫功能尚未成熟，故应作为保护对象。足月孕妇宫颈分离出CMV者，虽行剖宫产终止妊娠，理论上可以减少经阴道分娩导致新生儿感染的概率，但若胎儿在宫内已感染，则剖宫产亦难使胎儿幸免。

4.新生儿期母乳中检出CMV 应采用人工喂养。

5.孕早期CMV抗体血清学筛查 鉴于CMV无有效治疗，无疫苗可以预防，先天性CMV的感染率低，血清学诊断CMV活动性感染不完全可靠，即没有准确的预示性，要将所有婴儿中1%～2%的排CMV者检出，将是昂贵而不现实的。

四、妊娠合并弓形虫感染

【概述】

孕妇弓形虫病可威胁胎儿。主要由血行播散而导致流产、早产、死胎及胎儿感染等。感染可引起多器官坏死性损害，如肝、脾大、黄疸、淋巴结病、心肌炎、贫血、血小板减少和小眼畸形等。到儿童期可引起脑积水、智力发育受限和癫痫。

【临床表现】 孕妇有症状、体征或猫接触史。

【诊断要点】

1. 临床特征 同上。

2. 病原学和血清学检查

（1）病原检测：取孕妇血液、绒毛活检、羊水及胎儿脐血标本。应用核酸杂交、聚合酶链反应等方法检测病原。

（2）血清学检查：母血清弓形虫 IgM 抗体阳性表示近期感染。因 IgM 抗体可持续 4～8 个月以上，需连续观察滴度有无升高，以示近期感染。如取血清两次间隔适当时间，同时测 IgG 抗体，而后者较前升高在 1∶512 以上，也说明近期感染。但在处理前，仍需靠病原检测与 B 超来确诊胎儿感染。

【治疗原则及方案】

孕中期感染则需视病情决定，应做系统 B 超等检查以排除胎儿畸形。对无胎儿畸形者按产科常规处理，在条件较好的综合医院分娩。妊娠期间患弓形虫病应予螺旋霉素及时治疗。孕 20 周以后，可予乙胺嘧啶及磺胺嘧啶等。

第十二节 妊娠合并性传播疾病

一、淋 病

【概述】

孕妇患淋病者约 40% 合并沙眼衣原体感染。妊娠期淋病以淋菌性宫颈炎最多见，如不及时治疗，可在分娩时感染胎儿。妊娠合并淋病时，淋菌性咽炎与直肠炎较非妊娠期多见，可能与妊娠期性行为方式改变有关。

【临床表现】

孕妇感染淋病后多数无明显症状。

【诊断要点】

孕妇感染淋病后多数无明显症状，需做宫颈拭子涂片，尤其是淋菌培养阳性可以确诊。对高危孕妇，如单亲、未婚先孕、多个性伴侣、吸毒、卖淫或与其他性传播疾病者有性接触史，有条件者在孕早期或首次产前检查及孕晚期时做宫颈管或直肠分泌物淋菌培养或涂片检查。

【治疗原则及方案】

1. 药物治疗

（1）无并发症淋病：包括子宫颈淋菌感染、直肠淋菌感染等。治疗方案如下。

1）首选方案：头孢曲松钠 250 mg，肌内注射，共 1 次。

2）在耐青霉素淋球菌感染率低于 5% 的地区可选择：阿莫西林 3 g 口服，同时口服丙磺舒 1 g。

3）对头孢类不能耐受时的选择：大观霉素 2 g，肌内注射，1 次。

（2）播散性淋病：包括盆腔炎、关节炎、败血症等。治疗方案如下。

1）首选方案：头孢曲松 1 g，1 次 /d，肌内注射或静脉注射。

2）替换方案 1：头孢唑肟 1 g，静脉滴注，每 8 小时 1 次。

3）替换方案 2：头孢噻肟 1 g，静脉滴注，每 8 小时 1 次。

4）对 β 内酰胺类抗生素过敏的患者：大观霉素 2 g，肌内注射，每 12 小时 1 次。

以上治疗持续至病情改善后 24～48 小时，并继续口服头孢呋辛，500 mg，2 次 /d，完成抗生素疗程，共 7 日。

（3）同时治疗可能存在的沙眼衣原体感染，任选以下一种方案：

1）红霉素：500 mg 口服，4 次 /d，共 7 日。

2）红霉素：250 mg 口服，4 次 /d，共 14 日。适用于副作用恶心、呕吐重者。

3）红霉素：500 mg 口服，2 次 /d，共 14 日。

4）阿莫西林：500 mg 口服，3 次 /d，共 7 日。

（4）淋菌性脑膜炎及心内膜炎需要在专家指导下治疗，首选方案：头孢曲松 1～2 g，12 小时静脉滴注 1 次，抗生素疗程为 10～14 日。

孕妇忌用喹诺酮类及四环素类抗生素。

2. 疗效评价及随诊　孕妇经治疗后需做淋球菌培养或宫颈管拭子涂片，以确定疗效。在妊娠末期与分娩前应复查，以及时发现再感染。

3. 新生儿处理　为预防新生儿经过产道感染淋菌性结膜炎，新生儿生后应首选 1% 硝酸银滴眼。其他药物如 0.5% 红霉素眼膏可预防沙眼衣原体结膜炎。新生儿已有淋菌性结膜炎时，则应用头孢曲松 25～50 mg/kg，最大剂量为 125 mg/d，每日静脉滴注或肌内注射，至少 7 日。

4. 患淋病的孕妇及其性伴侣需检查有无其他性传播疾病，如梅毒、沙眼衣原体和 / 或人类免疫缺陷病毒感染。

二、梅　毒

【概述】

梅毒是由梅毒螺旋体引起的一种慢性传染病，妊娠合并梅毒发病率在多数地区为 2‰～5‰。梅毒对孕妇和胎儿均危害严重，梅毒螺旋体可以通过胎盘感染胎儿。自妊娠 2 周起梅毒螺旋体即可感染胎儿，引起流产。妊娠 16～20 周后梅毒螺旋体可通过感染胎盘播散到胎儿所有器官。梅毒如未经治疗，可导致胎儿自然流产或死产、早产或低出生体质量、新生儿死亡或婴儿感染，不良围产结局发生率为 36%～81%。如在妊娠 20 周内治疗，则可预防 99% 的新生儿患先天性梅毒。患晚期潜伏梅毒者，虽性接触已无传染性，但仍有 10% 传给胎儿。即使孕妇经过治疗，也不能完全避免胎儿感染。

【临床表现及分期】

1. 各期梅毒的临床表现

（1）一期梅毒：梅毒螺旋体侵入人体后，经过 2～4 周的潜伏期，在侵入部位发生炎症反应，形成硬下疳。

（2）二期梅毒：出现硬下疳后，梅毒螺旋体由硬下疳附近的淋巴结进入血液扩散到全身。经过 6～8 周，几乎所有的组织及器官均受侵。

（3）潜伏梅毒：二期梅毒的症状可不经治疗而自然消失，又进入潜伏状态。

（4）二期复发梅毒：当机体抵抗力降低时，潜伏梅毒可再次出现症状，也可以复发数次。

2. 分期

（1）早期梅毒。病期在 2 年以内，包括：①一期梅毒（硬下疳）；②二期梅毒（全身皮疹）；③早期潜伏梅毒。

（2）晚期梅毒。病期在 2 年以上，包括：①皮肤、黏膜、骨、眼等梅毒；②心血管梅毒；③神经梅毒；④内脏梅毒；⑤晚期潜伏梅毒。

【诊断要点】

1. **暗视野显微镜检查**　早期梅毒皮肤黏膜损害处渗出物可查到活动的梅毒螺旋体。一、二期梅毒的孕妇的羊水及胎盘中可找到梅毒螺旋体。

2. **血清学检查**　非螺旋体试验包括 RPR、VDRL；螺旋体试验包括螺旋体明胶凝集试验（TPPA）、荧光螺旋体抗体吸附试验（FTA-ABS）。非螺旋体试验或螺旋体试验可相互确诊。

3. **脑脊液检查**　包括脑脊液非螺旋体试验、细胞计数及蛋白测定等，用于诊断神经梅毒。

【治疗原则及方案】

1. **治疗原则**　妊娠期梅毒的治疗目的有二，即治疗孕妇疾病及预防或减少先天梅毒的发生。

（1）在妊娠早期治疗有可能避免胎儿感染。

（2）在妊娠中晚期治疗可能使受感染胎儿在分娩前治愈。

（3）如孕妇梅毒血清学检查阳性，又不能排除梅毒时，尽管曾接受过抗梅毒治疗，为保护胎儿，应再次接受抗梅毒治疗。

（4）梅毒患者妊娠时，如果已经接受正规治疗和随访，则无需再治疗。

2. **妊娠期梅毒的治疗方法**　基本与非妊娠期相同，所有梅毒感染的孕妇在治疗前需检查有无 HIV 感染及其他性传播疾病。不同病期的治疗如下。

（1）一期梅毒、二期梅毒、病程不到 1 年的潜伏梅毒

1）苄星青霉素：240 万 U，肌内注射，1 次 / 周，连续 2 周。

2）普鲁卡因青霉素：80 万 U，肌内注射，1 次 / d，10～14 日。

（2）病程超过 1 年或病程不清楚的潜伏梅毒、梅毒瘤树胶肿及心血管梅毒

1）苄星青霉素：240 万 U，肌内注射，1 次 / 周，连续 3 周（共 720 万 U）。

2）普鲁卡因青霉素：80 万 U，肌内注射，1 次 /d，共 10～14 日。

（3）神经梅毒

1）水剂青霉素：300 万～400 万 U，静脉滴注，每 4 小时 1 次，连续 10～14 日。之后继续应用苄星青霉素：240 万 U，肌内注射，1 次 / 周，连续 3 周（共 720 万 U）。

2）普鲁卡因青霉素：240 万 U，肌内注射，1 次 /d，加丙磺舒 500 mg，口服，4 次 /d，两药合用，连续 10～14 日。

3. **注意事项**

（1）对青霉素过敏者

1）首先探究其过敏史可靠性。必要时重做青霉素皮肤试验。

2）对青霉素过敏者，首选口服或静脉滴注青霉素脱敏后再用青霉素治疗。

3）脱敏无效时，可选用头孢类抗生素或红霉素治疗。

4）分娩后选择多西环素治疗。

（2）吉－海反应（Jarisch-Herxheimer reaction）

1）吉－海反应为驱梅治疗后梅毒螺旋体被杀死后释放出大量异种蛋白和内毒素，导致机体产生强烈变态反应。

2）表现为发热、子宫收缩、胎动减少、胎心监护暂时性晚期胎心率减速等。

3）孕妇与胎儿梅毒感染严重者治疗后吉－海反应、早产、死胎或死产发生率高。

4）对孕晚期非螺旋体试验抗体高滴度患者治疗前口服泼尼松（5 mg，口服，q.i.d.×4 d），可减轻吉－海反应。

（3）产科处理

1）妊娠合并梅毒属高危妊娠。

2）妊娠期在24～26周超声检查注意发现胎儿先天性梅毒征象，包括胎儿肝脾肿大、胃肠道梗阻、腹水、胎儿水肿、胎儿生长受限及胎盘增大、变厚等。

3）超声检查发现胎儿明显受累常常提示预后不良。

4）未发现胎儿异常者无需终止妊娠。分娩方式根据产科指征确定。

5）在分娩前已接受规范治疗并对治疗反应良好者，排除胎儿感染后，可以母乳喂养。

6）四环素和多西环素孕妇禁用。

4. 随访

1）早期梅毒经足量规范治疗后3个月非螺旋体试验抗体滴度下降2个稀释度，6个月后下降4个稀释度。

2）一期梅毒1年后非螺旋体试验转为阴性，二期梅毒2年后转为阴性。

3）晚期梅毒治疗后非螺旋体试验抗体滴度下降缓慢，大约50%患者治疗后2年非螺旋体试验仍阳性。

4）妊娠合并梅毒治疗后，在分娩前应每个月行非螺旋体试验，抗体高滴度患者治疗后3个月如非螺旋体抗体滴度上升或未下降2个稀释度，应予重复治疗。

5）低抗体滴度患者治疗后非螺旋体试验抗体滴度下降常不明显，只要治疗后非螺旋体试验抗体滴度无上升，通常无需再次治疗。

6）分娩后按非孕妇梅毒随访。

三、沙眼衣原体感染

【概述】

孕妇患沙眼衣原体未经治疗，分娩时新生儿经过产道易发生沙眼衣原体结膜炎与肺炎。

【临床表现】

大部分无症状

【诊断要点】

大部分无症状，需靠实验室检查确诊。

【治疗原则及方案】

1. 药物治疗　红霉素或阿奇霉素治疗。

2. 新生儿处理　新生儿沙眼衣原体结膜炎时，局部用红霉素眼药膏治疗，联合红霉素口服治疗，可防止鼻咽部沙眼衣原体进一步感染耳或肺。

四、人乳头状瘤病毒感染

【概述】

　　孕妇生殖道有 HPV 感染或尖锐湿疣时,HPV 可通过血液到胎儿,引起宫内感染或分娩时经产道感染胎儿。胎儿感染 HPV 后可导致婴幼儿呼吸道乳头状瘤、喉乳头状瘤而致嗓音嘶哑、发声困难、呼吸不畅,甚至呼吸困难。

【临床表现】

　　泌尿生殖器和肛门疣样物

【诊断要点】

　　1. **临床表现**　同上。

　　2. **病理检查**　主要用于不典型病例和除外恶性病变。

　　3. **辅助检查**　醋酸试验、细胞学检查和阴道镜检查协助诊断。

【治疗原则及方案】

　　妊娠期无症状与无病灶的 HPV 亚临床感染不需要治疗。妊娠期生殖道尖锐湿疣需治疗,因为疣体内寄宿的各种微生物可上行感染或致会阴伤口感染,疣体过大可梗阻产道而需行剖宫产,分娩时疣体损伤可致大出血。治疗还可减少婴幼儿患喉乳头状瘤的机会。

　　1. **治疗方法**

　　(1) 疣体上药:三氯醋酸为一种腐蚀收敛剂。但其一次上药治愈率低,对巨型疣疗效差。鬼臼毒素或 5% 氟尿嘧啶均忌用。

　　(2) 外科切除、冷冻或激光治疗:妊娠期疣体血管丰富,手术易出血,非理想治疗方法。冷冻不需麻醉,亦无母儿合并症,故妊娠期可用。激光可治疗较大的疣体,但需麻醉,出血亦多,因此在治疗前应权衡利弊。

　　2. **分娩方式**　妊娠合并尖锐湿疣非剖宫产指征,只有当巨型疣梗阻产道时才可施行剖宫产。对外阴、阴道的疣应在产前积极治疗,以免影响会阴伤口愈合。

五、人类免疫缺陷病毒感染

【概述】

　　孕妇感染 HIV 后多无症状,但 HIV 可经胎盘,分娩时经产道及产后经乳汁传给胎婴儿。通过孕期抗病毒治疗、孕 38 周剖宫产分娩和产后人工喂养,可使 HIV 的母婴传播率降低。

【临床表现】

　　可分为四个阶段:原发感染急性期、无症状潜伏期、AIDS 相关综合征、典型 AIDS,孕期与非孕期相同。

【诊断要点】

　　妊娠期 HIV 感染的诊断与非妊娠期相同。对孕妇(至少对高危孕妇)常规进行 HIV 抗体筛查。

【治疗原则及方案】

　　1. 鼓励有感染高危因素的孕妇做 HIV 抗体检测,以及早发现。

　　2. **妊娠期处理**

　　(1) 一旦确诊应建议终止妊娠。如决定继续妊娠,应得到有治疗 AIDS 经验的医师帮助,监测孕妇免疫状态及处理 HIV 相关疾病;产科医师监测及治疗妊娠合并症;新生儿医师评估与随诊婴儿等。

（2）筛查有无其他性传播疾病并治疗。

（3）通过检查 CD4、CD8、血小板、白细胞总数及分类,了解孕妇免疫状态。

（4）抗病毒治疗:齐多夫定。

3. 产科处理

（1）剖宫产能明显降低 HIV 的母婴传播率,尤其在未临产及胎膜未破前手术。

（2）一旦阴道分娩,产程中应尽量避免有创操作。

4. 产后处理

（1）将产妇转给对 AIDS 治疗有经验的医师监测及治疗。

（2）男婴不行包皮环切术。

（3）新生儿抗病毒治疗。

（4）母乳中可能含有 HIV,故不鼓励母乳喂养。

六、阴 道 炎 症

【概述】

妊娠期常见的阴道炎症有念珠菌性外阴阴道炎、细菌性阴道病及滴虫性阴道炎,其中念珠菌性外阴阴道炎由于孕期激素增多、阴道糖原增加而发病率较非孕期高。

【临床表现】

上述阴道炎的临床表现与非孕期相同。

【诊断要点】

上述阴道炎的诊断标准与非孕期相同。

【治疗原则及方案】

1. 滴虫性阴道炎

（1）首选方案

1）甲硝唑:200 mg,3 次/d,口服,共5～7日。

2）甲硝唑:400 mg,2 次/d,口服,共5～7日。

3）甲硝唑:单次 2g 顿服。

（2）治疗失败病例:甲硝唑 400 mg,3 次/d,口服,共7日。

甲硝唑属孕期 B 类药,现有资料显示,孕期(包括孕早期)应用不增加胎儿致畸的危险性。性伴侣应同时治疗。

2. 念珠菌性外阴阴道炎 妊娠期念珠菌性外阴阴道炎的治疗以阴道上药为宜,首选咪唑类抗真菌药,推荐的治疗方案如下。

（1）硝酸咪康唑栓:200 mg,每晚 1 次,阴道上药,共7日。

（2）克霉唑片:100 mg,每晚 1 次,阴道上药,共7日。孕期忌口服全身抗真菌药。性伴侣不需同时治疗。

3. 细菌性阴道病 甲硝唑属孕期 B 类药,孕早期应用不增加胎儿致畸的危险性。局部用药由于不能清除可能上行的感染,对预防早产无效,故不主张阴道上药。性伴侣不需同时治疗。妊娠期无症状的细菌性阴道病无须常规治疗,但对有早产史的患者应予治疗。

推荐治疗方案如下。

（1）甲硝唑：200 mg 口服，3 次/d，共 7 日。

（2）甲硝唑：400 mg 口服，2 次/d，共 5～7 日。

（3）克林霉素：300 mg 口服，2 次/d，共 7 日。

第十三节 妊娠合并生殖器官肿瘤

一、妊娠合并子宫肌瘤

【概述】

妊娠合并子宫肌瘤易发生流产，可致胎位异常、胎儿宫内发育受限、前置胎盘等。分娩期可导致产道梗阻、宫缩乏力和产后出血。妊娠期子宫肌瘤可出现红色变，浆膜下肌瘤可出现蒂扭转。

【临床表现】

肌瘤患者有停经史、早孕反应。

【诊断要点】

1. 临床表现　同上。

2. 体征

（1）妇科检查子宫长大超过孕龄，部分变软，部分质硬，宫颈着色。

（2）随着停经月份的增加，腹部可扪及较软的妊娠子宫，子宫上可触及较硬的结节或实性包块。

3. 辅助检查

（1）妊娠试验阳性。

（2）B 超检查既见肌瘤回声也见胚囊、胎心等影像。

【治疗原则及方案】

1. 若无症状不需特殊处理，定期产前检查即可。

2. 若肌瘤出现红色变性，采用姑息治疗，不做手术，多能自行好转。

3. 浆膜下肌瘤出现蒂扭转，经保守治疗无效，应手术治疗。

4. 分娩期若因肌瘤而出现胎位异常、产力异常、胎先露下降困难时，应及时采取剖宫产结束分娩，同时酌情剔除肌瘤。

二、妊娠合并卵巢肿瘤

【概述】

妊娠与卵巢肿瘤并存时，一般为先有卵巢肿瘤，继而受孕。妊娠合并卵巢肿瘤可能导致晚期流产或早产，分娩时可能阻碍胎先露下降以致发生梗阻性难产。妊娠期卵巢肿瘤可能发生蒂扭转、破裂和出血。

【临床表现】

1. 早期无任何症状。

2. 卵巢肿瘤蒂扭转或破裂时，可出现一侧下腹痛，伴恶心、呕吐。

【诊断要点】

1.临床表现 同上。

2.体征 妊娠早期盆腔检查可扪及子宫旁存在的卵巢肿物。

3.辅助检查 B超可明确肿块的位置、大小、形态、与子宫的关系及性质。

【治疗原则及方案】

1.妊娠合并卵巢良性肿瘤的处理

（1）妊娠早期：暂不做处理，以免手术引起流产。

（2）妊娠中期：妊娠16周后最适宜手术，可行肿瘤剜出术或附件切除术。

（3）妊娠晚期：妊娠28周以后发现者，手术较困难且易引起早产，不如待产后1周内进行为宜。

（4）分娩期：如阻碍先露下降而发生梗阻性难产，以施行子宫下段剖宫产术为宜。

（5）如并发蒂扭转、肿瘤破裂，不论发生在妊娠任何时期，均应尽早手术。

2.妊娠合并卵巢恶性肿瘤的处理 和非孕期的处理原则相同，即应尽早剖腹手术，而不应再顾及妊娠月份。

（1）临床Ⅰa期且病变属于低度恶性，对侧活检及盆、腹腔冲洗液细胞学检查未查到癌细胞，可做单侧附件切除，妊娠可持续至足月。

（2）对于病变已超出Ⅰa期的上皮性癌，则应做全子宫双附件切除，大网膜、阑尾切除，腹膜后淋巴结清除以及转移灶切除，施行"肿瘤细胞减灭术"。

（3）对于恶性生殖细胞肿瘤、颗粒细胞瘤，亦可切除病变的卵巢（尽管有转移，但对侧卵巢多属阴性）及转移瘤，保留妊娠子宫及对侧卵巢。

（4）卵巢癌病人均应接受化疗，早期病例只做单侧附件切除，足月分娩后6周开始化疗；切除全子宫双附件等行细胞减灭术的病人，术后即应化疗。

三、妊娠合并子宫颈癌

【概述】

凡在妊娠期或产后1年内发生的子宫颈癌均属此范围。由于妊娠期子宫的血液供应增加，雌、孕激素和hCG增加影响免疫状态，临产时子宫颈扩张引起瘤栓播散，故子宫颈癌合并妊娠的预后较差。

【临床表现】

1.偶发性或性交后点滴阴道流血，直到多量阴道流血。

2.阴道分泌物增多。

3.晚期患者可出现腰部或大腿外侧部疼痛。

【诊断要点】

1.临床表现 同上。

2.体征

（1）早期病变与宫颈慢性炎症、宫颈糜烂相似。

（2）中晚期患者可发现宫旁浸润变硬、固定盆壁。

3.辅助检查

（1）宫颈细胞学检查是筛查妊娠期宫颈癌的主要手段，发现不正常时应结合临床进一步检查以明确诊断。

（2）阴道镜指引下宫颈活检是确诊手段。凡孕期宫颈细胞学检查不正常或疑有宫颈恶变者均应进行。

（3）宫颈锥形切除有一定的危险性,应尽可能避免。

【治疗原则及方案】

1.妊娠早期

（1）Ⅰa期:扩大子宫全切术或次广泛子宫切除术。

（2）Ⅰb～Ⅱa期

1）行广泛子宫切除术 + 盆腔淋巴结清扫术。

2）如子宫颈癌病灶较大,可先行腔内放疗,使病灶缩小后再行广泛子宫切除术 + 盆腔淋巴结清扫术。

3）全量放射治疗:不宜手术者行全量放射治疗,包括腔内放射治疗和体外放射治疗,与非妊娠期宫颈癌的治疗相同。

（3）Ⅱb期:全量放射治疗。

2.妊娠中、晚期

（1）Ⅰa期:剖宫取胎或剖宫产后行次广泛子宫切除术。

（2）Ⅰb～Ⅱa期

1）剖宫取胎或剖宫产后行广泛子宫切除术 + 盆腔淋巴结清扫术。

2）剖宫取胎或剖宫产后行全量放射治疗。

（3）Ⅱb期:剖宫取胎或剖宫产后行全量放射治疗。

第十四节　妊娠合并生殖器畸形

【概述】

女性生殖器畸形常涉及子宫及阴道。子宫及阴道是由胚胎期两侧副中肾管又称米勒管分化发育而成的。副中肾管分为头段、中段和尾段。头段演化为输卵管,中段和尾段合并形成宫体与宫颈,会合时中间有隔,分为两个腔。约在 12 周末中隔消失,形成单一内腔,即子宫与阴道的雏形。如副中肾管在发育过程中终止于不同时期便形成不同类型的子宫畸形,通常分为 7 种,即分离重复子宫、双角双颈子宫、双角单颈子宫、完全中隔子宫、不全中隔子宫、弓形子宫及单角子宫。阴道是由胚胎期的尿生殖窦演变而来,与副中肾管末端会合形成阴道板,并自下而上逐渐腔道化形成阴道,如腔道化不全则形成不同类型的阴道畸形,常见者为阴道纵隔及阴道横隔。生殖器畸形合并妊娠并不罕见,其发生率约为 0.1%。由于发育缺陷常导致不良妊娠结局,甚至危及母儿生命。

一、妊娠合并子宫畸形

【临床表现】

1.许多妇女虽有子宫畸形,但可因终身没有症状而不被发现。

2.部分患者在怀孕以前可能有月经量增多及痛经等轻微症状,在行阴道及 B 超检查时始被发现。

3. 畸形子宫一旦妊娠,流产、早产率明显升高,流产率比正常子宫高 3 倍,早产约占 40%。

4. 由于宫腔形态、宫腔轴向及子宫肌发育不良等原因,畸形子宫妊娠易发生胎位异常,以臀先露最多见,发生率高达 25%～37.4%,其次为肩先露,可达 2.9%～6%。

5. 由于宫颈、宫体肌肉发育不良及胎位异常的发生率明显升高,畸形子宫分娩并发症也随之增多,常见有胎膜早破、宫缩乏力、子宫破裂、产后胎盘滞留及产后子宫迟缓出血等。

6. 双子宫妊娠时,非孕侧子宫也呈现反应性增大,偶见增大的另一侧子宫阻塞产道而发生阻塞性难产。

7. 双子宫一侧子宫妊娠,由于两侧各韧带的紧张度失去固有的平衡,一旦腹压增加或遇外力,可使子宫发生急性扭转,临床表现近似卵巢囊肿蒂扭转,但较为罕见。

8. 畸形子宫妊娠由于子宫腔的形状不规则或狭小,可使胎儿活动受限;另外,因子宫发育不良也可使子宫肌血液供应不良,这些都会使胎儿在宫内生长发育受限,胎儿窘迫、死胎、死产及新生儿窒息的发生率也因之增加。

【诊断要点】

1. 畸形子宫妊娠与正常子宫妊娠相似,早期有恶心、呕吐反应,中期出现胎动及子宫逐渐增大,由于缺乏特异性症状其诊断极易被疏漏。必须注意病史,要了解孕前有无月经量过多、痛经及不孕等症状,了解有无流产、早产等不良妊娠分娩史,如有上述情况应首先考虑有子宫畸形的可能。

2. 妊娠 12 周以前,初诊建立保健册时应常规做阴道检查,如发现双阴道双子宫颈或单阴道双子宫颈,则考虑双子宫一侧妊娠,进一步做双合诊检查,可见两个宫体,一大一小,呈分叉状,则诊断即可确立。可疑时可借助 B 超检查确定诊断。超声波横切扫查时,其声像特点是子宫呈眼镜形,一侧为具有妊娠囊及胎儿的子宫,另一侧具有增厚的子宫内膜,宫腔中间可见高辉度的线状回声。

3. 产前检查时应仔细检查子宫轮廓、胎产式及胎方位。如宫底部向内凹陷,宫底一角凸出,呈马鞍形,应考虑为双角子宫妊娠;如宫底向内凹陷程度较轻,略呈弓状者则为弓形子宫。双角子宫因宫腔形状改变常伴发胎位异常,以臀位或横位较多见,如产前疑为双角子宫妊娠时,产后应探查宫腔以明确诊断。

4. 纵隔子宫的外形完全正常,仅在宫腔内有一完全或不全纵隔,单凭阴道检查无法诊断,多因不孕、反复流产或早产行宫腔镜检查或子宫输卵管造影时始被发现。如能继续妊娠,常出现臀位或横位等胎位异常,附着于纵隔处的胎盘剥离易发生障碍,产后出血较多,因胎位性难产行剖宫产或因胎盘滞留行手法剥离胎盘探查宫腔时,发现完全或不全中隔方能确定诊断。

5. 单角子宫妊娠比较罕见,单角子宫系一侧副中肾管停止发育所致。单角子宫肌壁发育不良,宫腔也较狭小,故怀孕后流产、早产多,臀位多,分娩期子宫破裂多。孕期诊断困难,仔细检查可发现子宫偏向一侧,子宫与胎儿和母体腹部纵轴持续性呈斜的交角,难以矫正,但确定诊断还需在剖宫产直视下检查子宫。

【治疗原则及方案】

1. 目前临床上对子宫畸形的诊断多在产时或产后才能确诊,要降低对母儿的不良影响,关键在于孕前诊断,应当普及婚前及孕前咨询,建立早孕常规检查制度,以便及早发现,对子宫畸形可能产生的并发症采取恰当的防治措施。

2. 妊娠期处理

（1）发现先兆流产应卧床休息，嘱咐禁止性生活，并给予黄体酮等保胎药物。

（2）发现先兆早产时，应住院治疗，绝对卧床休息，取左侧卧位，静脉滴注硫酸镁或利托君等保胎药，尽可能延长孕龄，估计将发生难免早产应静脉注射地塞米松促胎肺成熟，以减少新生儿呼吸窘迫综合征。

（3）B超监测胎儿生长发育。

（4）B超监测有无胎位、胎产式异常。

3. 分娩期处理

（1）单纯畸形子宫并非剖宫产的指征，但就妊娠的高危程度和难产率高而言，应适当放宽剖宫产的指征，例如双子宫多合并肌层发育不良，子宫下段窄小，常因宫缩乏力、先露不降、内旋转不良致阴道分娩困难；未孕侧子宫也有可能阻塞产道；子宫发育差致胎盘血供不良易发生胎儿窘迫。因此，不应过分试产，出现异常应及时剖宫产。

（2）剖宫产术式的选择不可强求一致，应根据下段形成情况而定。子宫下段窄小者可选择子宫下段纵切口，以免切口延长伤及子宫动脉；一般可采取下段弧形切口。

（3）剖宫产同时是否行畸形子宫矫正术，应根据畸形的类别决定。例如双子宫一侧发育好，一侧发育差，可行单侧输卵管结扎，防止再次妊娠后流产或发生子宫破裂；不全纵隔子宫需保留生育能力者，可施行纵隔切除子宫成形术。

（4）畸形子宫阴道分娩时，如遇宫缩乏力应慎用缩宫素催产，使用时应采取低浓度、低速度且有专人严密观察，谨防子宫破裂。

（5）无论剖宫产或阴道分娩，产后均应给予宫缩剂，常用药物为缩宫素或前列腺素制剂，如卡前列甲酯栓、米索前列醇等，以防治产后出血。

（6）做好新生儿窒息的复苏准备，提倡产科与儿科联合，按ABCDE复苏方案进行新生儿窒息的复苏。

4. 特殊情况的处理　双子宫妊娠并发子宫扭转时，多发生在妊娠24～28周，常伴发胎盘早期剥离及子宫血循环障碍，此时需考虑紧急开腹探查并切除妊娠子宫，不可姑息，否则可造成产后致命大出血而危及生命。

二、妊娠合并阴道畸形

【临床表现】

1. 妊娠合并阴道纵隔　阴道纵隔又有完全纵隔和不全纵隔之分，常与双子宫双子宫颈畸形相并发。完全纵隔一般在胎头下降过程中能将半个阴道充分扩张后通过，不会阻碍分娩；不全纵隔可妨碍胎头下降，偶见臀先露分娩时两股骑跨在纵隔上而使分娩受阻。

2. 妊娠合并阴道横隔　横隔多位于阴道上、中段，横隔上有一小孔，故经血不会潴留尚可妊娠，通常无临床症状，临产后阴道横隔可阻碍儿头下降，有时误将隔上小孔当作扩张停滞的宫颈口。

【诊断要点】

1. 阴道完全纵隔　纵隔将阴道分成两半。下方起于阴道，上方与宫颈相连接；不全纵隔多位于阴道下段，阴道上段两侧相交通，仔细阴道检查即可确诊。

2. 阴道横隔　在横隔正中有一小孔，有时也呈偏心存在，仔细检查可发现阴道较短，且看不到阴道穹窿,直肠指诊在横隔上方尚能触及宫颈。

【治疗原则及方案】

1. **阴道完全纵隔**　通常不影响胎头通过,故无须处理,严密观察产程即可,阴道不全纵隔可阻碍胎头下降,应予以切开,但切开不宜过早,应在伸展最大、最薄时切开,出血较少,待胎儿娩出后再切除多余的纵隔,用肠线锁边缝合残端。

2. **阴道横隔**　可阻碍胎先露下降,如隔膜较薄仅数毫米,可先行"X"形切开,待胎儿娩出后再将切缘用肠线锁边缝合;如隔的位置高且厚,则选择剖宫产术比较安全。

第二十一章 异常分娩

分娩过程能否顺利完成取决于产力、产道、胎儿和精神心理四大因素。任何一个或一个以上因素发生异常,以及四个因素间不能相互适应,而使分娩进展受到阻碍,称异常分娩,通常称难产。

第一节 产力异常

【概述】

子宫收缩是产力的主要组成部分,是分娩的主要动力,贯穿分娩的全过程,故产力异常主要表现为子宫收缩力异常。子宫收缩力异常的具体分类如下。

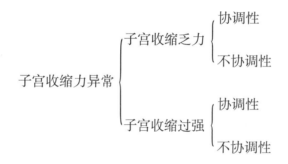

一、协调性子宫收缩乏力

【临床表现】

1. **子宫收缩乏力(简称宫缩乏力)** 多发生在产程一开始(原发性宫缩乏力),也可发生在活跃后期或第二产程(继发性宫缩乏力)。

2. 宫缩持续时间短,间歇时间长且不规律,宫缩<2次/10 min。

3. 子宫收缩力弱,宫腔内压<2 kPa,宫缩高峰时宫体隆起不明显,以手指按压宫底部肌壁仍可出现凹陷。

4. 宫口不能如期扩张,胎先露不能如期下降,产程进展缓慢甚至停滞。

【诊断要点】

1. 临床表现。

2. **产程曲线异常** 可出现下列一种或数种异常。

(1)潜伏期延长:潜伏期≥16小时。

(2)活跃期延长:活跃期≥8小时。

(3)活跃期停滞:进入活跃期后,宫口扩张停止达2小时。

(4)第二产程延长:第二产程初产妇超过2小时,经产妇超过1小时仍未分娩。

(5)第二产程停滞:第二产程达1小时胎头下降无进展。

（6）胎头下降延缓：活跃晚期胎头下降速度＜1cm/h。

（7）胎头下降停滞：活跃晚期胎头停留在原处不下降达1小时以上。

（8）滞产：总产程超过24小时。

【治疗原则及方案】

1. 潜伏期8小时后仍未进入活跃期，或进入活跃期4小时宫口尚未开全，或出现异常产程图应寻找原因，评估头盆关系。

2. 若存在头盆不称或严重胎位异常（高直后位或前不均倾），估计不能经阴道分娩者，应及时行剖宫产术。

3. 无明显头盆不称和胎位异常，估计能经阴道分娩者，应给予镇静剂使孕妇得以充分休息后，行人工破膜催产。

4. 进入活跃期出现异常临床表现应积极处理，未破膜者可酌情人工破膜，了解羊水状况及观察儿头下降情况。处理后观察0.5～1小时，宫缩仍不改善，可酌情加强宫缩（详见催、引产节）。

5. 进入第二产程若胎头双顶径已通过坐骨棘平面，儿头骨质最低点达S+3，胎头矢状缝位于骨盆出口前后径上，可行产钳术或胎头吸引术助产，否则应行剖宫产。

二、不协调性子宫收缩乏力

【临床表现】

1. **宫缩乏力** 多发生在产程开始阶段。

2. **宫缩不协调** 宫缩时子宫底部弱，下段强，宫缩间歇期子宫壁不完全松弛。

3. 产妇自觉下腹部持续疼痛，烦躁不安，可出现电解质紊乱、酸中毒、胎儿窘迫。

4. 产科检查下腹部压痛，胎位不清，胎心不规律。

【诊断要点】

1. 常与不适当应用缩宫素有关。

2. 临床表现。

3. **产程图异常** 潜伏期延长，活跃期延长或停滞。

【治疗原则及方案】

1. 处理原则为阻断不协调宫缩。

2. 潜伏期可应用强镇静剂，使产妇充分休息。如有缩宫素点滴应暂停。

3. 经处理后，不协调性宫缩未能得到纠正，或伴有胎儿窘迫，或伴有头盆不称，均应行剖宫产术。

三、协调性子宫收缩过强

【临床表现】

1. 宫口迅速开张，分娩短时间结束，总产程不足3小时为急产。多见于经产妇。

2. 可出现胎儿宫内窘迫。

【诊断要点】

1. 临床表现。

2. 子宫收缩过频（6次/10 min），收缩力过强（持续时间60秒）。

【治疗原则及方案】

1. 有急产史者应提前住院待产。

2. 有临产征象时,及早做好助产及抢救新生儿窒息的准备。

3. 胎头娩出时,勿使产妇向下屏气。

4. 产后仔细检查软产道,及时缝合裂伤。

5. 因急产未消毒及新生儿坠地者,新生儿及早肌内注射精制破伤风抗毒素 1 500U,产妇给予抗生素预防感染。

6. 新生儿肌内注射维生素 K_1 1 mg/d,3 日,以预防颅内出血。

四、不协调性子宫收缩过强

【临床表现】

1. 强直性子宫收缩,子宫收缩极为强烈,宫缩间歇期短或无间歇。

2. 产妇烦躁不安,持续性腹痛,拒按。

3. 宫缩间歇期短或无间歇。胎位、胎心不清。

4. 子宫痉挛性狭窄环,不随宫缩上升,有时可出现病理性缩复环、子宫下段过度拉长、变薄、血尿等先兆子宫破裂征象。

5. 宫颈扩张缓慢,胎先露下降停滞,胎心可不规律。

【诊断要点】

1. 临床表现 见上述。

2. 可见于不适当应用宫缩剂,头盆不称,或发生胎盘早剥。

【治疗原则及方案】

1. 强直性子宫收缩一旦确诊,应寻找原因,及时纠正,可给予镇静剂如哌替啶 100 mg 肌内注射或地西泮 10 mg 静脉注射或肌内注射,必要时也可用硫酸镁 4.0 g 缓慢静脉注射,使缩窄环松弛。

2. 若属梗阻性原因,或出现胎儿宫内窘迫不能纠正,应立即行剖宫产术。

第二节 产 道 异 常

【概述】

骨产道异常系指骨盆结构、形态异常或径线较正常短小,包括骨盆入口平面、中骨盆及出口平面狭窄,以及因发育或疾病、损伤所致的畸形骨盆等。软产道异常包括外阴异常,阴道异常,宫颈异常,子宫下段异常。

一、骨产道异常

【临床表现】

1. 骨盆入口平面狭窄

(1)初产妇近预产期或已临产胎头仍未衔接,可有胎位异常悬垂腹,临产后可出现潜伏期及活跃早期延长。

(2)常伴有胎膜早破或继发性宫缩乏力。头盆不称时可发生先兆子宫破裂或子宫破裂。

2. 中骨盆及骨盆出口平面狭窄

（1）中骨盆平面狭窄与骨盆出口平面狭窄常同时存在。

（2）活跃期后期及第二产程延长，甚至第二产程停滞。

（3）多有继发性宫缩乏力。

（4）可有持续性枕横位或枕后位。

（5）狭窄程度严重宫缩又较强时。

3. **均小骨盆**　孕妇身材矮小、体形匀称。

4. **畸形骨盆**

（1）孕妇可有脊髓灰质炎、脊柱和髋关节结核史或外伤史。

（2）孕妇可有跛足、脊柱及髋关节畸形。

【诊断要点】

1. **临床表现**　见上述。

2. **骨盆测量**

（1）腹部检查：胎头跨耻征可疑阳性或阳性。可能存在骨盆入口平面狭窄。

（2）骨盆测量

1）骶耻外径＜18 cm，对角径＜11.5 cm，为骨盆入口平面狭窄。

2）坐骨棘间径＜10 cm，坐骨切迹宽度＜2横指，为中骨盆平面狭窄。

3）坐骨结节间径＜8 cm，坐骨结节间径＋出口后矢状径＜15 cm，为骨盆出口平面狭窄。

4）三个平面各径线均小于正常值2 cm或更多，为均小骨盆。

5）米氏菱形窝不对称：骨盆两侧斜径及同侧直径（同侧髂前上棘与髂后上棘间径）相差＞1 cm，为畸形骨盆。

3. **产程表现**

（1）入口平面狭窄：产程中可以出现原发性宫缩乏力，潜伏期延长，儿头下降受阻在入口平面。

（2）中骨盆平面狭窄：产程中可以出现继发性宫缩乏力，活跃期异常，常伴持续性枕横（后）位。

（3）出口平面狭窄：常表现为活跃后期异常或第二产程停滞。

【治疗原则及方案】

1. **骨盆入口平面狭窄**

（1）骶耻外径≤16.0 cm，骨盆入口前后径≤8.5 cm，胎头跨耻征阳性者，足月活胎不能经阴道分娩，必须行剖宫产术。

（2）骶耻外径16.5～17.5 cm，骨盆入口前后径8.5～9.5 cm，胎头跨耻征可疑阳性，足月活胎估计体重＜3 000 g，可在严密监护下试产2～4小时，如胎头仍不能入盆，应行剖宫产术。胎膜已破者应适当缩短试产时间。

2. **中骨盆及骨盆出口平面狭窄**

（1）如宫口开全，胎头双顶径达坐骨棘水平或更低，无明显儿头塑型，可经阴道分娩。

（2）如宫口开全，胎头双顶径未达坐骨棘水平，应行剖宫产术。

（3）骨盆出口平面狭窄根据胎儿大小，慎重试产。

3. **均小骨盆**　应根据胎儿大小、母体合并症选择适宜的分娩方式。

4. 畸形骨盆

（1）根据畸形骨盆的种类、狭窄程度、胎儿大小、产力等情况具体分析。

（2）骨盆畸形严重，明显头盆不称，应行剖宫产术。

二、软产道异常

【临床表现】

1. 外阴异常 包括会阴坚韧、外阴水肿、外阴瘢痕、会阴伸展性差，影响胎先露拨露。

2. 阴道异常 包括阴道横隔、阴道纵隔、阴道狭窄、阴道肿瘤，影响胎先露下降。

3. 宫颈异常 多见于宫颈外口黏合、宫颈水肿、宫颈坚韧、宫颈瘢痕、宫颈癌、宫颈肌瘤，导致宫颈难产。

【诊断要点】

1. 临床表现 见上述。

2. 阴道检查 可确诊。

【治疗原则及方案】

1. 外阴异常

（1）会阴坚韧：分娩时，应行预防性会阴侧切开。

（2）外阴水肿：分娩前，局部应用 50% 硫酸镁湿热敷。临产后，严重水肿可在严格消毒下进行多点针刺皮肤放液。分娩时，可行会阴侧切开。

（3）外阴瘢痕：瘢痕范围不大，分娩时可行会阴侧切开。瘢痕过大，应行剖宫产术。

2. 阴道异常

（1）阴道横隔：产程中当横隔阻碍儿头下降时，可在直视下切开。分娩后再切除并缝合残端。如横隔高且坚厚，应行剖宫产术。

（2）阴道纵隔：临产后，当纵隔阻挡儿头下降，可行切开，产后修剪并缝合残端。

（3）阴道狭窄：根据部位、程度决定分娩方式。

（4）阴道肿瘤：阴道壁囊肿较大时，行囊肿穿刺抽出其内容物，待产后再选择时机进行处理。阴道内肿瘤阻碍胎先露下降又不能经阴道处理者，应行剖宫产术。

（5）宫颈外口黏合：产程中影响宫颈扩张或儿头下降时应行剖宫产。

（6）宫颈水肿：地西泮静脉推注或宫颈注射，或利多卡因＋阿托品宫颈多点注射。宫口近开全时，可用手指将水肿的宫颈前唇上推。如无效，宫口不能继续扩张，应行剖宫产术。

（7）宫颈坚韧：宫颈瘢痕，宫口仍不扩张，应行剖宫产术。

（8）宫颈癌：必须行剖宫产术。

（9）宫颈肌瘤：影响胎先露衔接，应行剖宫产术。

第三节 胎位异常

一、持续性枕后位、枕横位

【概述】

经过充分试产，在分娩后期胎头枕骨仍位于母体骨盆后方或侧方，致使分娩发生困难者,称持续性枕后位或持续性枕横位。

【临床表现】

1.可能出现协调性宫缩乏力和活跃晚期及第二产程延长。

2.枕后位时,宫口尚未开全即可出现肛门坠胀及排便感而过早使用腹压。

【诊断要点】

1.临床表现

2.B超检查 胎儿颜面部、枕部、脊柱的位置有助于胎方位的判断,但胎头已深入骨盆时判断有一定困难。

3.腹部检查 胎背偏向母体后方或侧方,可在对侧明显触及胎儿肢体。胎心于脐下一侧偏外方或胎儿肢体侧最为清晰。

4.阴道检查 胎头水肿、颅骨重叠时,胎头矢状缝位于骨盆横径(枕横位)或斜径(枕后位)上,前囟位于骨盆前方(枕后位)或侧方(枕横位)时,囟门常触不清,需借助胎儿耳郭及耳屏位置和方向判定胎位,胎儿耳郭朝向骨盆后方为枕后位,胎儿耳郭朝向骨盆侧方为枕横位。

【治疗原则及方案】

1.第一产程

(1)潜伏期:保证产妇的充分营养与休息,可向胎儿腹部方向侧卧。

(2)活跃期:保证充分休息,继续体位纠正,活跃晚期可手转儿头,密切观察产程进展,必要时行人工破膜,如宫缩乏力,则可加强宫缩。如经处理,产程进展仍缓慢或无进展,应行剖宫产术。

2.第二产程

(1)第二产程进展缓慢或停滞,应行阴道检查,再次判断头盆关系,决定分娩方式。

(2)胎头双顶径已达坐骨棘平面或更低时,而胎头骨质最低点达S+3,可手转胎头成正枕前位,经阴道分娩。有困难时也转成正枕后位,以产钳助产。

(3)胎头位置较高,疑有头盆不称,应行剖宫产术。

3.第三产程

(1)注意预防产后出血及感染。

(2)仔细检查软产道,有裂伤部位需及时修补。

二、胎头高直位

【概述】

当胎头矢状缝位于骨盆入口前后径上时,称胎头高直位,又分高直前位及高直后位。

【临床表现】

产程延长,宫口扩张缓慢,常表现为活跃早期宫口停滞于开大 3~5 cm,胎头不下降或下降缓慢。

【诊断要点】

1.临床表现 见上述。

2.B超检查 胎头双顶径与骨盆入口横径一致,胎头矢状缝与骨盆入口前后径一致。

3.腹部检查 高直前位时胎背靠近腹前壁,不易触及胎儿肢体,胎心位置稍高,近腹中线最为清晰。高直后位时胎儿肢体靠近腹前壁,有时在耻骨联合上方可触及胎儿下颌。

4. **阴道检查** 胎头矢状缝位于骨盆入口平面的前后径上，其偏斜角度左右不超过15°，前囟位于骶骨前、后囟位于耻骨联合后为高直前位，反之为高直后位。常可发现产瘤，产瘤范围常与宫颈扩张程度相符。

【治疗原则及方案】

1. **高直前位** 如骨盆正常、胎儿不大、产力强，可以试产。试产失败应行剖宫产术。

2. **高直后位** 多需行剖宫产术。

三、面 先 露

【概述】

临产后胎头极度仰伸，致胎儿枕部与背部相接触，颏部成为胎先露的最低部位时，称为面先露。

【临床表现】

1. 可能出现继发性宫缩乏力，产程延长。

2. **腹部检查** 胎头入盆受阻，胎体伸直，宫底位置较高。颏前位时，胎儿肢体靠近母体腹壁，易触及，胎心在胎儿肢体侧听诊最清晰。颏后位时，在耻骨联合上方可触及胎儿枕骨隆突与胎背间有明显的凹沟，胎心多远而弱。

3. **阴道检查** 可触及软硬不均、高低不平的颜面部。宫口开大时，可辨明胎儿的口、鼻、颧、眼、颏各部。可依据颏部所在位置确定颏前位或颏后位。

【诊断要点】

1. **临床表现** 见上述。

2. **B超检查** 有助于胎方位的确定。

【治疗原则及方案】

1. **颏后位** 应行剖宫产术。

2. **颏前位** 如无头盆不称，产力良好，有可能经阴道分娩。如有头盆不称，应行剖宫产术。

四、臀 先 露

【概述】

臀位是最常见的异常胎位，分为单臀先露、混合臀先露、单足先露、双足先露。

【临床表现】

1. **腹部检查** 胎体纵轴与母体纵轴一致，于子宫底部可触及胎头，在耻骨联合上方可触及胎臀。胎心以脐部左上方或右上方最为清晰。

2. **肛门检查或阴道检查** 胎先露较低时，可触及软而不规则的胎臀、足或膝。如胎膜已破，可直接触到胎臀、外生殖器及肛门。

【诊断要点】

1. **临床表现** 见上述。

2. **B超检查** 可提示臀先露的类型及胎头姿势等。

【治疗原则及方案】

1. **妊娠期**

（1）妊娠30周后发现臀位，无合并症、无不良孕产史者，仍可定期产前检查，多数常会自行转至头位。

（2）外倒转术：有条件的医院可在妊娠 36 周给予子宫松弛剂后，在 B 超监测下试行外倒转术。但需向孕妇及其家属讲明利弊，征得同意并签字后进行。

2. 分娩期

（1）根据产妇年龄、胎产次、骨盆类型、胎儿大小、胎儿是否存活、臀先露类型以及有无合并症，于临产初期做出正确判断，决定分娩方式。

（2）择期剖宫产的指征：小于胎龄儿、早产、狭窄骨盆、软产道异常、初产、胎儿体重估计＞ 3 500 g、不完全臀先露、胎头仰伸、高龄初产、有难产史、子宫瘢痕等，均宜放宽行剖宫产术。

（3）决定阴道分娩的处理

1）第一产程：①尽可能保持胎膜完整。②胎膜破裂时，需立即听胎心，胎心异常立即检查有无脐带脱出，若发现脐带脱出，宫口开全者迅速行臀牵引术；宫口未开全者应立即原地行剖宫产术。③严密观察产程进展，勤听胎心，可行持续胎心监护。④宫缩时如在阴道口见到胎臀或胎足，应消毒外阴后，使用"堵"外阴的方法让宫颈和阴道充分扩张。

2）第二产程：准备助产时，应再次观察宫缩情况，保持良好的宫缩力，必要时静脉滴注缩宫素。①自然分娩：适用于经产妇、胎儿小、宫缩强、骨盆腔宽大者。②臀助产术：当胎臀自然娩出至脐部后，胎肩及后出胎头由助产者协助娩出。注意脐部娩出后应在 2～3 分钟娩出胎头，最长不能超过 8 分钟。助产前，初产妇行会阴侧切开术。③臀牵引术：胎儿全部由接产者牵拉娩出，此种手术对胎儿损伤较大，非特殊情况应禁止使用。臀位后出头困难时，可行后出头产钳助产。

3）第三产程：①注意预防发生产后宫缩乏力性出血及感染；②仔细检查有无软产道损伤。

第四节 肩 先 露

【概述】

胎体横卧于骨盆入口之上，先露部为肩，称肩先露。

【临床表现】

1. 易发生宫缩乏力、胎膜早破、脐带脱垂。

2. 可发生忽略性横位及病理性缩复环，进而发生子宫破裂。

【诊断要点】

1. 临床表现 见上述。

2. B 超检查 有助于探清肩先露，并确定具体胎位。

3. 腹部检查 子宫呈横椭圆形，子宫底高度较妊娠月份为低，宫底部及耻骨联合上方空虚，在母体腹部一侧触及胎头，另侧为胎臀。肩前位时，胎背朝向母体腹壁，触之宽大平坦；肩后位时，母体腹壁可触及不规则的小肢体。胎心在脐部两旁最清晰。

4. 阴道检查 胎膜未破时，先露部位于骨盆入口上方，不能触及。如胎膜已破、宫口已扩张，阴道检查可触及胎儿肩胛骨、肩峰、肋骨及腋窝。如胎手已脱出阴道口，可用握手法鉴别为胎儿左手或右手。

【治疗原则及方案】

1. 妊娠期

（1）妊娠后期发现肩先露，应及时矫正。可试用膝胸卧位、激光照射或艾灸至阴穴。

（2）上述方法无效时可试用外倒转术转成头先露或臀先露，并包扎腹部以固定胎头。

（3）外倒转术失败，应提前住院决定分娩方式。

2. 分娩期

（1）足月活胎，均应行剖宫产术。

（2）产程中出现先兆子宫破裂或子宫破裂征象，无论胎儿是否存活，均应行剖宫产术。

（3）胎儿已死，无先兆子宫破裂征象，如宫口近开全，可在全麻下行毁胎术。

（4）经阴道分娩者，产后应常规探查子宫下段、子宫颈及阴道有无裂伤。注意预防产后出血及感染。

第五节 肩 难 产

【概述】

胎头娩出后胎儿前肩嵌顿于耻骨联合上方，用常规助产手法不能娩出胎儿双肩，称为肩难产。肩难产好发于巨大儿、过期儿及头盆不称时。由于肩难产发生突然，常不能准确预测，易引发严重的母婴并发症。

【临床表现及诊断要点】

1. 产程延长，尤其活跃晚期延长、第二产程延长、胎头下降阻滞、阴道助产手术娩出胎头困难时，均应警惕肩难产。

2. 胎头娩出较快，胎头娩出后颈部回缩，胎儿颏部紧紧压向会阴部，胎肩娩出困难，则诊为肩难产。

【治疗原则及方案】

1. 注意识别容易发生肩难产的各种因素。

2. 一旦发生肩难产，应采取以下措施。

（1）做足够大的会阴侧切。

（2）可选择屈大腿助产、压前肩、旋肩、先牵出后肩等方法助产。

（3）做好新生儿窒息的复苏准备。

第二十二章　产时并发症

第一节　产科休克

【概述】

休克是机体对有效循环血量严重不足的反映。主要病理变化为神经体液因子失调与急性微循环障碍，从而引起组织灌注不足、缺血缺氧、代谢异常和细胞损害。产科休克以失血引起的低血容量性休克最多见。

一、失血性休克

【临床表现】

1. **精神状态**　休克早期表现为兴奋、烦躁、口渴，失代偿后表情转为淡漠、意识模糊，直至昏迷。

2. **皮肤、黏膜**　逐渐发展为苍白、发绀、湿冷。

3. **脉率**　脉率加快常出现在血压下降之前，失代偿后发展为细、速、弱，乃至触及不清。

4. **血压**　收缩压低于原来的20%，脉压小于20 mmHg可诊断为休克。

5. **尿量**　逐渐减少乃至少尿（17 ml/h）、无尿（4 ml/h），注意比重变化。

6. **呼吸休克**　时常伴有呼吸困难，注意并发ARDS。

7. **辅助监测**　在条件允许时可做以下辅助和特殊监测。

（1）血、尿常规、肝、肾功能、电解质水平。

（2）中心静脉压（CVP）：动态监测指导补液，正常值为5～10 cmH$_2$O。

（3）肺动脉楔压（PCWP）：监测肺循环阻力情况，仅用于严重休克病人的抢救。正常值为6～15 mmHg。

（4）动脉血气分析。

（5）动脉血乳酸盐测定：直接反映无氧代谢。正常值为1～2 mmol/L。

（6）弥散性血管内凝血实验室检查：血小板计数低于100×10^9/L，纤维蛋白原少于1.5 g/L，凝血酶原时间较正常延长3秒以上，副凝试验阳性（3P）等可确诊。

【治疗原则及方案】

早期发现、及时适当处理是抢救休克的关键，其中包括病因治疗、抗休克措施及防治并发症。

1. **紧急处理**　诊断与抢救同时进行。

（1）迅速建立静脉通道，补充血容量是抗休克的关键。

1）估计出血量，继续丢失应严格测量。

2）扩容原则：先快后慢，先晶体后胶体，适时输血。在休克复苏中晶体液可有效补容。最初 1 小时内快速输入 1 000～2 000 ml 生理盐水或平衡液,若血压恢复正常,表明失血量较少。如失血量多,上述方法不能维持循环容量时,立即输新鲜全血或浓缩红细胞(Hb 60 g/L,HCT < 25% 时才需输血)。如果输入浓缩红细胞超过 1 000 ml,需要检查凝血指标。发生 DIC 时应用新鲜冰冻血浆及其他凝血物质。右旋糖酐、低分子羟乙基淀粉等血浆增量剂可维持胶体渗透压,用量不宜超过 1 000 ml。扩容量应为估计失血量的 2～3 倍。

(2)迅速取得病史,仔细查体,寻找出血原因及止血。

(3)监测生命体征。

(4)保持呼吸道通畅,必要时可做气管插管或气管切开,吸氧。

2. **纠正酸中毒**　纠正酸中毒主要依靠补充血容量,恢复组织灌流。依据动脉血气酌情应用碱性缓冲液,适用于复苏效果较差的病人。

$$NaHCO_3(mmol)=BE \times 体重(kg)/4$$

3. **血管活性药物**　一般不用血管收缩药物,补足血容量后可慎用血管扩张药。多巴胺 20 mg 加入 5% 葡萄糖液 200～300 ml 中静脉滴注,开始 15～20 滴 /min[2～5 μg/(kg·min)],以后视病情调整滴速。

4. **改善心功能**　休克时心脏功能有所减弱,甚至发生心衰,可酌情应用强心药,如去乙酰毛花苷 0.4 mg 稀释后缓慢静脉注射。

5. **皮质类固醇**　一般用于严重休克,如地塞米松 1～3 mg/kg 加入 5% 葡萄糖中静脉滴注,24 小时内不超过 2 次。

6. **抗感染**　肾毒性类抗生素慎用。

二、感染性休克

【概述】

产科感染性休克常见于严重产褥感染引发的急性盆腔炎、腹膜炎、败血症等情况。多为革兰氏阴性菌、厌氧菌的混合感染。内、外毒素刺激细胞和血浆生成的多种内源性介质,使发病机制比较复杂。

【临床表现及诊断要点】

1. **高排低阻型(暖休克)**　皮肤温暖、色红,血压下降。

2. **低排高阻型(冷休克)**　皮肤苍白、湿冷,血压下降,少尿、无尿。

【治疗原则及方案】

1. **抗休克**

2. **补充血容量**　以平衡液为主,配合适量的血浆和全血。

3. **应用心血管药物**

4. **皮质类固醇**　早期应用效果好,剂量宜大。

5. **酌情选用中药**

6. **控制感染**

(1)处理原发感染灶。

(2)根据药敏培养结果,应用有效抗生素。

(3)改善一般状况。

第二节 羊 水 栓 塞

【概述】

羊水栓塞系指羊水进入母体血循环后引起肺栓塞、休克、弥散性血管内凝血（DIC）、肾衰竭或骤然死亡等一系列严重症状的综合征。

高龄初产、经产、多胎为好发人群。前置胎盘、胎盘早剥、胎膜早破、死胎、滞产、难产、剖宫产、引产、催产中或自发的宫缩过强、羊水胎粪污染、产道裂伤、子宫破裂、中孕钳刮等，常为羊水栓塞的诱发因素。

【临床表现】

1. 分娩前、后突然出现无明显原因的烦躁、寒战、呼吸困难、发绀等症状。

2. 呼吸循环衰竭发生、发展迅速。呼吸困难加重时肺部可闻及音，较早出现抽搐及昏迷，最严重的情况为心搏骤停。

3. 部分患者尤其胎儿娩出后发病者主要表现为产后子宫出血，继发出血不凝、全身出血倾向等 DIC 表现。

4. 急性肾衰竭及多脏器功能不全。

【诊断要点】

1. 临床表现。

2. **辅助检查** 如有条件且时间允许时可做以下检查。

（1）血涂片：取下腔静脉血 3～5 ml 放置沉淀，取上层羊水成分涂片染色，寻找胎儿上皮细胞、毳毛、黏液、脂肪及角蛋白等羊水有形成分。

（2）DIC 实验室指标动态检测。

（3）X 线胸片示双肺弥漫性、点片状浸润阴影，右心扩大。

（4）心电图示心肌劳损。

（5）血气显示 PO_2 下降，pH 值下降，BE 下降。

3. **死亡后诊断**

（1）取右心室血做沉淀试验，血涂片寻找羊水的有形成分。

（2）子宫切除标本病理检查。

（3）尸检。

【治疗原则及方案】

1. 初步诊断、辅助检查、初级 ABC 急救措施同时进行。

2. **正压给氧（100% 浓度氧气）** 必要时气管插管或气管切开。

3. **抗休克** 至少两条静脉通道积极扩容，首选晶体液。血管活性药物首选多巴胺静点。

4. **抗过敏** 可选地塞米松、氢化可的松等。

5. **缓解肺动脉高压** 用罂粟碱 30～60 mg 小壶，100～200 mg 静点维持，每日总量不超过 300 mg。氨茶碱 250 mg 静脉滴注等。

6. **纠正酸中毒**

7. **防治 DIC**

8. **防治心衰及肾衰**

9. **预防感染** 慎用肾毒性类抗生素。

10. **产科处理** 尽快结束分娩。宫口未开全者立即剖宫产,宫口开全无头盆不称者产钳助产,产后子宫出血不能控制者行子宫全切术。

第三节 产科弥散性血管内凝血

【概述】

弥散性血管内凝血(disseminated intravascular coagulation,DIC)是由多种疾病引起,以广泛血管内凝血、消耗性低凝继发纤溶亢进、全身出血倾向为特征的病理过程。产科 DIC 常发生于感染性流产、胎死宫内、胎盘早剥、重度妊娠高血压综合征、羊水栓塞、妊娠合并肝病等严重并发症或合并症时。

【诊断要点】

1. **临床表现**

(1)出血:产科 DIC 以子宫持续出血、血不凝为主要特点,严重情况可伴发全身广泛出血倾向,如皮肤出现淤斑、咯血、血尿、针眼、伤口出血、渗血不止。

(2)休克:出现早,不易恢复,可与出血量不成比例。

(3)多器官功能障碍综合征(MODS):微血栓形成和栓塞可引起脏器缺血坏死,导致一个或多个器官系统功能不全。

2. **实验室检查**

(1)血小板计数低于 $100 \times 10^9/L$ 或进行性下降。

(2)凝血酶原时间大于 15 秒或较对照延长 3 秒以上。

(3)PT、APTT 显著延长。

(4)血浆纤维蛋白原(FIB)小于 1.5 g/L 或进行性下降。

(5)血浆 D-二聚体较正常升高 4 倍以上。

(6)血浆纤维蛋白降解产物(FDP)大于 20 mg/L,或 3P 试验阳性。

【治疗原则及方案】

1. 积极治疗原发病。

2. **改善微循环** 补充血容量,注意纠正酸中毒和水、电解质失衡。

3. 根据不同原因及病程的不同阶段实施个体化治疗(如抗凝、补充凝血因子、抑制纤溶等)。

4. 有效供氧,保证组织灌流,抑制炎性介质反应(如激素治疗),多器官功能支持。

5. 产后子宫出血不能控制者行子宫全切术、子宫动脉结扎术、髂内动脉结扎术或髂内动脉、子宫动脉栓塞术等。

第四节 先兆子宫破裂及子宫破裂

【概述】

阻塞性难产时,随着子宫收缩的加强,子宫下段逐渐伸展变薄,如不及时处理,该处将破裂,此时称先兆子宫破裂;子宫下段或体部已发生破裂,称子宫破裂。

【临床表现】

1. 先兆子宫破裂

（1）病史：多见于阻塞性难产，如骨盆狭窄、胎位不正、胎儿过大，或胎儿畸形，包括脑积水、连体双胎等，临产后常有产程停滞或延长，也可发生在不适当使用缩宫素时。

（2）临床表现：产妇明显下腹痛，烦躁不安，呼叫，脉搏、呼吸加快，排尿困难，或可见血尿，可有阴道流血。

2. 子宫破裂

（1）病史：子宫体部破裂可发生在妊娠晚期，多系子宫体部原有瘢痕，可无先兆而突然破裂。子宫下段破裂一般都发生在临产后，可有子宫下段剖宫产史，或此次临产有分娩梗阻，或临产后不恰当地使用缩宫素。

（2）临床表现：在先兆子宫破裂的基础上突感下腹部撕裂样疼痛，随之强烈宫缩停止，疼痛暂时缓解，但很快出现持续性全腹痛，伴恶心、呕吐和阴道出血。

【诊断要点】

1. **症状**　病理性缩复环的形成、下腹部压痛、胎心率的变化及血尿的出现，是先兆子宫破裂的四个重要症状。

2. **腹部检查**　全腹有压痛、反跳痛及肌紧张，胎心音往往消失。子宫轮廓不清，典型时可及缩小的子宫、胀大的膀胱及游离的胎儿三个包块。

3. **阴道检查**　原已下降或拨露的胎先露部上升或消失。

4. **诊断**　在先兆子宫破裂的基础上突然发生剧烈腹痛，有休克及明显的腹部体征，可诊断为子宫破裂。

【治疗原则及方案】

1. 明确为先兆子宫破裂时，应尽快行剖宫产术，同时迅速给予抑制子宫收缩的药物。

2. 子宫破裂的治疗应做到三早，即早诊断、早手术、早输血。明确诊断后应紧急剖腹探查，同时积极纠正休克及输血，预防感染。

3. 手术范围应根据破裂时间的长短、子宫裂口整齐与否、有无感染，以及当时当地的条件，决定行修补术、次全子宫或子宫全切术。

（1）子宫破裂时间在 12 小时以内、裂口边缘整齐、无明显感染者，可考虑修补缝合裂口。

（2）子宫破裂口较大或不整齐，且有感染可能者，可考虑次全子宫切除。

（3）子宫破裂口不仅在下段，且向下延及宫颈管或为多发性撕裂，或已有感染者应考虑做全子宫切除。

（4）阔韧带内有巨大血肿而不易寻找到出血点时，可行双侧髂内动脉结扎术。随后寻找出血点，进行缝扎止血。

（5）手术中应仔细探查有无邻近脏器损伤。

4. 术后应用大量广谱抗感染药物。

第五节　脐带脱垂

【概述】

胎膜完整而脐带位于胎先露以下者，称脐带先露；胎膜破裂后脐带脱出于子宫颈口以下者,称脐带脱垂。多发生在胎位异常,如横位、臀位、羊水过多、骨盆狭窄或头盆不称等情况。

【临床表现】

1. 胎膜已破裂,在孕妇起床活动或改变体位时随羊水流出,或在胎膜破裂时阴道有一带状物脱出。

2. 阴道检查时发现阴道内有脐带;若胎儿存活,则可扪及脐带内有血管搏动;若胎儿死亡,则脐带血管搏动消失。

【诊断要点】

1. 胎膜早破、胎先露异常、头盆不称、低置胎盘、羊水过多等,都有可能导致脐带脱垂。

2. **临床表现** 见上述。

3. 听诊胎心异常或胎心电子监护出现异常,提示脐带受压,应高度警惕脐带脱垂的发生。

4. **阴道检查** 待产中发现有原因不明的胎儿窘迫,特别是已临产而胎膜已破者,必须行阴道检查。

【治疗原则及方案】

1. 宫口已开全,胎儿存活,无头盆不称,先露部已较低者如为头位,可行手术助产,包括低位产钳助产,臀位则行臀位牵引术。

2. 宫口未开全,不具备经阴道分娩条件,胎心好,家属在场者应征得其同意,不在场时可向孕妇本人讲明情况,在取得同意和/或签字后,立即行剖宫产术。这时孕妇取头低位,检查者以手上推先露,于原地迅速在局部麻醉或全麻下行剖宫产术。但在消毒皮肤前必须再听一次胎心。

3. 胎心及脐带搏动已消失,胎儿已死亡或濒临死亡,则经阴道分娩。

第六节 产后出血

【概述】

产后出血是指胎儿娩出后24小时内,阴道分娩者出血量≥500 ml、剖宫产分娩者出血量≥1 000 ml。

【临床表现】

产后出血主要表现为阴道流血或伴有失血过多引起的并发症如休克、贫血等。

1. **阴道流血** 不同原因的产后出血临床表现不同。

(1)胎儿娩出后立即出现阴道流血,色鲜红,应先考虑软产道裂伤。

(2)胎儿娩出几分钟后开始流血,色较暗,应考虑胎盘因素。

(3)胎盘娩出后出现流血,其主要原因为子宫收缩乏力或胎盘、胎膜残留。

(4)如阴道出血呈持续性,且血液不凝,应考虑凝血功能障碍引起的产后出血。

(5)如果形成阴道壁血肿,产后阴道流血虽然不多,但产妇有严重的失血症状和体征,并诉说会阴部疼痛,应该考虑隐匿性的软产道损伤。

2. **休克症状** 出血的影响很大程度上取决于非妊娠期血容量、妊娠期血容量增加的多少以及分娩时的贫血程度。如果阴道出血量多或量虽少但时间长,产妇可出现休克症状,如头晕、脸色苍白、脉搏细数、血压下降等。

【诊断要点】

1. **临床表现** 见上述。

2. 产后出血是指胎儿娩出后 24 小时内,阴道分娩者出血量≥500 ml、剖宫产分娩者出血量≥1 000 ml;严重产后出血是指胎儿娩出后 24 小时内出血量≥1 000 ml;难治性产后出血是指经宫缩剂、持续性子宫按摩或按压等保守措施无法止血,需要外科手术、介入治疗甚至切除子宫的严重产后出血。

3. 诊断产后出血的关键在于对出血量有正确的测量和估计。常用的估计出血量的方法如下。

(1) 称重法或容积法。

(2) 监测生命体征、尿量和精神状态。

(3) 休克指数法,休克指数 = 心率 / 收缩压(mmHg)。

(4) 血红蛋白水平测定,血红蛋白每下降 10 g/L,出血量为 400~500 ml。但是在产后出血早期,由于血液浓缩,血红蛋白值常不能准确反映实际出血量。

【治疗原则及方案】

1. **一般处理**

(1) 寻找出血原因,进行一般处理,向上级医师及麻醉医生求助。

(2) 交叉配血;通知血库和检验科做好准备。

(3) 建立双静脉通道,积极补充血容量。

(4) 进行呼吸管理,保持气道通畅,必要时给氧。

(5) 监测出血量和生命体征,留置尿管,记录尿量。

(6) 查血常规、凝血功能、肝肾功能等,并行动态监测。

2. **子宫收缩乏力的处理**

(1) 子宫按摩或压迫法:可采用经腹按摩或经腹经阴道联合按压。

(2) 应用宫缩剂

1) 缩宫素:为预防和治疗产后出血的一线药物。用法为:缩宫素 10U 肌内注射或子宫肌层或子宫颈注射,再 10~20U 加入 500 ml 晶体液中静脉滴注

2) 卡贝缩宫素:使用方法同预防剖宫产产后出血。

3) 卡前列素氨丁三醇:250 μg 深部肌内注射或子宫肌层注射,可维持 2 小时;必要时重复使用,总量不超过 2 000 μg。

4) 米索前列醇:在没有缩宫素的情况下也可作为治疗子宫收缩乏力性产后出血的一线药物,应用方法:米索前列醇 200~600 μg 顿服或舌下给药。

5) 其他:卡前列甲酯栓(可口服、直肠或阴道给药)以及麦角新碱等。

(3) 止血药物:推荐使用氨甲环酸,其具有抗纤维蛋白溶解的作用,1 次 1.00 g 静脉滴注或静脉注射,1 日用量为 0.75~2.00 g。

(4) 手术治疗

1) 宫腔填塞术:有宫腔球囊压迫和宫腔纱条填塞两种方法,阴道分娩后宜选用球囊压迫,剖宫产术中可选用球囊或纱条填塞。水囊或纱条放置 24~48 小时后取出,注意预防感染。

2) 子宫压迫缝合术:最常用的是 B-Lynch 缝合术,此外,还有多种改良的子宫缝合技术如方块缝合等。

3）盆腔血管结扎术：包括子宫动脉结扎和髂内动脉结扎，子宫血管结扎术适用于难治性产后出血，推荐实施3步血管结扎术法。

A. 双侧子宫动脉上行支结扎。

B. 双侧子宫动脉下行支结扎。

C. 双侧卵巢子宫血管吻合支结扎。

4）经导管动脉栓塞术

A. 适应证：经保守治疗无效的各种难治性产后出血。

B. 禁忌证：①生命体征不稳定、不宜搬动的患者；②合并有其他脏器出血的DIC；③严重的心、肝、肾和凝血功能障碍；④对造影剂过敏者。

5）子宫切除术：适用于各种保守性治疗方法无效者。对子宫切除术后盆腔广泛渗血者，可用大纱条填塞压迫止血并积极纠正凝血功能障碍。

3. 产道损伤的处理

（1）阴道壁血肿：充分暴露手术视野，在良好照明下，查明损伤部位，应在超过裂伤顶端0.5 cm处开始缝合，必要时应用椎管内麻醉。发现血肿尽早处理，可采取切开清除积血、缝扎止血或碘伏纱条填塞血肿压迫止血（24～48小时后取出）。

（2）子宫体内翻：如发生子宫体内翻，产妇无严重休克或出血，子宫颈环尚未缩紧，可立即将内翻子宫体还纳，还纳困难者可在麻醉后还纳。还纳后静脉滴注缩宫素，直至宫缩良好后将手撤出。如经阴道还纳失败，可改为经腹子宫还纳术。

（3）子宫破裂：立即开腹行手术修补或行子宫切除术。

4. 胎盘因素的处理　胎儿娩出后，尽量等待胎盘自然娩出。

（1）胎盘滞留伴出血：对胎盘未娩出伴活动性出血者可立即行人工剥离胎盘术，并加用强效宫缩剂。

（2）胎盘残留：对胎盘、胎膜残留者应用手或器械清理，动作要轻柔，避免子宫穿孔。

（3）胎盘植入

1）胎盘植入伴活动性出血，若为剖宫产可先采用保守治疗方法，如盆腔血管结扎、子宫局部楔形切除、介入治疗等。

2）若为阴道分娩应在输液和/或输血的前提下，进行介入治疗或其他保守性手术治疗。

3）如果保守治疗方法不能有效止血，则应考虑及时行子宫切除术。

（4）凶险性前置胎盘：如果保守治疗措施如局部缝扎或楔形切除、血管结扎、压迫缝合、子宫动脉栓塞等无法有效止血，应早期做出切除子宫的决策，以免发展为失血性休克和多器官功能衰竭而危及产妇生命。

5. 凝血功能障碍的处理　一旦确诊为凝血功能障碍，尤其是DIC，应迅速补充相应的凝血因子。

（1）血小板计数：产后出血尚未控制时，若血小板计数低于$(50～75)×10^9$/L或血小板计数降低并出现不可控制的渗血时，则需考虑输注血小板，治疗目标是维持血小板计数在$50×10^9$/L以上。

（2）新鲜冰冻血浆：是新鲜抗凝全血于6～8小时内分离血浆并快速冰冻，几乎保存了血液中所有的凝血因子、血浆蛋白、纤维蛋白原。应用剂量为10～15 ml/kg。

（3）冷沉淀：输注冷沉淀主要为纠正纤维蛋白原的缺乏，如纤维蛋白原水平高于1.5 g/L

不必输注冷沉淀。冷沉淀常用剂量为 0.10～0.15 U/kg。

（4）纤维蛋白原：输入纤维蛋白原 1 g 可提升血液中纤维蛋白原 0.25 g/L，1 次可输入纤维蛋白原 4～6 g。

总之，补充凝血因子的主要目标是维持凝血酶原时间及活化凝血酶原时间均 < 1.5 倍平均值，并维持纤维蛋白原水平在 1 g/L 以上。

6. 产后出血的输血治疗 成分输血在治疗产后出血尤其是严重产后出血中起着非常重要的作用。

（1）红细胞悬液：一般情况下，血红蛋白水平 > 100 g/L 可不考虑输注红细胞，而血红蛋白水平 < 60 g/L 几乎都需要输血，血红蛋白水平 < 70 g/L 应考虑输血，应尽量维持血红蛋白水平 > 80 g/L。如果出血较为凶险且出血尚未完全控制或继续出血的风险较大，可适当放宽输血指征。剖宫产术中出血，有条件的医院还可考虑自体血过滤后回输。

（2）凝血因子：补充凝血因子的方法同上述，包括输注新鲜冰冻血浆、血小板、冷沉淀、纤维蛋白原等。有条件的医院还可考虑使用重组活化Ⅶ因子（rFⅦa）作为辅助治疗的方法，应用剂量为 90 μg/kg，可在 15～30 分钟内重复给药。

第七节　新生儿窒息与复苏

【概述】

新生儿窒息是指因母儿因素、产时因素等引起的出生时呼吸循环障碍，生后 1 分钟内未能建立规则呼吸而引起缺氧、酸中毒。

【临床表现】

Apgar 评分是目前应用最普遍的方法（表 22-1）。

表 22-1　Apgar 评分

体征	评分		
	0	1	2
心率	无	< 100 次 /min	≥ 100 次 /min
呼吸	无	慢，不规则	良好，哭声好
肌张力	软瘫	四肢稍屈曲	四肢活动好
反应	无	差	好
肤色	苍白	肢体发绀	红润

【诊断要点】

Apgar 4～7 分为轻度窒息，0～3 分为重度窒息。生后 1 分钟、5 分钟、10 分钟各评分一次。Apgar 评分是对新生儿出生后 1 分钟和 5 分钟时窒息程度的客观评价，但不能作为决定是否需要复苏的依据。但是它对复苏效果的判断是很重要的，尤其 5 分钟以后的评分可预测预后。

【治疗原则及方案】

1. 复苏的准备

（1）因为新生儿窒息不能 100% 地预测，因此，所有的新生儿不论以何种方式分娩，均应有能实施复苏的人员在场。

（2）准备好复苏用具（吸球、吸痰管和喉镜等）和必备药品（如肾上腺素等），能随手可用。

2. 儿头娩出立即清理口鼻咽内分泌物。

3. 出生后立即进行初步复苏。

（1）保暖。

（2）立即擦干身上的羊水。

（3）摆好体位（肩背稍垫高），头侧向一边。

（4）吸净咽喉鼻部分泌物，特别是胎粪样羊水。应在第一次呼吸前查看喉头有无胎粪，如有应及时清理，并行气管内吸引。

（5）触觉刺激（轻拍背部或足底）。

以上五步初步复苏应在 30 秒内完成。绝大多数新生儿或原发性呼吸暂停儿，经以上五步初步复苏则会很快建立自主呼吸。对少数继发性呼吸暂停者，需急行复苏纠正低氧血症和酸中毒。

4. **复苏的程序和方案**

（1）评估、决策、操作的循环程序：操作→评估→决策→操作。

1）触觉刺激→无呼吸→人工呼吸→正压人工呼吸。

2）有呼吸→再评估→查心率→＜ 100 次 /min →加压给氧。

3）小于 60 次 /min，胸外按压。

4）≥100 次 /min，查看肤色→青紫→常压给氧。

5）正压给氧：氧浓度 90%～100%，面罩气囊给氧。

6）常压给氧：氧流量 5 L/min。

导管距口鼻 1.5 cm= 氧浓度 80%

导管距口鼻 2.5 cm= 氧浓度 60%

导管距口鼻 5 cm= 氧浓度 40%

（2）ABCD 复苏方案

1）保持呼吸道通畅（吸黏液或气管插管）。

2）建立呼吸（触觉刺激、正压通气）。

3）建立有效循环（心脏按压）。

4）药物（少数重度窒息儿，心脏按压 30 秒后，心率仍＜ 60 次 /min 为给药指征。或者有些患儿出生前有心跳，而出生后无心跳，在插管人工呼吸、胸外按压心脏的同时，应立即给药。首选药物为肾上腺素 1∶10 000，0.1～0.3 ml/kg，脐静脉或气管内。复苏过程中评估和决策的依据是呼吸、心率和肤色，而不是 Apgar 评分。给药 30 秒内心率仍＜ 60 次 /min，可 3～5 分钟重复一次。

5. **复苏后的监测**

（1）监测呼吸、心率、心律、体温、肌张力、肤色和神经系统症状。如合并神志改变、呼吸异常、抽搐等症状，应行神经系统检查、B 超、CT 等除外 HIE 或颅内出血，及时进行治疗。

（2）注意尿量及尿比重、蛋白、血细胞和管型变化，必要时查尿素氮。

（3）有条件时应查血气,酌情处理。

（4）维生素 K_1,3～5 mg,肌内注射,每日 1 次,共 3 日。

（5）苯巴比妥,负荷量为 15～20 mg,静脉注射不少于 10～15 分钟,维持量 5 mg/(kg·d),口服剂量为每次 1.5～2.5 mg,每日 3 次。

（6）抗生素预防感染。

（7）保护脑。

第八节　新生儿产伤

【概述】

胎儿娩出过程中发生的机械性损伤称产伤。临床上可分为四大类(按损伤部位):软组织损伤,周围神经损伤,骨折,内脏损伤。

一、软组织损伤

（一）胎头水肿

是胎儿在产道持续受压时间较长所致。

【临床表现】

肿胀范围不受颅缝限制,可为凹陷性水肿,无波动感,2～3 日内消退。

【治疗原则及方案】

无需特殊治疗。

（二）骨膜下血肿

由于胎儿颅骨骨膜下血管破裂所致。

【临床表现】

一侧为多见,有波动感,边界分明,不超过骨缝,出生后逐渐增大,24 小时最明显,消退慢,一般 6～8 周吸收。胎头血肿的下面常有骨折(线形或凹陷粉碎性骨折),必要时行 CT 或 X 线片检查,如骨折凹陷≥5 mm 应开颅。

【治疗原则及方案】

保护皮肤,预防感染,不穿刺血肿。

（三）皮下淤斑及水肿

【临床表现】

多见于先露娩出部位的受压处。

【治疗原则及方案】

局部用药预防继发感染。

（四）皮肤擦伤及皮下脂肪坏死

【临床表现】

大都发生于难产,如局部受压擦伤致皮下脂肪坏死,多见于生后 7～10 日在四肢、面部、臂前受压处出现硬结,边缘清楚,皮肤呈深红或紫红。

【治疗原则及方案】

以局部热敷为主,全身用抗感染治疗。

（五）角膜损伤或意外擦伤

【临床表现】

角膜处可见损伤处。

【治疗原则及方案】

1. 维生素 K_1，5～10 mg，每日 1 次，共 3 日，待自然吸收。

2. 角膜损伤可用氯霉素眼药水及红霉素眼药膏交替使用，预防感染。

（六）球结膜下出血、眼底出血

【临床表现】

出生时胎头受挤压，静脉充血，小儿毛细血管脆性大，出现单侧或双侧球结膜下出血。眼底检查可见出血斑。

【治疗原则及方案】

禁搬动，保持安静。

（七）胸锁乳突肌损伤

【临床表现】

单侧多见，胸锁乳突肌血肿，纤维变性形成肿块，可活动，头向患侧偏斜。大部分能在 3～6 个月内自行吸收。

【治疗原则及方案】

2 周内以止血、保静为主，两周后可辅以按摩、理疗加速消退，半年内仍不好转，考虑手术治疗。

二、周围神经损伤

（一）面神经损伤

多为产钳损伤面神经或面神经在骨盆入口骶骨岬处受压所致。

【临床表现】

面神经麻痹患侧眼睑不能闭合，不能皱眉，鼻唇沟变浅，口角向对侧歪斜。

【治疗原则及方案】

ATP 15 mg，隔日 1 次口服，维生素 B_1 10 mg，每日 3 次口服，帮助麻痹神经恢复。保护眼角膜，用湿无菌纱布覆盖不能闭合的眼部。

（二）臂丛神经损伤

为胎儿娩出时牵拉颈部用力过度所致，引起肢体完全或部分麻痹。

1. 上臂型 伤及第 5、6 颈神经的前干连接处。

（1）临床表现：表现为患肢下垂紧靠身侧，肩部内收、内旋。肘关节伸直，前臂旋前，腕指关节呈屈曲状，拥抱反射消失，握持反射存在。

（2）治疗原则：用小夹板使上肢外展、外旋位固定 8～12 周，使肘关节呈屈曲位置，手掌向上。以后行功能训练。

2. 下臂型 第 7、8 颈神经损伤。

（1）临床表现：手指屈肌和手内肌肉麻痹，大、小鱼际肌萎缩，手指松弛，感觉消失。颈交感神经受损者上眼睑下垂，瞳孔缩小。

（2）治疗原则：使手指呈全功能握物位，腕关节 15° 屈曲 4 周，以后行功能训练。

3. **全臂型** 颈5～胸1脊神经损伤。

（1）临床表现：整个上肢麻痹。

（2）治疗原则：见上臂及下臂型的治疗原则。

（三）膈神经损伤

【临床表现】

呼吸困难，不规则，青紫，窒息，患侧呼吸减弱，膈肌活动消失。

【治疗原则及方案】

吸氧（必要时人工呼吸），胃饲喂养，预防肺炎。

三、骨　折

（一）颅骨骨折

多因产钳助产或在产道受压过度所致。

【临床表现】

颅骨可见凹陷、裂纹形骨折，可同时伴有脑组织损伤。多发生在颞部和额部、顶部。

【治疗原则及方案】

通过X线检查确诊，若骨折无症状可自愈。如骨折深度＞5 mm伤及脑组织时，应手术治疗；＜5 mm者保守治疗。

（二）锁骨骨折

为常见病，发生原因如下。

1. 产力强，胎儿下降太快，前肩通过耻骨联合处过快并受压。

2. 各种原因所致的娩肩困难，或娩肩不充分时过早上抬前肩等原因所造成。

【临床表现】

发生在锁骨中部或外1/3处，锁骨轮廓不清，局部压痛，拥抱反射消失，部分可出现骨擦音，周围软组织轻微饱满感。青枝骨折时症状不明显。可疑时以X线确诊。

【治疗原则及方案】

制动、保静，严重时用绷带"8"字固定7～10日，2周复查X线片，了解骨痂愈合情况。

（三）肱骨骨折

多见于臀位牵引和横位内倒转时，多发生在肱骨上、中1/3交界处，多为完全骨折伴移位。

【临床表现】

前臂缩短，假性瘫痪，肿胀，可伴桡神经麻痹。

【治疗原则及方案】

对错位肱骨面行牵引后，用压舌板、棉花和绷带制成的夹板固定内、外侧，包扎，患肢呈小于90°角的屈曲位姿势，手指指向对侧肩部，绷带固定于胸前，约3～4周愈合。成角或重叠均可自行矫正。

（四）股骨骨折

多见于臀位牵引不当（剖宫产或阴道分娩），多发生于股骨中1/3处。

【临床表现】

患肢缩短，向前方隆起，局部肿胀，动时哭闹。可听到骨擦音。

【治疗原则及方案】

1.用夹板固定在臀部及膝关节后行下肢牵引,固定4周,X线复查。

2.**股骨骨折的悬垂牵引法** 患儿平躺,髋关节保持90°屈曲,臀部距床面2~3 cm,利用患儿自身重量为向下的力量,约3~4周。

3.绷带固定法将患肢直立,贴于胸、腹壁,足置于肩上,皮肤之间放置软纱布,然后用绷带将躯干和下肢固定起来,约3~4周。

（五）髋关节脱臼

先天性髋关节脱臼的主要原因是髋关节骨性结构形态异常和关节四周软组织发育欠佳。半脱位较全脱位多见,发病率女∶男为8∶1。

【临床表现】

1.患侧肢体明显缩短。

2.大腿屈曲姿势时,外展不佳,股部皱褶不对称。

3.臀部和大腿的皱襞比患侧高,可发现1~2个额外皱纹。半脱位时患侧大腿不能充分外展,大腿不能接触桌面。患侧肢体活动不佳,处于轻度内旋或屈曲位。

【治疗原则及方案】

治疗愈早,效果愈好。在新生儿期,将患儿双下肢保持于高度外展位,用三角巾或夹板保持6~9个月,多可治愈。

四、内脏损伤

（一）肝脏破裂

因肝脏相对较大,胸肌壁内容薄弱,故在分娩过程中肝脏承受力过大易致肝破裂。多见于巨大儿或大于胎龄儿,或胎头娩出后在宫底过度加压,或海绵状血管瘤自发破裂。常发生于臀位产或其他类型的难产。

【临床表现】

全身状况极差,呈急性失血性休克,腹胀进行性加重,腹壁发蓝,腹部移动性浊音。

1.**X线表现** 肝脏阴影增大,膈肌上升。

2.超声波可见液平,行腹腔穿刺可确诊。

3.**化验检查** 贫血,血细胞比容和血红蛋白降低。

【治疗原则及方案】

积极抢救失血性休克,输血。开腹做引流、肝脏修补术或肝部分切除术。

（二）脾脏破裂

常发生于臀位产或其他类型的难产。

【临床表现】

急性失血性休克,腹胀,腹壁呈暗蓝色。

【治疗原则及方案】

迅速抢救失血性休克,同时剖腹检查行脾修补或切除术。

（三）肾上腺出血

可由产伤或窒息所致。

【临床表现】

少量出血可无症状。大量出血可有腹胀、贫血和腹水征,双侧出血可引起肾上腺功能不全。

【诊断要点】

X线腹部侧位片示后腹膜肿块将肠管前推。

【治疗原则及方案】

积极抗休克治疗,应用肾上腺皮质激素,静脉滴注氢化可的松 5 mg/(kg·d),纠正电解质紊乱,严重者手术止血。

第二十三章　产褥期疾病

第一节　产褥感染

【概述】

产褥感染是指产褥期的生殖道感染,可引起局部或全身的炎症变化。

感染部位有会阴伤口或剖宫产的腹部伤口感染、阴道和宫颈炎症、子宫内膜炎、子宫肌炎、子宫周围结缔组织炎、盆腔腹膜炎和弥漫性腹膜炎、盆腔及下肢血栓性静脉炎和败血症。

感染主要来源于孕妇的自身感染,孕末期性交或产程中操作或手术产均可诱发感染。

【临床表现】

1.**发热**　少数有寒战、高热。

2.**疼痛**　局部伤口痛或下腹部痛或下肢痛伴行走不便,肛门坠痛。

3.恶露不净有异味。

【诊断要点】

1.**症状**　不同部位的感染有相应的症状,见上述。

2.**体征**

(1)局部感染:会阴侧切或腹部伤口红肿、触痛或有脓液。

(2)子宫内膜炎、肌炎:子宫复旧差,有轻触痛,恶露混浊并有臭味。

(3)子宫周围结缔组织炎、盆腔腹膜炎和弥漫性腹膜炎:下腹一侧或双侧有压痛、反跳痛、肌紧张,肠鸣音减弱或消失,偶可触及包块与子宫的关系密切。

(4)下肢血栓性静脉炎:常为一侧下肢红肿,静脉呈红线状,有压痛,深部静脉炎时患肢粗于对侧,表面无红肿,故称"股白肿"。

3.**辅助检查**

(1)血常规:WBC可在 $20 \times 10^9 / L$ 以上。

(2)血培养及药敏试验:有条件加做厌氧菌培养。

(3)宫颈管分泌物行细菌培养及药敏试验。

(4)B超、彩色超声多普勒、CT或磁共振等技术,可协助诊断炎性包块或静脉血栓。

【治疗原则及方案】

1.**一般处理**　定时测量血压、体温、脉搏、呼吸,适当物理降温,必要时半卧位。

2.**抗感染治疗**　致病菌常为需氧菌与厌氧菌的混合感染,应联合用药,最好根据细菌培养和药敏结果选用。

(1)首选青霉素类和头孢类药物,同时加用甲硝唑。

(2)青霉素过敏可选用林可霉素或红霉素。

3.高热不降应疑有盆腔脓肿或子宫肌层脓肿,B超确诊后行直肠陷凹引流或腹腔引流或行子宫切除术。

4.血栓性静脉炎 使用抗炎药的同时可加服中药,有条件可行抗凝溶栓治疗,病程较长。

第二节 晚期产后出血

【概述】

晚期产后出血指分娩(阴道分娩和剖宫产)24小时后发生多量阴道出血。

常见原因:子宫复旧不良,胎盘或副胎盘或胎膜残留,子宫内膜炎,剖宫产子宫切口肌壁感染坏死,极少见有绒毛膜癌。

出血量无明确规定,但明显多于月经量,需要药物或手术干预,随剖宫产率的逐渐上升,本病越来越受到重视。

【临床表现】

1.阴道分娩或剖宫产后1~2周常见,偶有更晚者。

2.出血量多于月经量,色鲜红,可以一次大量,也可多次反复,伴有或不伴小腹坠痛。

3.出血多时有头晕、心悸,甚至休克。

【诊断要点】

1.临床症状 见上述。

2.体征

(1)贫血貌:程度依出血量的多少不同。

(2)出血量和速度不同有不同程度的心率加快,血压低,脉压小,呼吸快。

(3)阴道分娩者消毒外阴进行内诊:子宫正常或稍大、稍软,触痛轻或无,宫颈口松或可触及组织物堵塞。

3.辅助检查

(1)血常规:了解贫血程度及有无炎症,必要时查血 hCG。

(2)B超:探查宫腔内有无残留组织,剖宫产分娩者需了解子宫下段切口愈合情况。

(3)胸片:有咳嗽主诉或血 hCG 异常者。

【治疗原则及方案】

1.急症住院治疗,如有休克立刻纠正休克,同时止血治疗,记录出血量。

2.阴道分娩且B超无宫内残留组织者,可用宫缩剂和抗生素。

3.B超有宫内组织残留,立即在输液、配血备用的情况下行清宫术,刮出物送病理检查。

4.剖宫产术后出血,B超除外胎盘残留者,绝对卧床,大量广谱抗生素和宫缩剂静脉滴注,注意出血情况,如反复多量出血,应开腹行子宫切除术(次全或全切根据术中情况而定)。

5.剖宫产术后如疑有胎盘残留,应在手术室输血、输液并做好开腹术的准备,由有经验的医生行清宫术,或有条件者在B超下行清宫术,一旦出血不止应立即行开腹术。

6.观察期间和术后注意改善贫血,定时检查血常规。

第三节 产 后 抑 郁

【概述】

产后抑郁是产后心理障碍的一种,可分为产后忧郁、产后抑郁、产后精神病。

一、产 后 忧 郁

【临床表现】

1. 不明原因的阵发性哭泣和忧郁,但不伴有感觉障碍。

2. 产妇感觉疲劳,容易激动,不安,睡眠差,甚至失眠,与丈夫产生隔阂。

3. 好发于产后 10 日以内,起病急,病程短,90% 可持续 1～3 日。

【诊断要点】

1. **病史**　患者忧郁性格。

2. **精神检查**　可通过问卷法或直接与产妇对话进行调查。

【治疗原则及方案】

无须药物治疗,重要的是心理治疗。

1. 给予家庭的支持,特别是丈夫的关怀和协调。

2. 多数在症状持续 2～3 日后自愈。

二、产 后 抑 郁

指产褥期内发生的不伴有精神病症状的抑郁。患有产后忧郁症者发生产后抑郁症的可能性增加。

【临床表现】

1. 无任何诱因的情绪低落、沮丧、忧伤、苦闷。

2. 常感疲乏无力、烦躁、易怒、悲观厌世、有犯罪感,严重者不能照料婴儿,甚至有伤害婴儿者。

3. 产后 2 周发病,4～6 周症状明显。

【诊断要点】

采用 Edinburgh 产后抑郁量表,总分≥13 分可以诊断。

【治疗原则及方案】

1. 心理治疗为主,争取家人尤其丈夫的关心、支持,与之交谈,给予帮助。

2. 严重者服用三环类抗抑郁药物。

（1）多塞平 25 mg,每日 2～3 次,4～6 周为 1 疗程。

（2）盐酸氯米帕明 25 mg,于早餐及中餐后各服 1 片,睡前另服阿普唑仑,每片 0.4 mg,共 2 片,2 周后症状可改善,3 个月为 1 疗程。

3. 新生儿由他人照顾。

4. 密切观察有无自杀或伤害他人的倾向。

三、产后精神病

由精神科医生进行确诊及处理。

第二十四章 产科 B 超

超声检查对母体及胎儿均无明显损害,其方法简便、诊断迅速,因当前超声仪器不断升级而更加先进,使胎儿的产前检查更为可靠、安全,能够诊断的胎儿先天异常的种类也越来越多,应用更加广泛。

虽然从科技进步方面来讲,有了非常高档的先进仪器,有的技术也已用于胎儿检查,但由于其价格昂贵,目前我国的情况还不可能普及应用到广大产科领域中,而且即使使用了高档仪器,毕竟超声检查仍为一种物理影像诊断,不可避免地存在一些伪像和误区。其他因素,如母亲腹壁过厚,羊水过少,胎儿大小、位置以及胎儿活动等,均可影响超声诊断的效果。此外,加上操作人员的技术水平、经验等因素,以及难以预料的胎儿某些病情程度的进展等,均增加了产前超声诊断的困难。

因此,对胎儿的超声诊断既要充分利用其优势,尽量争取开发更多的诊断内容,同时也要正确认识超声诊断中的某些局限性,不要过分夸大其作用,忽视其可能存在的误区。尤其对某些尚处在研究探索中的问题,不要轻易在临床诊断中做肯定的结论。以下仅介绍主要的应用方面以供参考。

一、妊 娠 诊 断

(一)早期妊娠

主要根据宫内存在明确的妊娠囊、胚芽及胎心搏动,可准确诊断。但孕周过小或有月经不正常者,可能在检查时尚未出现宫内妊娠囊,有时早早孕的宫内回声与月经前的内膜回声极其相似,这些都会造成诊断困难。应当动态观察,还要结合血、尿等实验室检查结果再做诊断。

(二)中、晚期妊娠

因超声直观,可直接显示胎儿头及身体等结构的大体形态,实时显示胎儿心跳及胎动,在这一阶段诊断不难。

(三)异常妊娠

1. 胚胎停育及死胎 早期胚胎停止发育时,可根据子宫大小、妊娠囊大小及胎芽长度是否符合停经周数,以及有无胎心搏动来判断,但必须注意是否有月经不调、妊娠囊大小是否与子宫大小相符。经腹检查胎心搏动在孕 8 周后应当 100% 观察到,经阴道检查可提前。必要时可在 1～2 周后复查。

2. 水疱状胎块(葡萄胎) 宫内没有正常妊娠囊而充满了小囊状回声团。早期诊断率达90%,但还应结合血 hCG 定量,必要时仍需动态观察以最终确诊。对恶性葡萄胎肌层侵蚀的判断,应在清宫后复查时才能较准确地诊断,加上彩色多普勒超声可提高诊断的准确性。

3. 宫外孕 首先必须肯定为妊娠。宫内无胎囊,宫外有包块且包块内有胎囊样暗区甚至可见胎心搏动,或者看不到搏动而盆腔内有大量游离液,这是典型的宫外孕声像。但多数情况下表现不典型,如果加上彩色多普勒超声探查附件包块周围血流,可提高诊断率。

但由于早期宫内胎囊未形成,宫外也因输卵管尚未扩大而不能确定宫内、宫外时,需要等待一周后复查,以避免误诊。同时参考血 hCG 测定值也是十分重要的。

二、筛查胎儿先天性畸形

应用超声检查胎儿先天性畸形应是首选的方法。绝大多数胎儿先天性畸形可在产前诊断。但由于胎儿的各器官发育不同步以及多种因素的影响,不同孕周以及不同类型的畸形其诊断率可不尽相同。孕中期是绝大多数先天性畸形的最佳检查、诊断时期。过早则胎儿太小,有些器官尚未发育完善,过大则相对羊水量减少,胎儿活动度小,胎位及胎儿骨骼声影均对超声检查带来困难。以下主要介绍常见的严重形态畸形且死亡率高、致伤残性大、不能纠正的先天畸形目前所能达到的诊断率(指三级以上医院)。

（一）神经系统畸形

中枢神经系统缺陷占胎儿畸形的首位。

1. 无脑畸形　超声检查时探查不到胎儿颅骨及大脑组织,双眼眶突出,一般多能诊断。但孕早期诊断较为困难,16 周后应当能确诊。诊断率约为 90%～98%。足月后可能因儿头入盆深,被母亲骨盆遮挡,探查不清而造成误诊或漏诊。

2. 脊柱裂　超声根据脊柱排列不齐及椎管缺损,在横断面上呈"V"或"八"字形而得出诊断,常合并无脑畸形。单纯脊柱裂尤其范围较小时或臀位时骶尾部深入骨盆内而探查不到,羊水过少时更增加了超声诊断的难度,诊断率约为 75%～85%。

3. 脑脊膜膨出　多合并脊柱裂,当羊水适量尤其在膨出部位有羊水衬托时很容易诊断。羊水过少或脊柱与子宫壁紧贴可漏诊。诊断率约为 70%～80%。

4. 脑积水　主要指脑室扩大。早期诊断多以侧脑室比值超过正常范围为参考(侧脑室比值 = 侧脑室体宽 / 脑半径,正常值范围为 0.23～0.35),超过 0.36 时应视为侧脑室轻度扩大。但在孕中期由于胎儿脑组织尚未发育成熟,脑脊液的实际含量和相对量与胎儿孕龄成反比,故在早期侧脑室比值可相对较大,甚至可达 0.5 以上,不要误诊为脑积水,应随诊检查,观察是否比值随孕周增加而缩小。由于脑积水的发生有多种不同因素,中期检查没有脑积水,可能到晚期会出现脑积水,如胎儿宫内有缺血缺氧脑损伤时,可出现颅内出血后遗的脑积水。应根据临床情况在孕晚期重复检查。还应注意在孕中期因脑组织不完善(超声可表现为该区呈暗区)而被误诊为脑积水。尤其不要将大脑侧裂的线状回声当作侧脑室壁而造成误诊。脑积水的诊断率约为 60%～90%。脑积水的诊断也可根据侧脑室宽度,如侧脑室宽度在 10～14 mm 之间为轻度扩张,≥15 mm 为脑积水,<10 mm 为正常。

（二）腹裂或脐膨出

腹壁缺损时腹内脏器可膨出并漂浮于羊水中,一般诊断不难。但当羊水少或胎儿俯卧时,其前腹壁受脊柱及子宫壁等影响,可能漏诊,诊断率约为 40%～50%。

（三）肾发育不良或多囊肾

诊断率约为 60%～80%,当检查发现羊水过少时,应当重点观察胎儿双肾,并测量大小。20 周前未发现明显结构异常者应当随诊,有时多囊肾在 30 周后甚至个别胎儿在 32 周后才表现为典型的多囊肾声像。

（四）双胎主要脏器连体

诊断率约为 40%～80%。

（五）严重的四肢短小（致死性软骨发育不全或成骨发育不全）

诊断率约为40%～50%。

（六）其他

对一些较少见或小部分形态异常以及可以纠正的畸形等，在适当的条件下超声可以诊断，但其诊断率可能不高，甚至受各种因素影响而不能及时诊断。

1. 胎儿胃肠道异常 当存在胎儿胃肠道畸形时，只有在胎儿出现严重的肠梗阻后，超声才能表现出可以诊断的声像，尤其是先天性低位无肛门等，甚至到孕末期也未能显示梗阻表现。产前诊断非常困难。

2. 膈疝 先天性膈疝也只是在腹内压增高，腹内脏器疝入胸腔后超声才能探查出来。有的胎儿在产前检查时无明显表现，而在出生后几小时突然因腹内脏器疝入胸腔发生呼吸困难，才做出诊断。

3. 胎儿面部异常 主要指唇腭裂。严重的唇腭裂超声诊断较易，但诊断率仍不高。孕周较小时不易分辨，多在30周后才被发现。足月后胎儿面部常向后使超声探查不满意。单纯腭裂超声很难诊断。

4. 胎儿四肢数目 一般在20周前由于胎儿四肢多呈伸展状态，且宫内范围相对较大，易于计数。孕晚期胎儿四肢多呈屈曲状抱于身体前面，在胎儿侧卧时一侧肢体被身体挤压遮挡而使超声无法探到，因此对缺肢等异常在此期很难判断。至于手足指/趾等，因胎儿多呈握拳状以及胎儿的体位因素，常规检查也很难准确判断。

（七）脐带绕颈

由于彩色多普勒在产科的应用，对胎儿脐带绕颈的诊断并无困难，只要颈部有脐带暗区即可诊断。但在32周前最好不要过多地诊断，以免增加病人的思想负担和误导临床医生，而且脐带绕颈有时也会自然滑脱，过早诊断会增加剖宫产率。孕晚期如有胎心变化等情况，确定有无脐带绕颈较有意义，且对临床才有帮助。

（八）先天性心脏病

随着许多大的重要畸形已在产前诊断并得到处理，使出生缺陷率大大降低，先天性心脏病就相对突出了。但是超声检查诊断胎儿先天性心脏缺损不仅对仪器条件的要求高，对检查者的技术水平及经验也有很高的要求，对医生的培训也不是短期就能奏效的。加之胎儿心脏小、心跳快、胎动频繁等，均使胎儿心脏超声检查极其困难。产科常规筛查中多以显示胎儿心脏四腔切面为主，如有疑问要请上级或有关专家进行检查。甚至需要到超声心脏专科做进一步的检查，才可能最后诊断。对高危人群，如孕妇本人有先天性心脏病、曾有过先天性心脏病儿的病史等，应当在20～24周做重点的超声心动检查。因为超声心动检查耗时较长，在一般超声常规筛查中很难完成。

三、监测胎儿宫内生长发育及健康状况

（一）监测胎儿发育

胎儿发育监测主要是应用超声测量胎儿的多项参数：孕早期主要以胚胎的冠－臀长（CRL）来估计孕周；孕中期多应用胎儿双顶径（BPD）、头围（HC）、腹围（AC）、股骨长（FL），除估计孕周外还可利用这些参数按照特定公式推算估计胎儿的体重。由于公式繁多、各家不一，且影响体重的因素也多（如遗传、疾病、医药等），以及测量时所取的断面和点不够标

准等,均可影响估计结果。现代超声仪器中均有产科相关软件,只要将测得的数据输入,仪器会自动报告孕周和估计的胎儿体重。

(二)估计胎儿健康状况

1. **胎心**　超声检查可直接观察到胎心跳动,应用多普勒超声可听到胎心音,还可测出胎心频谱、胎心率,尤其在孕早期胎心率具有更大的监测意义。妊娠13周以前胎心率约在150~180次/min之间,如超出此范围则意味着胚胎不正常。孕中晚期可在临床听不清胎心时,直接观察心跳情况及搏动力度和心律。

2. **胎动**　超声可观察到孕妇自己感觉不到的胎动。孕早期胎动也更有意义。

3. **胎儿呼吸样运动**　13~15周即可看到,36周才较规律。宫内呼吸运动是胎儿生后建立自动呼吸的准备,必要时可进行观察。但因胎儿有睡眠周期(正常约20~40分钟),超声不可能长时间观察,如在检查时未看到呼吸样运动,可根据胎心及其他方面来判断胎儿情况。

4. **羊水量**　羊水量正常反映胎儿良好。过多、过少均可能存在问题,尤其是羊水量由正常减少时,提示需要严密监护、适时处理。正常单项最大羊水池深度为3~7 cm,羊水指数为8~20 cm。

5. **胎儿脐动脉收缩期最高血流(S或A)/舒张期最低血流(D或B)值(S/D或A/B值)**　多年来研究结果认为,胎儿脐动脉S/D(A/B)值是监测宫内状况较理想的参数。方法简单而且容易计算,较适用于胎儿,如果D=0(或B=0)或负值时,则可用脐动脉搏动指数(PI)来做分析。做脐动脉探测时,可用连续多普勒或脉冲多普勒超声,取脐带在羊水中的游离段。在没有胎儿呼吸运动、频谱稳定时测定。

根据临床结果研究分析资料表明,胎儿脐动脉S/D(或A/B)值随妊娠周数增加而下降。孕晚期多以3.0为警界,如S/D(A/B)≥3.0,应当进行监测,32周后应当小于3.0,孕末期S/D(A/B)值应≤2.5才认为更安全。S/D(A/B)值越高,胎儿宫内危险越大。D=0(B=0)或负值时,可发生胎死宫内。临床上S/D(A/B)值异常多见于以下情况:胎儿宫内发育迟缓(IUGR)、孕妇糖尿病、妊娠高血压综合征等,也有报道胎儿染色体异常时D(B)值可等于零。

四、胎儿染色体异常时超声图像可能表现的标记

有些染色体异常如21三体、18三体、13三体等胎儿,常会合并其他畸形如膈疝、脐膨出、十二指肠闭锁、心室间隔缺损等,一经超声诊断可选择终止妊娠。但有的胎儿染色体异常如唐氏综合征并不表现明显的形态学异常。产前诊断必须依靠侵入性检查,如绒毛活组织检查、羊膜腔穿刺等。可能有些病例经检查无阳性发现,但却具有流产等并发症的风险。目前,国外一些多中心超声研究结果可以明确必须行侵入性检查的病例,减少了羊膜腔穿刺等的并发症。以下仅介绍部分超声表现。当低于或高于这些指标时应考虑做进一步的检查。

1. **胎儿颈项部皮下组织厚度(NT)**　妊娠10~13周NT≥3 mm,14周以上NT≥6 mm。

2. **胎儿肾盂宽度**　妊娠15~20周≥5 mm,20~30周≥7 mm,30~40周≥8 mm,40周以上≥10 mm。

3. **胎儿长骨径线**　胎儿股骨(或肱骨)长度≤相应孕周2个标准差。胎儿双顶径与股骨比值≥相应孕周均值1.5个标准差。超声测得的股骨(肱骨)与同孕周标准长度比值≤0.9。股骨长与足长比值≤0.88。胎儿髂骨翼角度≥90°。

4. **胎儿小脑横径**　小脑横径≤相应孕周均值2个标准差。

5. **胎儿脑内脉络丛囊肿** 正常情况下如发现脉络丛囊肿,可在妊娠 26 周后自然消退。如持续到孕末期不消退,应当怀疑核型异常,尤其是 18 三体,如直径过大,也会压迫致发生脑积水或脑发育不良。

6. **心内强回声点** 在正常胎儿及染色体异常胎儿中均可出现。在正常儿中约有 2%、三倍体儿中则 16% 可有心内强回声点。孕中期检出率因胎位及仪器灵敏度的高低而不同,一般应在 16 周前检查,随孕周增加可逐渐消退。

7. **轻度脑室扩大** 侧脑室三角区宽度在 10 mm 以下为正常,10～15 mm 为轻度扩张,15 mm 以上则为严重扩张,并与染色体异常有较大的相关性。

8. **胎儿腹腔内局限性强回声** 其强度可与骨骼相等,在排除一切肠道病变后应考虑与染色体异常有关。

9. **胎儿脐静脉导管血流波形异常** 可显示心房收缩波增高,搏动指数(PI)值增大(正常儿 PI 约 1.05～1.18)。因技术要求较高不易探查而且费时较长,因此较少应用。

10. **胎儿鼻骨长度(nasal bone length)** 16～24 周时可在胎儿头部矢状切面测量鼻骨,鼻骨随孕周增长,16 周约 4.1 mm(3.4～6.2 mm),24 周约 8.3 mm(6.8～10.0 mm)。21 三体儿鼻骨短,小于第 5 百分位,甚至无鼻骨。

总之,必须强调指出,上述超声声像表现仅供参考,而不能作为唯一的诊断依据。必须结合高危因素以及生化等结果,分析和确定是否必须行羊膜腔穿刺等检查。而且有些标记会随孕周增加而缩小或消失,孕晚期时则探查不出,加之如果仪器不够灵敏,操作人员经验不足等均影响结果,甚至误诊。根据国外的一些建议,认为这项筛查应在有条件做羊水或脐带血核型分析的单位进行,才较安全。

第二十五章　妊娠期用药

妊娠期间可用可不用的药物尽量少用,尤其是在妊娠前3个月,如果必须用药时,应根据孕妇病情的需要选用有效且对胎儿比较安全的药物。

美国药物和食品管理局(FDA)于2015年6月发布了新的妊娠期、哺乳期药品说明书规则,在这份指南中,去除了传统用于评估妊娠药物暴露风险的ABCDX字母风险分类,以阐述式风险描述对药物妊娠期暴露风险进行评估。此项妊娠用药登记是针对已上市药物妊娠期暴露风险的前瞻性观察性队列研究。通过建立妊娠用药登记制度,可针对临床前动物实验结果显示具有妊娠毒性的药物,或无相关妊娠风险资料的药物进行安全性观察,对妊娠期药物暴露风险的评估具有重要意义。我国也已经开始进行此项妊娠用药登记研究。

目前临床工作中,对于妊娠期用药的分级仍有大量需求,现将其阐述如下。

根据美国药物和食品管理局(FDA)颁布的药物对胎儿的危险性而进行危害等级的分类标准如下。

A级:对照研究显示无害,已证实此类药物对人类胎儿无不良影响,是最安全的。

B级:对人类无危害证据,动物实验对胎畜无害,但在人类尚无充分研究。

C级:不能除外危害性,动物实验可能对胎畜有害或缺乏研究,在人类尚缺乏对照研究。本类药物只有在权衡了解对孕妇的好处大于对胎儿的危害之后,方可应用。

D级:有对胎儿危害的明显证据。尽管使用有危害性,但孕妇用药后有绝对的好处,如孕妇有严重的疾病或受到死亡威胁急需用药时,可考虑应用。

X级:妊娠期禁用。在动物或人类的研究表明可致胎儿异常,或根据经验认为对人或人及动物都是有害的。

药物在不同的妊娠时期、不同的用药途径、不同的药物剂量、用药时间的长短,对胎儿有不同的危害。已知大多数药物均能通过胎盘到胚胎和胎儿,因此应严格掌握用药原则,权衡利弊,选择相对安全的药物和用药方案,包括药物剂量、用药途径、用药时间和间隔时间等,使母体疾病得以治疗而对胎儿的不良影响较小。

常用的药物等级如下,根据药物在不同的妊娠时期、不同的用药途径、不同的药物剂量、用药时间的长短对胎儿有不同的危害,在级别后加"/",并注明危险级别,如吗啡在孕期属B类,但如足月、长期、大量用药则为D类。大部分药物的安全性级别均由制药厂按照上述标准拟定,而当药物级别由少数专家拟定时则在级别后附有"M",如CM。妊娠期常用药物及药物对胎儿的安全性级别见表25-1。

表25-1　妊娠期常用药物及药物对胎儿的安全性级别

药物名称	安全性级别
抗感染类	
青霉素类	B

续表

药物名称	安全性级别
头孢菌素类	B
四环素类	
四环素	D
土霉素	D
米诺环素	D
多西环素	D
金霉素	D
氨基糖苷类	
阿米卡星	C
庆大霉素	C
卡那霉素	D
新霉素	C
链霉素	D
巴龙霉素	C
大观霉素	B
妥布霉素	DM
喹诺酮类	
环丙沙星	CM
大环内酯类	
红霉素	B
乙酰螺旋霉素	C
磺胺类	
磺胺吡啶	B/D
复方磺胺甲基异噁唑（SMZ）	B/C
磺胺嘧啶	B
甲氧苄啶（TMP）	CM
其他	
氯霉素	C
克林霉素	B
林可霉素	B
氯法齐明	CM
多黏菌素 B	B
万古霉素	CM
呋喃妥因（呋喃坦丁钠）	B
抗结核药物	
对氨基水杨酸	C

药物名称	安全性级别
乙胺丁醇	B
异烟肼	C
吡嗪酰胺	C
利福平	C
抗真菌药物	
两性霉素 B	B
克霉唑	B
氟康唑	CM
氟胞嘧啶	C
灰黄霉素	C
酮康唑	CM
咪康唑	CM
制霉菌素	B
特康唑	CM
抗病毒药物	
阿昔洛韦	CM
金刚烷胺	CM
碘苷	C
利巴韦林	XM
阿糖腺苷	CM
齐多夫定	CM
抗组胺药物	
氯苯那敏	B
赛庚啶	BM
茶苯海明	BM
苯海拉明	C
美克洛嗪	BM
异丙嗪	C
特非那定	CM
曲吡那敏	B
抗肿瘤药物	D-X
维生素类	
β-胡萝卜素	C
25-羟维生素 D_3	A/D
1α,25-二羟维生素 D_3	A/D
维生素 D_3	A/D

续表

药物名称	安全性级别
维生素 D_2	A/D
叶酸	A/C
异维 A 酸	XM
甲酰四氢叶酸	CM
维生素 K_3	CM/X
维生素 B_3	A/C
维生素 B_5	A/C
维生素 B_6	A/C
维生素 B_2	A/C
维生素 B_1	A/C
维生素 A	A/X
维生素 B_{12}	A/C
维生素 C	A/C
维生素 D	A/D
维生素 E	A/C
维 A 酸	BM
激素类	
肾上腺皮质激素	
丙酸倍氯米松	C
倍他米松	C
可的松	D
地塞米松	C
泼尼松龙	B
泼尼松	B
氢化可的松	B
性激素	
氯烯雌酚、枸橼酸氯米酚、己烯雌酚	XM
雌二醇、雌酮、炔雌醇	X
结合雌激素	XM
炔孕酮、炔诺醇、己酸羟孕酮、炔雌烯醇	D
醋酸甲羟孕酮	D
炔诺酮、炔诺孕酮	XM
口服避孕药	X
米非司酮	X
达那唑	X
降糖药物	

药物名称	安全性级别
氯磺丙脲	D/C
格列本脲	D/BM
胰岛素	B
甲苯磺丁脲	D/C
甲状腺激素及抗甲状腺药物	
降钙素	B
左甲状腺素钠	AM
碘甲腺氨酸	AM
促甲状腺激素释放激素	C
甲状腺球蛋白	A
甲状腺片	A
促甲状腺激素	CM
卡比马唑	D
甲巯咪唑	D
丙硫氧嘧啶	D
碘[131I]化钠	X
中枢神经系统药物	
中枢兴奋药物	
咖啡因	B
哌甲酯	C
镇痛药物	
盐酸吗啡	B/D
芬太尼	B/D
阿法罗定	CM/D
磷酸可待因	C/D
海洛因	B/D
哌替啶	B/D
美沙酮	B/D
阿片	B/D
喷他佐辛	B/D
阿芬太尼	CM
纳洛酮	C
解热镇痛药物	
对乙酰氨基酚	B
阿司匹林	C/D
缓释阿司匹林	C/D

续表

药物名称	安全性级别
非那西丁	B
抗精神病药物	
氯丙嗪	C
氯普噻吨	C
盐酸氟奋乃静	C
氟哌啶醇	C
锂	D
奋乃静	C
硫利达嗪	C
三氟拉嗪	C
抗抑郁药	
阿米替林	D
盐酸氯米帕明	D
多塞平	C
丙米嗪	D
盐酸马普替林	BM
盐酸氯西汀	B
镇静、抗焦虑及惊厥药	
阿普唑仑	DM
地西泮	D
氟西泮	XM
劳拉西泮	DM
马来酸咪达唑仑	DM
三唑仑	XM
异戊巴比妥	D/B
司可巴比妥	DM
苯巴比妥	D
水合氯醛	CM
氯氮䓬	D
乙醇	D/X
甲丙氨酯	D
奥沙西泮	D
抗癫痫药	
卡马西平	CM
氯硝西泮	C
乙琥胺	C

药物名称	安全性级别
扑米酮	D
丙戊酸钠	D
心血管系统药物	
强心药	
去乙酰毛花苷	C
洋地黄毒苷	CM
地高辛	CM
毛花苷 C	C
抗心律失常药	
阿替洛尔	CM
艾司洛尔	CM
美托洛尔	BM
普萘洛尔	CM
维拉帕米	CM
胺碘酮	C
溴苄铵托西酸盐	C
丙吡胺	C
恩卡尼	BM
氟卡尼	CM
利多卡因	C
美西律	CM
莫雷西嗪	BM
普鲁卡因胺	CM
普罗帕酮	CM
防止心绞痛药	
亚硝酸异戊酯	C
硝酸异山梨酯	C
单硝酸异山梨酯	CM
戊四硝酯	C
富马酸比索洛尔	CM
硝酸甘油	CM
艾司洛尔	CM
醋丁洛尔	BM
阿替洛尔	CM
拉贝洛尔	CM
美托洛尔	BM

续表

药物名称	安全性级别
苯磺酸氨氯地平	CM
盐酸地尔硫䓬	CM
尼卡地平	CM
硝苯地平	CM
尼莫地平	CM
双嘧达莫	C
抗高血压药	
卡托普利	DM
依那普利	DM
阿替洛尔	CM
可乐定	C
二氮嗪	CM
拉贝洛尔	CM
甲基多巴	C
米诺地尔	CM
哌唑嗪	C
利血平	D
硝普钠	C
硝苯地平	CM
吲达帕胺	D
肼屈嗪	CM
特拉唑嗪	CM
升压药物	
多巴酚丁胺	C
多巴胺	C
肾上腺素	C
异丙肾上腺素	C
去甲肾上腺素	D
间羟胺	D
甲氧明	CM
去氧肾上腺素	C
周围血管扩张药物	
硝普钠	C
盐酸酚苄明	C
甲磺酸酚妥拉明	C
哌唑嗪	C

续表

药物名称	安全性级别
环扁桃酯	C
妥拉唑林	C
硝酸甘油	CM
呼吸系统药物	
可待因	C/D
沙丁胺醇	CM
硫酸特布他林	B
氨茶碱	C
茶碱	C
丙酸倍氯米松	C
麻黄碱	C
异丙肾上腺素	C
色甘酸钠	BM
氯化铵	C
消化系统药物	
西咪替丁	BM
雷尼替丁	BM
法莫替丁	BM
奥美拉唑	CM
硫糖铝	BM
米索前列醇	XM
尼扎替丁	CM
溴丙胺太林	CM
硫酸阿托品	C
颠茄	C
甲氧氯普胺	BM
盐酸昂丹司琼	BM
酚酞片	C
乳果糖	B
甘油	C
液状石蜡	C
地芬诺酯	CM
洛哌丁胺	BM
碱式碳酸铋	C
复方樟脑酊	B/D
鹅去氧胆酸	XM

续表

药物名称	安全性级别
利尿药物	
呋塞米	CM
布美他尼	D/CM
氢氯噻嗪	D
螺内酯	D
氨苯蝶啶	D
阿米洛利	BM
乙酰唑胺	C
甘露醇	C
环戊噻嗪	D
依他尼酸	D
尿素	C
氯噻酮	D
血液系统药物	
鱼精蛋白	C
氨基己酸	C
肝素	C
华法林	D
链激酶	C
尿激酶	BM
阿司匹林	C/D
阿法依泊丁	CM
宫缩抑制药物	
利托君	B
硫酸镁	B
吲哚美辛	B/D
硝苯地平	C
诊断用药物	
泛影葡胺	D
靛胭脂	B
碘番酸	D
碘化钠	D
亚甲蓝	CM/D
烯丙吗啡	D
减肥药物	
安非拉酮	B

药物名称	安全性级别
芬氟拉明	C
氯苯咪吲哚	C
苯双甲吗啉	C
耳鼻喉用药物	
碘甘油	XM

目前常用的妊娠期免疫制剂有以下四种。

1. **类毒素**　细菌外毒素经化学处理制成。

2. **灭活疫苗**　微生物经热或化学处理灭活后制成。

3. **活疫苗**　选择毒性低的病毒或细菌菌株制成的疫苗。

4. **球蛋白**　从含抗体的人血浆中提取,使受血者有暂时性被动免疫。

孕妇接受免疫应该是针对最常见、危害最大且免疫有效的疾病。最好是对可避免的疾病在孕前进行免疫。孕期禁用活疫苗,除非孕妇暴露于该疾病和易感的危害超过免疫对母儿的危害。

参 考 文 献

1. 中华医学会妇产科学分会感染性疾病协作组. 阴道微生态评价的临床应用专家共识. 中华妇产科杂志, 2016, 051 (010): 721-723.

2. 赵昀, 魏丽惠. CSCCP 关于中国宫颈癌筛查及异常管理相关问题专家共识解读. 实用妇产科杂志, 2018, 034 (002): 101-104.

3. 王庭槐. 生理学. 9 版. 北京: 人民卫生出版社, 2018.

4. World Health Organization Department of Reproductive Health and Research. Family Planning: A Global Handbook for Providers

5. 郎景和, 张晓东. 妇产科临床解剖学. 2 版. 济南: 山东科学技术出版社, 2020.

6. 李光仪. 实用妇科腹腔镜手术学. 2 版. 北京: 人民卫生出版社, 2015.

7. 刘新民. 妇产科手术学. 3 版. 北京: 人民卫生出版社, 2011.

8. ROCK JA, THOMPSON JD. 铁林迪妇科手术学. 杨来春, 段涛, 朱关珍, 译. 济南: 山东科学技术出版社, 2003

9. 周琦, 吴小华, 刘继红, 等. 外阴癌诊断与治疗指南 (第四版). 中国实用妇科与产科杂志, 2018, 34 (11): 1230-1237.

10. 周琦, 吴小华, 刘继红, 等. 阴道恶性肿瘤诊断与治疗指南 (第四版). 中国实用妇科与产科杂志, 2018, 34 (11): 47-49.

11. 魏丽惠, 沈丹华, 赵方辉, 等. 中国子宫颈癌筛查及异常管理相关问题专家共识 (二). 中国妇产科临床杂志, 2017, 18 (03): 286-288.

12. 周琦, 吴小华, 刘继红, 等. 子宫内膜癌诊断与治疗指南 (第四版). 中国实用妇科与产科杂志, 2018, 34 (08): 52-58.

13. 中华医学会妇科肿瘤学分会. 妇科恶性肿瘤保留生育功能临床诊治指南. 中华医学信息导报, 2014 (10): 9.

14. 中国抗癌协会妇科肿瘤专业委员会. 卵巢恶性肿瘤诊断与治疗指南 (第四版). 中国实用妇科与产科杂志, 2018, 034 (011): 1227-1229.

15. 向阳, 周琦, 吴小华, 等. 妊娠滋养细胞疾病诊断与治疗指南 (第四版). 中国实用妇科与产科杂志, 2018, 034 (009): 994-1001.

16. 中华医学会妇产科学分会. 女性生殖器官畸形诊治的中国专家共识. 中华妇产科杂志, 2015, 50 (10): 729-733.

17. 朱兰, 陈娟. 盆腔器官脱垂的中国诊治指南 (草案). 中华妇产科杂志, 2014, 49 (009): 647-651.

18. 中华医学会妇产科学分会妇科盆底学组. 女性压力性尿失禁诊断和治疗指南 (2017). 中华妇产科杂志. 2017, 52 (05): 289-293.

19. NAG S, ERICKSON B, THOMADSEN B, et al. The American Brachytherapy society recommendations for high-dose-rate brachytherapy for carcinoma of the cervix. Int J Radiat

Oncol Biol Phys, 2000, 48(1): 201–211.

20. VISWANATHAN AN, BERIWAL S, SANTOS JFDL et al. American Brachytherapy Society consensus guidelines for locally advanced carcinoma of the cervix. Part Ⅱ: High–dose–rate brachytherapy. Brachytherapy, 2012, 11: 47–52.

21. HARKENRIDER MM, BLOCK AM, Alektiar KM, et al. Amercian Brachytherapy Task Group Report: Adjuvant vaginal brachytherapy for early–stage endometrial cancer: Acomprehensive review. Brachytherapy, 2017; 16: 95–108.

22. SCHWARZ JK, BERIWAL S, JACQUELINEBRICKSON B, et al. Consensus statement for brachytherapy for the treatment of medically inoperable endometrial cancer. Brachytherapy, 2015; 14(5): 587–599.

23. JR SMALL W, BOSCH WR, MATHEW M, et al. NRG Oncology/PTOG consensus guidelines for delineation of clinical target volume for intensity modulated pelvic radiation therapy in postoperative treatment of endometrial and cervical cancer: an update. Int J Radiat Oncol Biol Phys, 2021; 2019(2): 413–424.

24. 中华医学会放射肿瘤治疗分会近距离治疗学组, 中国医师协会放射肿瘤分会妇科肿瘤学组, 中国抗癌协会近距离治疗专委会. 宫颈癌近距离腔内放疗二维治疗技术规范中国专家共识. 中华放射肿瘤学杂志, 2020; 29(9): 718–720.

25. 中华医学会放射肿瘤治疗分会近距离治疗学组, 中国医师协会放射肿瘤分会妇科肿瘤学组, 中国抗癌协会近距离治疗专委会. 宫颈癌图像引导三维近距离后装治疗中国专家共识. 中华放射肿瘤学杂志, 2020; 29(9): 712–717.